脳科学でわかった!

80歳 からでも成長する もっと脳活おりがみ

創作おりがみ作家・一級建築士
伊達博充 著
脳科学者
西 剛志 監修

あさ出版

はじめに

87歳現役建築士のもっと脳活！ おりがみ生活

「人生は小さなことで変わるんですよ」

脳科学者の西剛志先生が教えてくださった言葉です。

その通りだと思います。80代に入って、自分の人生が、まさに「小さなこと（行動）」で舵を切るように大きく変わり始めたからです。

ことの発端は、80歳のとき、当時4歳だった孫にせがまれて、恐竜のおりがみを折ったこと。以来、創作おりがみにはまり、毎日おりがみを折るようになったのです。

私は87歳の現在でも、一級建築士、設計事務所代表という肩書をもち、現役で仕事をしています。おりがみにはまったことで、創作おりがみ作家という肩書が増えた上、86歳のときには、人生初の著書『脳科学でわかった！　80歳からでも若返る　すごい脳活おりがみ』を出させていただくまでになりました。しかも、この著書が多くの方からご支持いただき、「もっと脳活おりがみを知りたい」という人の声にはげまされて、2冊目（本書）の出版に至ったのです。うれしい限りです。

おりがみで脳がやわらかくなり、やる気に満ちてきた！

自分でも変化に驚くばかりですが、いちばんびっくりしているのは、**おりがみを折り始めてから、年を追うごとに、脳がどんどんやわらかくなっている**と感じることです。不思議なことに、いろいろなアイデアが湧きやすくなり、70代の頃よりやる気に満ち溢れてきました。いやはや人生はわからないものです。

思えば、はまったのが手を細かく動かす「おりがみ」だったのが本当によかったのです。前著でもお伝えしたように、西先生の言葉をお借りすれば、「伊達さんはおりがみを折ることで、脳がどんどん活性化しているんですよ。おりがみのように細かく手を動かすことが、脳の老化防止に役立つという証拠もたくさんあります」とのこと。しかも、「**何歳になっても脳は成長する**」し、実は孫など「**小さな子どもと一緒におりがみを折ると脳育にもなる**」そうです。

そこで、今回は、高齢者から幼児まで、できるだけ多くの人がおりがみに親しんでいただけるよう、前半では簡単なパーツを組み合わせて、立体物を作る「ユニットおりがみ」などを紹介しています。創造力を膨らまし、自由な発想で自分なりのおりがみを楽しんでいただきたいと思います。

完璧じゃなくていい。大事なのは楽しむこと

後半では、前作と同様、動物の伊達流創作おりがみを紹介します。

私が、創作おりがみを考えるときは、次のステップを踏みます。

【伊達流創作おりがみの作り方】

①折りたいものを決める。
②図鑑やインターネット、漫画やイラストを見て、特徴を調べる。
③頭の中に対象の動物の雰囲気を思い浮かべる。
④やっこさんベースか鶴ベースか、どちらがふさわしいかを考え（118〜121ページ参照）、折り始めてだいたいのカタチを作る。
⑤頭の中のイメージや雰囲気と合わせながら、手の中で細部を整え、完成。

本書では、創作おりがみの楽しみに少しでも触れていただけるよう、できるだけ少ない工程で雰囲気を折り出せるウサギや白鳥（スワン）、キツネ、クマなどを厳選して掲載

しています。
それでも実際に折り図の通りに折り始めてみると、「難しい」と思われる人もいるかもしれません。そんな人のために、前作同様**スマートフォン（スマホ）やタブレットなどで見られる動画も用意**しました。本や折り図や動画を見ながら実際に手を動かして折っていくと、突然ウサギの顔ができあがったり、細部に自分なりの工夫を凝らすことで、本物の動物の雰囲気が急に出てきたりして、どんどんおりがみにはまっていくに違いありません。

完璧じゃなくていい。初心者の人は、キレイに折れないからといって、あきらめることもありません。**おりがみを折ることは脳活になりますし、楽しんで折っていれば、だんだんと脳が成長して、すぐにうまくなっていきます。**

難しく考えず、一緒に脳活おりがみを始めてみましょう！

伊達博充

おりがみのスゴい効果はまだまだあった！

みなさん、こんにちは。脳科学者の西剛志です。

前作に続いて、伊達さんのおりがみの本の監修をさせていただきました。「おりがみを折ることが脳活にいい」について、お伝えしたい特筆すべきデータがまだまだありました。今回は「脳は何歳でも成長する」「お子さんと一緒に折ると脳育にもなる」というような話を中心に、伊達さんとの会話形式で紹介していきたいと思います。

その一部を少しご紹介しますと……。

【脳は何歳でも成長する&おりがみは脳育にもいい証拠（データ）】

- **手先を使う趣味がある人は認知症リスクが下がる**
- **若い人と一緒におりがみを折っていると、脳の若返り効果が期待できる**
- **動くおりがみはやる気を高めて、脳の血管が鍛えられる**
- **対面でおりがみを折ると相手の創造力がアップする**
- **新しい知識（折り方など）を学ぶ習慣があることでも認知症リスクが下がる**

などなど。
ぜひ、本書で脳活について理解を深めてください。

おりがみは高齢者の脳活としての趣味にぴったり

前作が世に出て驚いたのは、**おりがみは本当に身近で多くの人に受け入れられやすい趣味**なんだということです。

世界中のさまざまなデータを見ても、**趣味をもつこと、手先を使うことは、認知症予防につながる可能性があります**。一方で、いろいろな高齢の方のお話をうかがうと、趣味がなかなか見つけられないという方も結構いらっしゃいます。

そういう意味で、おりがみは、趣味としても、手先を使うという意味でも手軽です。おりがみをきっかけにもっと脳に興味をもってくださる方が増えればと思っています。

今回は、伊達さんがより簡単に折れるものをたくさん用意してくださいました。そういう意味では、ハードルも格段に低くなっています。

「年を取ったから自分はダメ」とあきらめない

私自身、さまざまな研究をしてきてたどり着いたひとつの結論があります。

それは、「**人生は小さなことで変わる**」ということです。

多くの人は、人生を変えるには大きなことをしなくてはいけないと思っています。でも、そうではありません。本書の著者である伊達さんも、80歳のときに、お孫さんに恐竜のおりがみを折ってあげたことがきっかけで、創作おりがみにはまり、いまでは本を出版するまでになったのです。

本当に些細なことが大きな変化につながっていきます。

いつもと違う道を歩いてみる。誰かと話をしてみる。気になったことをインターネットで調べてみる。部屋の温度を変えてみる。おりがみを折ってみる……。

大切なのは「年を取ったからもう自分はもうダメ」とは思わないことです。

実際、「自分はまだ若い」と思っているほうが脳活になります。

現在、世界最高齢の記録は122歳です。でも、実は、脳科学の世界では、130歳まで人は生きられるのではないかといわれています。
いま世界保健機関（WHO）では65歳以上の人を高齢者としています。仮に130歳まで寿命が延びるとすると、
いま65歳の人は、まだまだ人生半ば、
いま70歳の人は、あと60年、
いま80歳の人は、あと50年、
いま90歳の人は、あと40年、
生きる可能性があるということです。
そして、**老いはちょっとしたことで遠ざけることができます。**
本書では伊達さんとの会話形式で、「ちょっとしたこと」をたくさんお伝えしています。
本書がみなさんの人生をよい方向に変えるきっかけになれば、監修者として、これ以上の喜びはありません。

脳科学者　西剛志

もくじ

第1章　何歳でも脳を成長させるおりがみのスゴい力

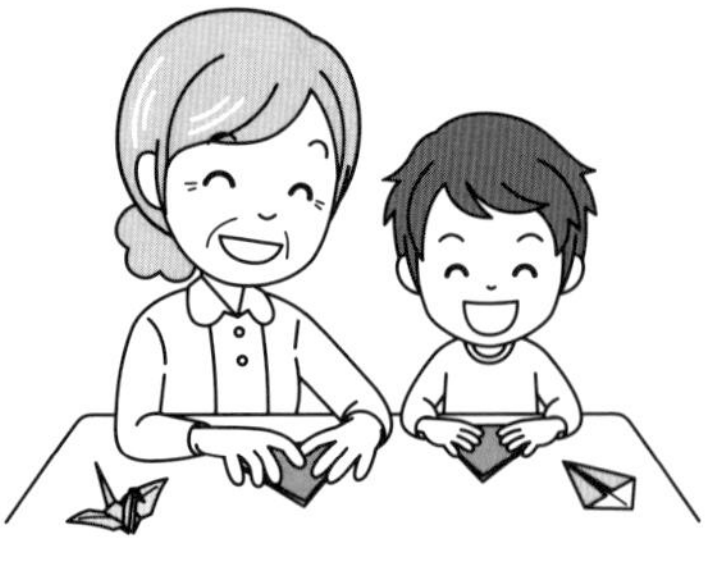

第2章 簡単に折れる作品で子どもも楽しい脳活おりがみ

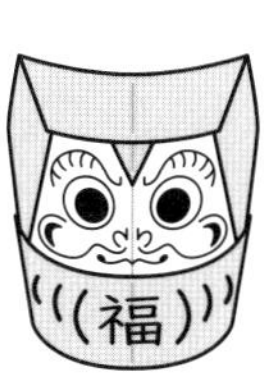

第3章

いろんな作品へのチャレンジで脳が喜ぶ脳活おりがみ

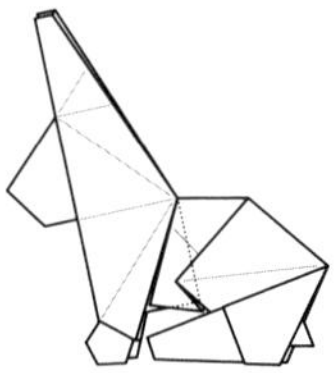

構成／小川真理子
イラスト／坂川由美香
本文デザイン・DTP／辻井知（SOMEHOW）
企画協力／森モーリー鷹博

折り方参考動画を見る手順

STEP 1

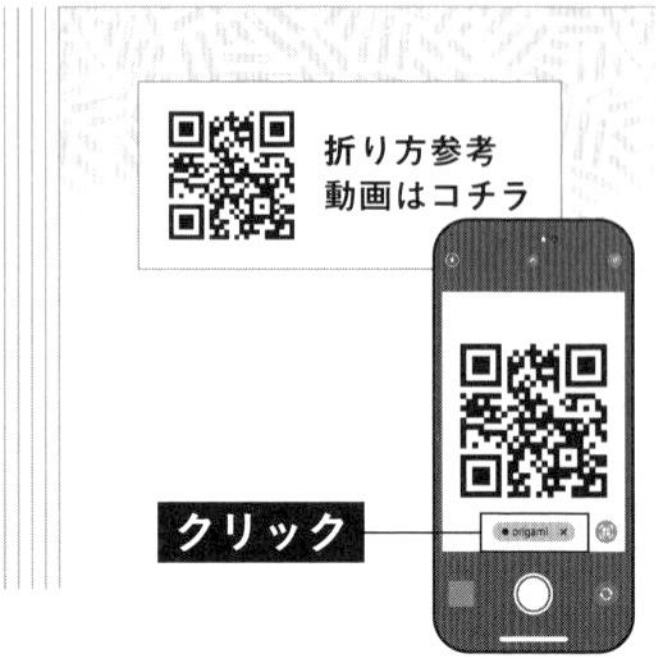

折り図の上部にある二次元コードをスマートフォンやタブレットのカメラ機能で読み取り、表示されるURLをクリックしてください。

STEP 2

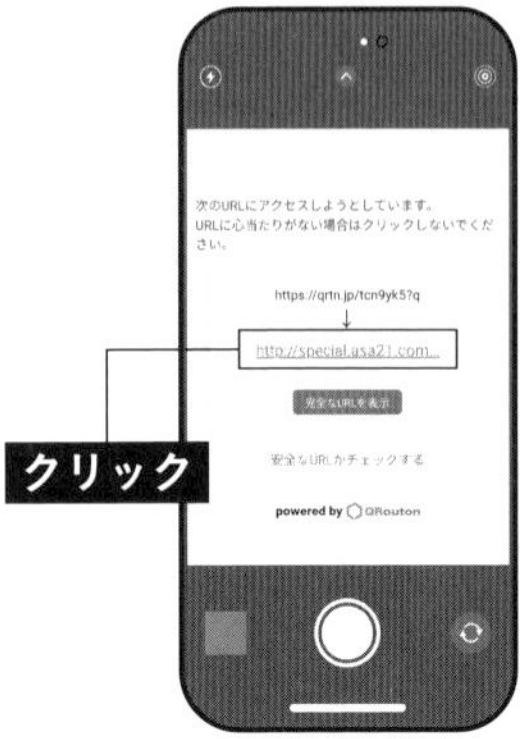

画面に表示される
http://special.asa21.com...
をクリックしてください。

STEP 3

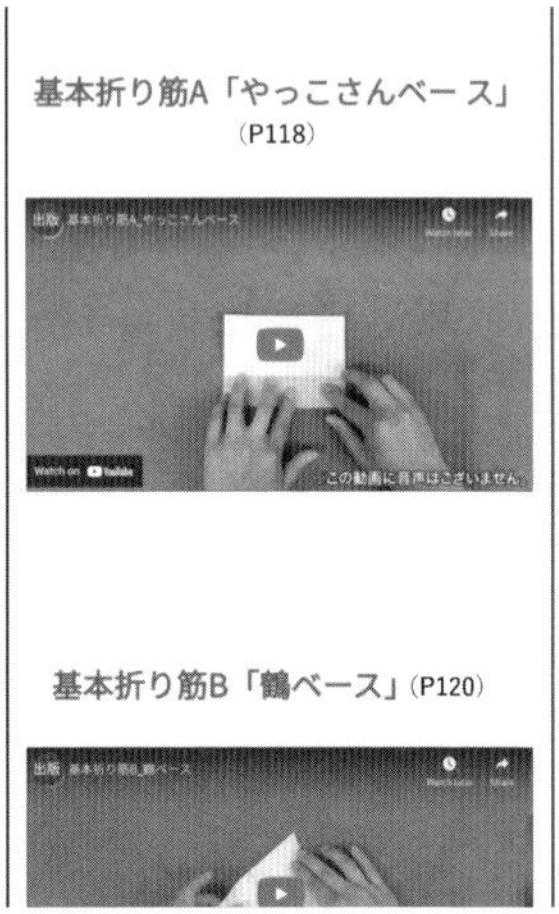

見たい折り方をクリックすると動画が流れます。

さらに

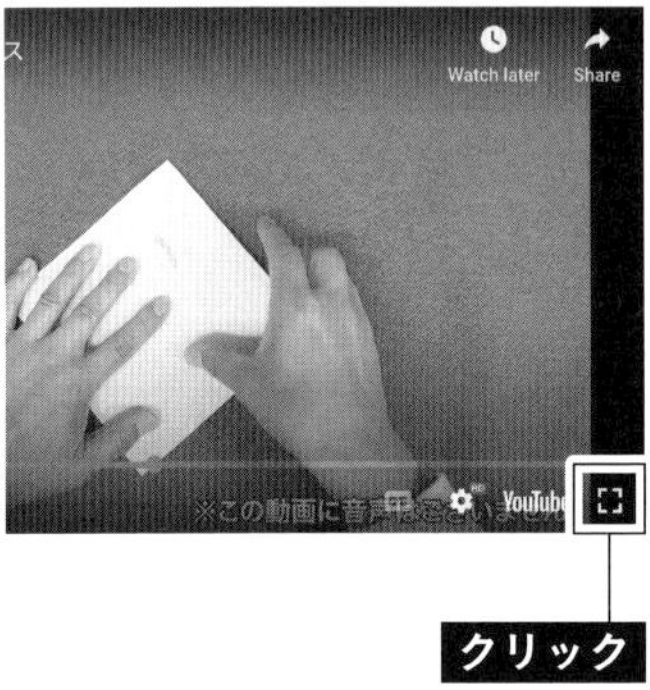

拡大して見たい場合は、動画をタッチすると右下に出てくる全画面表示のアイコンをクリックしてください。

第1章

何歳でも脳を成長させるおりがみのスゴい力

脳のピークは能力ごとに異なる

情報処理力は10代がピーク

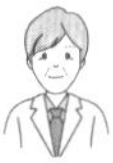

西先生は、「伊達さんは手先を細かく使うおりがみを折っているから脳が活性化している」とおっしゃってくださいました。知人から質問されたのですが、「実際のところ、『何歳からでも脳が活性化』したり、『何歳でも脳は成長』したりするものなのでしょうか。フツーに考えると、年を重ねれば、脳の機能は衰えていくんじゃないかな」と。

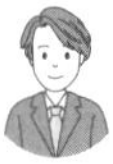

結論からいいますと、脳の機能（能力の種類）によって、衰えていく機能もありますし、そうじゃない機能もあります。

人によって衰える人もいるし、そうじゃない人もいるんです。

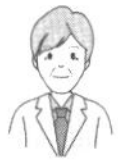

機能の種類によって脳の衰えは異なり、個人差があるということですね。

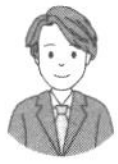

そうなんです。まず、脳が関与する能力の年齢のピークの話からしていきましょう。
人には「情報処理力（反射神経）」「人の名前を記憶する力」「集中力」など、さまざまな能力があります。
それぞれピーク（能力をいちばん発揮できる時期）の年齢があり、能力ごとに異なります。
たとえば、情報処理力は何歳がピークだと思いますか？

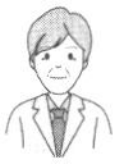

30歳とか？

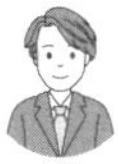

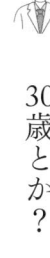

実は平均18歳なんですよ。情報処理力の速さが必要とされるものにeスポーツがあります。eスポーツは、コンピューターゲームやモバイルゲームを使ったスポーツ対戦競技ですが、この分野で成績がいいのはだいたい10代です。
どんどん情報処理するには反射神経が関わっています。反射神経を使って行うことは、若い人が得意なんです。あとは、人の名前を覚える能力は22歳がピークで、人の顔を覚える能力のピークは32歳です。

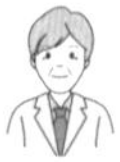

たしかに、30代頃から人の顔を覚えるのが苦手になってきたという話は聞きます。若いアイドルグループを見ると、みんな同じ顔に見えるという友人もいますね。

共感力がなくなると迷惑老人まっしぐら

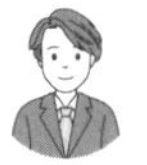

あと**集中力は43歳がピーク**です。

たとえば、ノーベル賞を受賞した人の年齢は、一見、高齢に思うかもしれませんが、受賞の対象になった発明や研究を行ったのは、多くの方がだいたい20代、30代で、40代までにはある程度完成させています。

集中力が高い時期に成果を出しているんです。

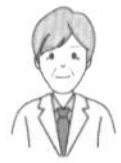

周囲を見ても、いい仕事は40代前半までに成し遂げているケースは多いですね。

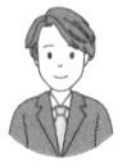

共感力のピークが平均48歳です。共感力とは、周りに気を配ったり、理解したり、周囲からどう思われているかを意識したりする力のことです。

若い頃は、周囲の目を意識して、スーパーに行くのも着替えて行ったけれど、**50代前**

後になると、頓着せずに、「ジャージでもいいや」と、部屋着のまま表に出てしまったりします。あるいは、**相手がどう思うかを気にしないで、いいたいことをいってしまうのも共感力の欠如**です。カスハラ（カスタマーハラスメント）になってしまう理由のひとつも共感力がないからです。年を重ねて人に気を使わなくなると、「迷惑老人」といわれたりします。

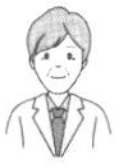

迷惑老人!?　それはなりたくない。周囲に気を使うことが大切ですね。

語彙力のピークは67歳

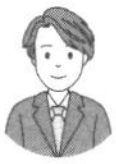

実は「67歳がピーク」というのもあって、それが語彙《ごい》力なんです。**語彙力は67歳まで伸び、そこからなだらかに下がっていきます。**

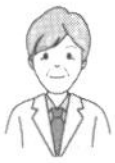

いわれてみれば、高い語彙力が求められる文豪といわれる人たちは、高齢の方が多いですね。私の仕事である建築設計にも、それがいえる気がします。優れた建築家は晩年によい作品を残しています。そう考えると、文章を書くことと設計をすることは似てい

るかもしれませんね。

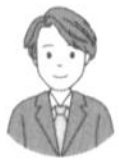

なるほど、そうなのですね。ただ、語彙力が伸びることについては、「文章を書く仕事の能力は67歳まで伸びる」ともいえます。

実は私、このデータにとても勇気をもらいました。私が、1冊目の本を書いたのは5年前で44歳のときでした。振り返れば、決してうまいとはいえない文章でした。

しかし、いまでは13冊も書かせていただいて、自分でいうのもおこがましいのですが、書く能力が上がってきたと感じています。あまり考えなくても、さっと書けるようになってきたんです。

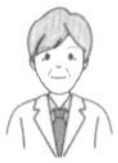

素晴らしいですね！　40代でも語彙力が伸びることを西先生ご自身が証明している。私も、ものを書くのはそんなに苦ではありませんよ。

しかし、なぜ、こうした「年を取っても伸びる能力（機能）」と「そうじゃない能力（機能）」があるのでしょうか。

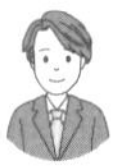

明確な理由はわかっていません。個人的には、**年を取って伸びるのは、それだけ高齢**

になっても必要な能力だから、だと考えています。

たとえば、情報処理力（反射神経）は18歳がピークだといいました。

進化の過程でその能力が求められていたからかもしれません。命がけの狩猟によって食料を得ていた大昔は、働き手の若者にとって、瞬時に状況を判断したり、瞬間的に動いたりする反射神経は不可欠でした。

一方で、年を重ねても反射神経が鋭いと、今度は体（心臓や筋肉など）がついていかなくなる。体を守るためにも、反射神経のピークは10代になっているのでしょう。

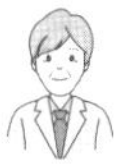

たしかに子どもの運動会に出る親御さんたちは、頭の中では若い頃のように体が動くイメージをもっているけれど、体がついていかなくて、転んでしまう人もいますね。

機能が低下するかしないかは人による

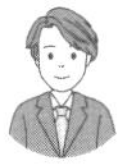

そうなんです。ここまで、脳のピークの話をしてきましたが、実際は、ある程度の年齢になっても妙に脳が元気な方もいますよね。

たとえば、多くの人は32歳を境に顔を覚えるのが苦手になってくるといいましたが、伝説のホテルマンとか、飲食業やホテルなどの接客業をやっている人の中には、年を取っても、お客さんの顔を覚えていらっしゃる人もいます。

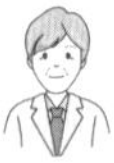

いますね。一度しか会ったことがないのに顔と名前をちゃんと覚えている人が。

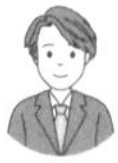

そうなんです。要するにここまで挙げてきたのはあくまでもピークの平均なんです。**なかには、ピークが高齢になる人もいます**。それが、いわゆるスーパーエイジャー（高齢になっても超人的な認知・身体能力をもつ人）と呼ばれる人たちです。

私は、伊達さんも間違いなくスーパーエイジャーのおひとりだと思っています。

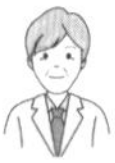

ありがとうございます！　なるほど。だから、人によって能力が衰える人もいるし、そうじゃない人もいる、ということなんですね。

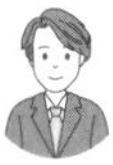

そうです。この本では、能力の衰えない人（＝伊達さん）の秘密を少しでも解き明かし、お伝えしていきたいんです。

「学ぶ」習慣が認知症リスクを下げる!?

リスク因子のコントロールで認知症の40％は予防できる

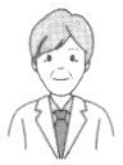

この間、新聞に「認知症の患者数が2030年に推計523万人になる」（2024年5月8日／日本経済新聞）と書いてありました。認知症にならないようにするには、どうしたらいいのでしょうか。

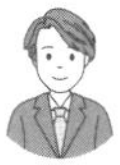

社会では心配されていますね。2020年に認知症の国際研究機関が、**認知症の12のリスク因子**を発表しました。

その**リスク因子をコントロールできれば、認知症の40％は予防したり、進行を遅らせたりすることができる、**というものなんです。

因子は、リスクの高い順に発表されていて、喫煙、うつ、頭部外傷、運動不足などが挙げられていますが、1位は2つあります。ひとつは「難聴」で、耳が聞こえづらいのは、認知症のリスクになります。もうひとつは、何だと思いますか？

孤独とか？

孤独（社会的孤立）も入っていますが、実はこれが衝撃的で「教育歴」なんです。世界で網羅的にリサーチした研究で、中卒の人、高卒の人、大卒の人、大学院卒の人で、**教育歴が短いほど、認知症のリスクが高かった**のです。

えっ、ショックだなー。大卒に比べると、高卒は認知症になるリスクが高いということですよね。私は工業高校の出身で18歳で社会に出ました。ですから、40代くらいまでは学歴コンプレックスがありました。

ショックを受けることはありません。実は、**大人になっても学ぶ習慣をもっていることが、重要なんです。**

たとえば、大卒だったとしても、学び続けるのをやめてしまう人がいます。「俺は、○○大学を出ている。すごいだろう」と、その知識量に満足して、学ぶのをストップする。そういう方は、認知症リスクが高くなる可能性があります。逆にいえば、**学ぶ習慣をもち続ければ認知症のリスクを減らせる**可能性があります。現に、伊達さんご自身、脳がピンピンお元気でいらっしゃる。それは、創作おりがみを極めようと、87歳の現在も、常に学ぶ姿勢をもち続けていらっしゃるからにほかなりません。

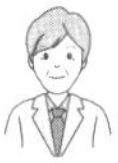

なるほど。**過去の学歴うんぬんより、むしろ、いまの学ぶ意欲が大切。**おりがみを追求し続けていることが、私の脳を元気にしているわけですね。私は卒業という言葉が嫌いなんです。人生に卒業はないというのが、私の信念です。あえていえば、卒の字は卆とも書くので、九十歳（卒寿／そつじゅ）になっても卒業とならないよう、いつまでも学ぶ気持ちをもち続けたいですね。

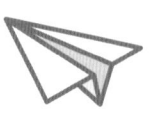

高齢者の脳にも、新しい細胞を生み出す素はたくさん残っている!?

眠れる〝細胞の素〟を起こせば脳の活性化が期待できる

最近は若い人の中にも認知機能が衰えている方がいる一方で、まったく影響されない高齢者の方もいると聞きます。いったい何が違うんですか？

伊達さんは幹細胞《かんさいぼう》ってご存じですか？

難しいことはわかりませんが、いろいろな細胞の素《もと》になっているものですか？

そうです。簡単にいえば、新たな細胞を生み出す力をもっているのが幹細胞です。これは、いろんな細胞にあるのですが、脳の神経細胞（ニューロン）にも「神経幹細胞」があることがわかっています。一般的に加齢によって記憶力や学習効率は低下する傾向にありますが、これは、脳の一部の、記憶をつかさどる「海馬《かいば》」で、ニューロンの数が減少することと関係があるといわれます。

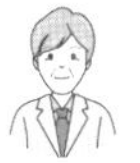

それはつまり、年を取ると、神経幹細胞がどんどんなくなっていくってことでしょうか？　たとえば高齢者はほとんどないとか？

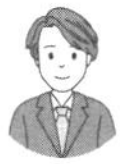

いい質問です。サルの一種、カニクイサルを使った研究では、老齢（ヒトで70歳近く）になると神経幹細胞は減ってはいるものの、若い個体と比較しても、半分近く残っていることがわかっています。

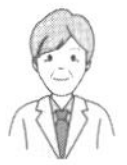

70歳になっても、新しいニューロンを生み出す素はたくさん残っていると……。

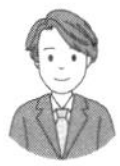

その通り！　ただし、年を取ると新しいニューロンが育ちづらくなる傾向にあるんです。「ニューロンの素（神経幹細胞）はあるけれど、眠ったままで、生かしきれていない」

といういい方もできます。

もったいない話ですね。何とか、神経幹細胞に「起きろ！」といって、目覚めてもらえればいいわけですね。

はい。**高齢の方のほとんどは、脳にある神経幹細胞が眠ったままになっているので、これを目覚めさせれば、どんどん新しいニューロンが生まれる可能性があります。**

そうなれば、記憶力や学習効率も上がるわけですね。

指を動かし続けることで〝細胞の素〟が起きる可能性も！

そうです。50代でピアノを始めた漁師の男性が、数年練習してピアノの難曲『ラ・カンパネラ』を弾けるようになった、という実話が話題になっていました。あれだけテンポの速い曲を弾けるようになったのは、練習によって指の筋肉が鍛えられたからではなく、脳のネットワークの連携が速くなった可能性が高いと考えられています。

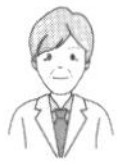

指を動かし続けることで、神経幹細胞が目覚めたとか？

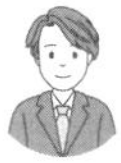

おっしゃる通りです。神経幹細胞が目覚めて、ニューロンが育ちやすくなり、脳のネットワークの連携が速くなったのかもしれません。

伊達さんも、**毎日おりがみを折って細かい作業をし続けていますので、それこそ、眠っていた神経幹細胞が目覚めてニューロンが育ちやすくなっている可能性があります。**

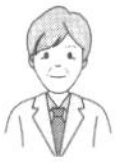

それはうれしい！

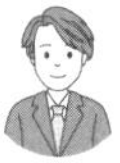

「年を取ったから無理」とあきらめないで、何でもやってみることが大切。「**100歳以上の人でも、認知機能が30歳も若い人がいる**」という論文もあるんですよ。

実際に、70代で絵を描き始めて現代童画展文部大臣奨励賞を受賞されたり、100歳を超えて国内外を旅行したりしていることで話題になった画家の後藤はつのさんなどはそのよい例といえるでしょう。

そういった方は、ニューロンが新生しやすいことが予想されます。

人間の寿命は130歳まで延びる!?

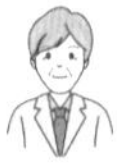

私の友人にもいますよ。80歳で英会話を習い始めた人もいるし、ピースボートに乗って世界一周してきた80代の親戚もいます。

年だからとあきらめていない知り合いが多いです。人生１００年時代といわれますから、みんな80代でもあきらめないほうがいいですね。

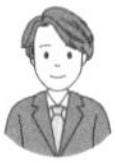

そうですね。しかも、最近は人生１００年どころではないんです。

いま史上最高齢として認定されているのがフランス人のジャンヌ・カルマンさんの１２２歳です。

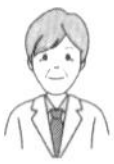

１２２歳ですか。私の設計の師匠の佐藤武夫は早稲田大学の大隈記念講堂を設計するとき、大隈重信候が「人生１２５歳説」を唱えていたことにちなんで、塔の高さを１２５尺（約38m）にしたという話をされていたことを思い出します。

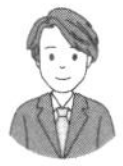

そうなのですね。それは興味深い。でも、実は「**人間の寿命は１３０歳まで延びる可能性がある**」という論文も発表されているんですよ。人間の限界が１３０歳だとすると、70代でもまだまだ人生半ばです。

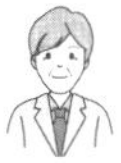

しかし、何をもって人間の限界というのでしょうか。体とか、心臓、それとも、やはりアタマですか？

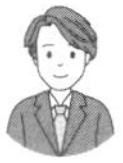

からだも心臓ももちろん大事ですが、やはり脳が大事です。あらゆる機能を制御していますから、脳がダメになるとすべてダメになってしまいます。

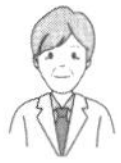

なるほど。脳をいかに活性化させるかが大切になってくるわけですね。

「おりがみを折る」という
ちょっとの負荷が脳に効く

大きな負荷は脳にダメージを与える

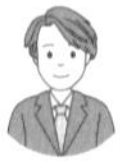

私は、脳活には本当におりがみがいいなって思っているんですよ。

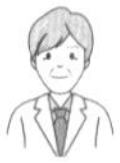

それはうれしいですね。

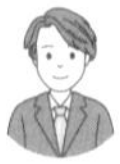

おりがみを折るのは、脳にとって負荷が小さいんです。あまり大きな負荷をかけると、脳が疲れたり、ダメージを受けたりします。でも少しの負荷は大切で、脳が刺激を受けて活性化します。

たとえば、植物はあまりにもぬくぬくした環境でずっと育つと、意外と弱くなってしまいます。ちょっと寒いとか、ちょっと水が少ないとか、ちょっと負荷をかけると、実は、その環境に適応しようとして成長します。強くなるんです。

脳もこれとまったく同じで、**負荷をかけない状態が続くと（刺激のない状態が続くと）、どんどん衰えていく一方**なんです。

そういった意味で、おりがみを折ると、楽しめますし、笑顔を増やせますし、ちょっとの負荷をかけて脳の刺激にもなりますので、素晴らしいツールだと思います。

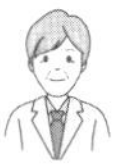

それはうれしいですね。おりがみのことをほめてもらっているのに、自分のことをほめてもらっているような気分になってきました（笑）。ちなみに、今、客船に乗って世界一周をしようかと夢を描いているんですよ。

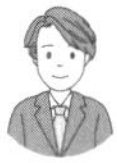

それはいいですね！　伊達さんのことですから、何か目的があるのですか？

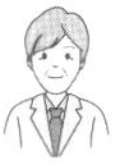

旅自体を楽しみたい気持ちもありますが、多くの街を訪れたいと思っています。また、船の上でおりがみ教室を開こうかなとも思っています。

素晴らしい！　**旅も、手を動かすこと（手工芸）も、認知症リスクを下げる趣味といわれている**んですよ。

趣味の種類によって、認知症リスクを下げるものがあるんですか？

はい、日本で行われた研究で明らかになっています。男女に共通して、認知症リスクを20～25％下げる趣味が、グラウンドゴルフ（専用のクラブでボールを打つスポーツ。公園や広場でできる）と旅行です。

認知症のリスクをそんなに下げるんですか！　ほかにどんな趣味がいいのですか？

男性では、特にゴルフ、パソコン、釣り、写真撮影が認知症リスクを下げ、女性では、特に手工芸、園芸、庭いじりが有効とされています。

それぞれ、どんな効果があるか、次のページで一覧表にしたので、ぜひ、見てください。

認知症リスクを下げる趣味あれこれ

◎ゴルフ
- 低負荷の集団での運動は血管内皮機能を改善する可能性がある。
- 自然などの複数の要素を相手にするため、デュアルタスク効果（認知症リスクを下げる）。

◎旅行
- 場所が変わると脳が活性化する。
- 計画力が必要なためエピソード記憶を刺激する。
- 身体活動で運動量が増加し、脳の血流アップ。
- 社会的活動で人と触れ合うことでオキシトシンが分泌。
- ストレス軽減効果。

◎パソコン
- 指先を使うため大脳運動感覚野の脳血流が増加する。
- 文章を読み、効率よく考えて文字を入力、作業することでエピソード記憶と注意分割機能を活性化。

◎釣り
- 海や川の状況、気候に合わせ適切な釣具を選択するデュアルタスク効果。
- 魚を釣ったときの満足感、達成感、仲間からの称賛が脳にいい影響。

◎手工芸
- 手先を使う編み物などは、脳活性化活動であることが知られている。
- 創作活動が知的な刺激となって、認知症を予防する効果。

◎園芸
- 実行機能（計画、準備、実行）を動員した適度な身体活動。筋肉の量や筋力の維持に効果的なことも知られている。

「私は若い」と思うだけでアンチエイジング

主観年齢が若ければ、見た目も若い？

それにしても脳科学の世界は、いろんなデータがあっておもしろいですね。

はい、まだまだありますよ！　子どもと一緒にいると「**主観年齢**」が下がる、という効果が期待できるんです。

主観年齢ですか？

たとえば、自分が実際にはいま60歳でも、「私は40歳だ。まだまだこれから」と年齢より若いと思っている人もいるし、「私は70歳で、もう人生終わりだ」と思っている人もいます。こうした、自分が思っている年齢を「主観年齢」といいます。

この**主観年齢によって、脳の老化度が変わる**という研究があります。

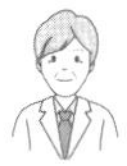

なるほど。で、どれぐらい変わるものなのですか？

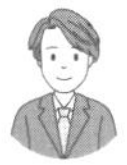

はい。たとえば、「自分は、年を取っているな」というイメージをもっていると死亡リスクを高めるという研究結果が出ています。また、ハーバード大学の研究では、高齢男性8人に5日間だけ、22年前の暮らしをしてもらうという実験をしました。当時のインテリア、ファッションで生活し、置いてある雑誌も当時のもので、していい話は当時の話題のみ、というルールがありました。要するに若い頃の自分になりきる実験です。結果は、5日経つと、姿勢がよくなったり、視力が上がったり、見た目が若くなったりというアンチエイジング効果が次々に出てきました。

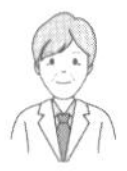

若いと思い込むだけで、実際に若返ったわけですね。それはスゴイ！

見た目を若くすると血圧が下がる

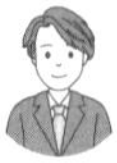

もうひとつ、これもハーバード大学の研究ですが、「ヘアサロン実験」というのがあります。27歳から83歳の女性47名に対して、髪を染めてもらい実年齢よりも若く見えるようにしたんです。すると、その人たちの血圧が、若い頃の血圧に戻っていたのです。

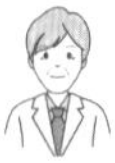

えっ、血圧が下がったということですか。見た目って大事なんですね。

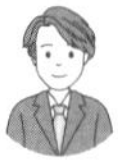

大事です。見た目を若くすると、自分の脳の中にそのイメージができます。このイメージがとても大切なんです。**イメージは脳の体性感覚に作用して、体の代謝や生理反応を変えます**。体性感覚とは、触覚、温度感覚、痛覚などの皮膚感覚や、筋や腱、関節などに起こる深部感覚のことです。簡単にいえば、「年を取って肌がしわしわだな」というイメージをもつと、実際にしわしわの肌になりやすくなってしまうのです。

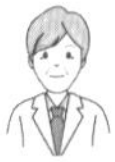

では、逆に自分が若いというイメージをもっていると、見た目や体の若さにつながっ

ていくわけですね。

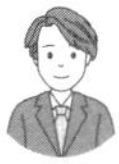

はい。ある女優さんからうかがった話ですが、20代のときにおばあさんの役を数カ月やっていたら、腰が曲がってきて、肌までハリがなくなってきてしまったそうです。一方で、その後、10代の学生の役をやったら、実際に肌がみずみずしくなってきたそうです。

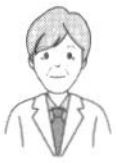

なるほど、人間の体は不思議ですね。

若作りをすると認知機能にも体にもいい影響が

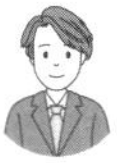

そうです。ほかにも、主観年齢が若いと、脳の灰白質《かいはくしつ》（神経細胞が密集している場所。年齢を重ねると密度が低くなる傾向がある）の密度が高く、記憶力も高いという研究もあります。しかも、**見た目が若い人は、心肺機能や運動機能に加え、認知機能も若々しく保たれていた**というデータもあります。

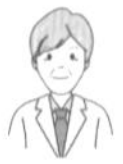

なるほど！　大いに若作りしないといけませんね。

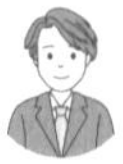

日本では、年を取ってくると地味なデザインの服を選んだり、色も黒やグレーなどの暗めにしがちですよね。でも、外国の人は、70代の方でもびっくりするくらい若々しい装いをしています。

日本でも、「もう年だから」と思わずに、「まだまだ若い」と考えて、若々しいデザインや色味の服を選んだほうが、認知機能にも体にもいい影響を与えて若々しくいられる可能性が高くなります。

脳科学の世界でも若作りは注目されているんですよ。

子どもと一緒にいるだけで脳から若返る驚きの事実

付き合う人が若いと自分も若くいられる

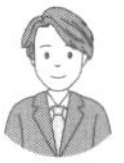

先ほどの続きですが、**主観年齢は前向きさにも影響する**ことがわかっています。
本当は65歳だけど、自分では50歳くらいに感じると思えると、自分に対して前向きになれて、将来の自分について前向きな見解をもっていることがわかっているのです。
また、**付き合う人によって「若々しさ」が保たれる**こともわかっています。
たとえば、健康な高齢の人が、しょっちゅう病院に行って、待合室で同年代の人と病気の話ばかりしているとどうでしょう。

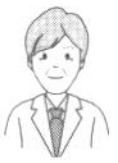

病気になりそうですね。

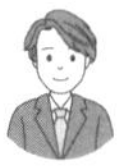

そうなんです。

頭の中で「年を取っている」「病気」というイメージができてしまい、病気になるような体感が再現され、弱り始める可能性があります。

スーパーエイジャーの方、年を取っても若い方は、若い方とよくお付き合いをしています。海外の有名ブランドで活躍する高齢のモデルさんを見ていると、お孫さんととても仲がいいです。

また、年齢を重ねてから起業した方を見ていても、若い社員の方々と交流があるので、やはりお若いです。一緒にいる人からの影響は大きいんです。

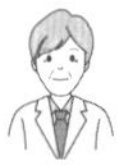

運のいい人と一緒にいると運がよくなったような気になる、という話も聞きますね。

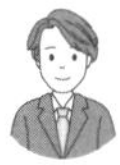

それは、**脳のミラーニューロン効果**です。〝鏡の神経細胞〟という名前の通り、他人の行動を目にしたときにそれを鏡のように再現し、まるで自分も同じ行動をしたかのように反応し、体の感覚に影響します。

これと同じで、**若い人と一緒にいると、その行動を鏡のように再現するため、自分の若々しさにつながってくる**というわけです。

前向きな人と一緒にいると前向きになれる

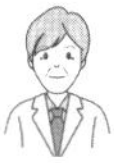

なるほど。私も19歳の孫と2人でアメリカに行ったり、沖縄を旅したり、一緒にいろんなところに行きます。それはいいことなんですね。

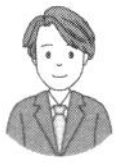

とってもいいことです。お孫さんと一緒に旅行をしたり、おりがみも折ったりするのは、伊達さんの若々しさの秘訣のひとつだと思いますよ。

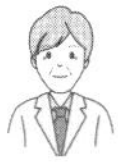

孫がいない場合でも、若い人と一緒にいるといいということですか?

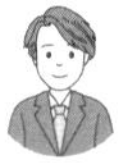

おっしゃる通り。いろんな効果があるので、お孫さんだけじゃなくて、20代でも30代でもいいので、自分よりも若い人たちと付き合うことが大切です。

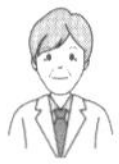

西先生、それは我が意を得たりの心境です。

私は、これまでの人生で大切にしてきたことのひとつ、いや、大きな目標としてきたことに「自分とジャンルの違う方と、世代を超えて対等に接する」があります。私のいちばんの趣味は囲碁なのですが、囲碁はこの考えに最も適していました。その意味では、老人から幼児まで交われる「おりがみ」も最適のツールだと思いますね。

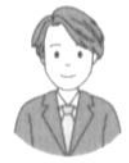

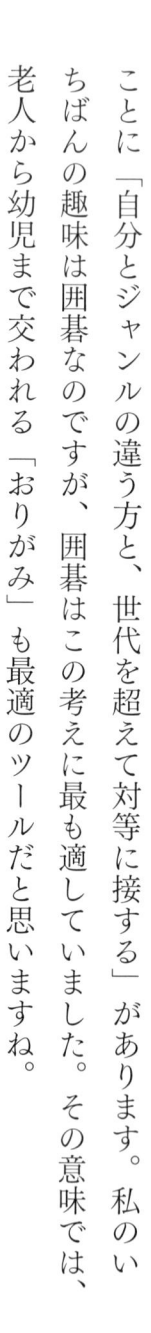

たしかにそうですね。

若々しさだけでなく、**付き合う人によって、性格まで影響を受ける**というデータもあります。自分の性格を変えたいときに、自分だけで変えるのは難しい場合があります。そのときは、環境の力を使います。

うつのコミュニティに入っていたある方が、なかなか改善されないという理由で、ほかの前向きな人が多い人たちと付き合うようにしたところ、うつが改善された、というケースもありました。つまり、前向きな人と付き合うことで、前向きな考え方に変わったんです。

この方の場合は、ネガティブな考え方がうつを生み出していたんです。**マイナス面にフォーカスするんじゃなくて、プラス面にフォーカスすると、幸せが身近にあると気づいた**そうです。

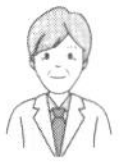

なるほど。プラスに考える人と仲間になって、おしゃべりをしながらおりがみを折ると、小さな幸せに気づいて、前向きな気持ちになりそうですね。

ただ、年を取ると、そういうのがめんどうくさい、と考える人もいます。

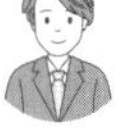

「めんどうくさくなる」のが、実はいちばんの罠なんです。

老化を加速してしまう。だからこそ、無理をしないで、めんどうにならないような、小さな一歩から始めるといいんです。

そういう意味では、まずは、自分でおりがみを折り始めるのはいいと思います。おりがみを始めるのはハードルが低いですから、そこからSNSで発表してみたり、コミュニティに参加してみたりして仲間を見つけていくといいでしょう。

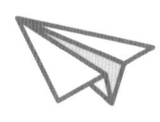

「誰か」とつながっているだけで「やる気」は出る

社会的つながりがあると認知症のリスクが45％下がる

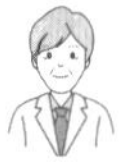

西先生にお話をうかがい、子どもや若い人と一緒に何かをすることの大切さに気づかされました。

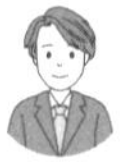

そうなんです。若い人と一緒にいるといい影響が多いです。でも、若い人に限らず、**「誰か」とつながっていることが大切**なんですよ。誰かとつながると、つながりホルモンのオキシトシン（幸福感を得るため「幸せホルモン」ともいう）が脳から分泌されます。オキシトシンはやる気ホルモンのドーパミンを活性化させることがわかっています。ドー

パミンが活性化すると、やる気が出たり、好奇心が高まったりします。

伊達さんは、ひとりで行くのはめんどうだけど、誰かと一緒なら行ってもいいかなって思うことありませんか？

あります。旅行や会合は誰か一緒に行く人がいないかなと探します。

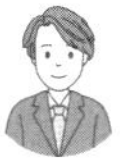

それはまさにドーパミンの仕業です。それ以外にも、つながりが大切というデータは次のようにいろいろあります。

- **社会的つながりがあるほど認知症のリスクが最大45％下がる**
- **孤独感は認知症の発症リスクを2倍に高める**
- **孤独感は死亡リスクを26～32％高める**

つまり、**高齢になるほど、孤独じゃないほうがいい**んです。

口が衰えると脳が衰える

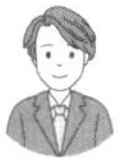

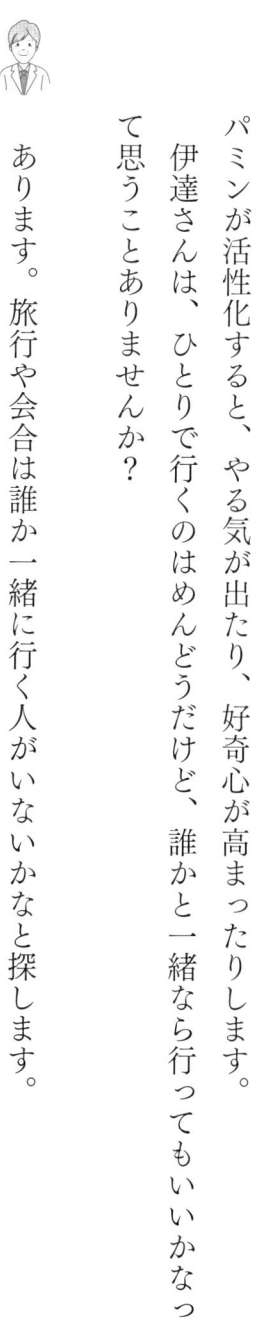

誰かとつながりがあるとなぜいいのか。ひとつには会話があるためです。

伊達さんは、**フレイル**って言葉を聞いたことありますか？

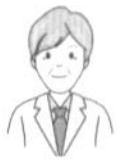

いいえ。

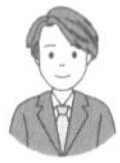

簡単にいえば、フレイルとは「加齢で心身が老い衰えた状態」のことです。高齢者にとって、早くフレイルに気づいて、予防することが大切なんです。実は、**口の衰えが脳の衰えにつながることも指摘されていて、口を開いたり閉じたりする力が高いと、食事をとりやすくて栄養状態もよく、フレイルになりにくい**といわれています。

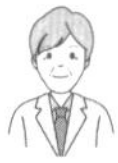

口を開いたり閉じたりする力はどうやって測定するんですか？

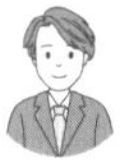

「**パタカ診断**」という有名な方法があります。「パ」「タ」「カ」をそれぞれ1秒で何回いえるかをチェック。「パパパパ」「タタタタ」「カカカカ」のような感じで1秒で4回以上いえれば合格で、3回以下の場合はフレイルになっている可能性があります。

パタカ診断で口腔機能の衰えをチェック！

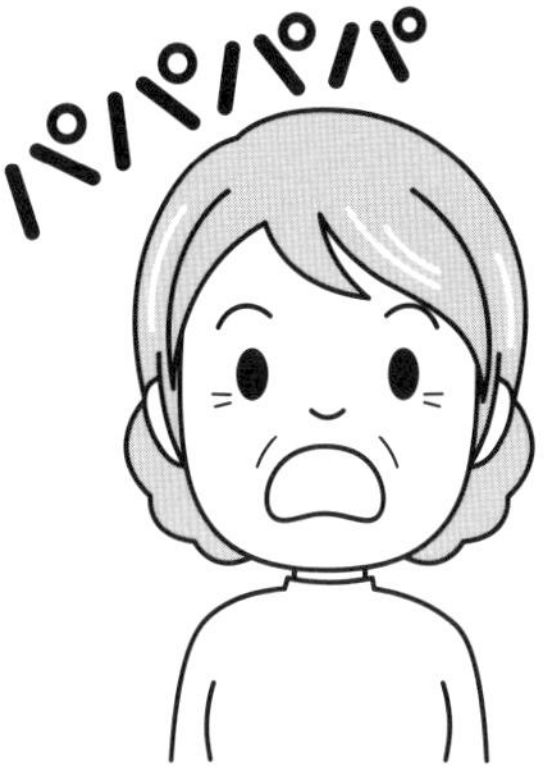

「パ」は唇の運動機能（咀嚼《そしゃく》も含む）に関連

「タ」は舌前方の運動機能に関係

「カ」は舌後方の運動機能に関係

やり方

「パ」「タ」「カ」を、それぞれ、「パパパパ」「タタタタ」「カカカカ」のように発する。それぞれ 1 秒で何回いえるかチェックしよう！

ポイント

- 1 秒で 4 回以上いえれば合格。
- 1 秒の間で発音できる「カ」と「タ」の回数が多い人は、口を開いたり閉じたりする力が高い。
- 不合格だったら要注意。フレイルになっている可能性あり。開口力アップトレーニングをしよう（51 ページ）。

口の衰えを感じていると死亡率が2・2倍になる

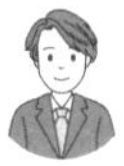

認知症になると滑舌が悪くなります。

滑舌が悪くなるのは、口の筋肉の衰えが原因のひとつです。衰えがないほうが脳にはいいのです。高齢者を対象にしたある追跡調査では、**口の衰えがある人は、健康な人に比べて死亡率が2・2倍**にもなりました。

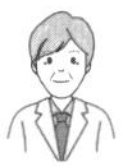

普段、気にしていませんが、口を衰えさせないことが大切なんですね。

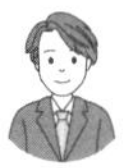

そうです。2022年の最新の研究では、口を開ける力を鍛えると誤飲や窒息を防ぐこともわかっています。左ページのようなトレーニングをすると、開口力がアップしますので試してみてください。

いろんな人とおしゃべりをしながらおりがみを折るというのも「口を動かす+手を動かす」ので、デュアルタスク（2つのことを同時に実行すること）になり、脳を活性化するといわれますのでおすすめです。

開口力アップトレーニング

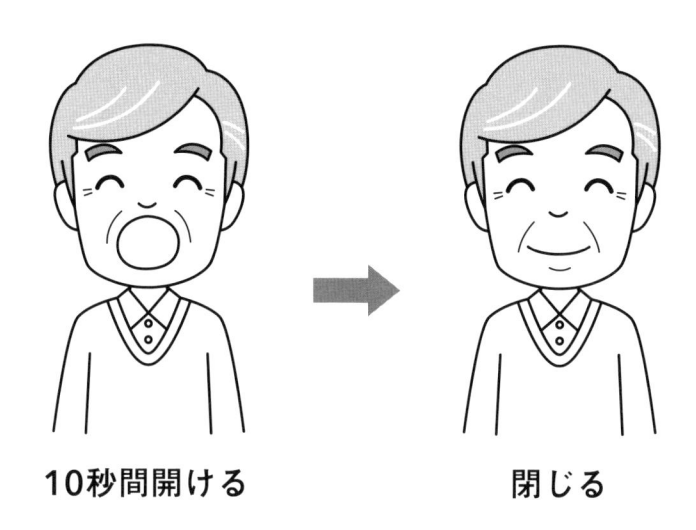

10秒間開ける　　　閉じる

5回繰り返す

1日2セット×4週間

↓

65 ～ 69歳と70歳以上で
開口力が20～30％アップ

高齢者の社会参加は本人にも周りにもいいことだらけだった

若いときに身に付けた技術は体が記憶している

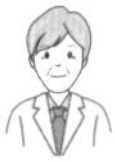

先日、前著をプレゼントした友人が、子どもの頃に折っていたものを思い出して、難しい蛙（カエル）のおりがみを折って訪ねてきてくれました。「昔取った杵柄《きねづか》」ということわざもあるように、友人も「昔にやっていたことは、年を取っても覚えているものですね」といっていました。

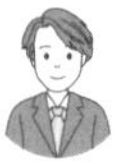

そうですね。若いときの経験や技術は年を取っても記憶として体に残っていることがわかっています。ある実験で、昔パイロットだった高齢の人と、若いパイロットで、新しいフライトシミュレーター（航空機の飛行状態を地上で再現する装置）の上達度合いを比較

しました。すると、最初は若い人のほうが上達度合いが速かったのですが、時間が経つにつれて高齢の人のほうが上手になりスコアが高かった、という結果が出ました。

おりがみも、過去に折った記憶があれば、最初は戸惑ったとしても折っているうちにだんだんと勘が戻ってくる可能性が高いです。折り始めたら、思い出すことも多いはずです。仕事でも、技術者だった方は、記憶として体に技術が残っているので、若い方に技術を伝承していくのは大切なことだと思います。

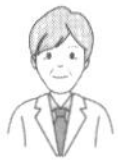

年を重ねたからこそ、引き継げるものがあるんですね。

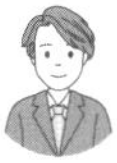

はい。しかも、高齢の方が人に尽くす、つまり、働いたり、伊達さんのようにおりがみをいろんな人に広めようとする行動は、いろいろなメリットがあります。**人生の満足感や健康状態、認知機能、認知症リスクの減少、寿命の延長など、さまざまな側面において本人にプラスに作用する可能性がある**ことも調査で証明されています。

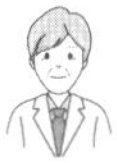

人のために行動をするのはいいことなんですね。
周りには、年を取っていろんな活動をすると、「年寄りの冷や水」のようにいわれたり、

若い人たちの邪魔になるんじゃないかと心配したりする人もいます。

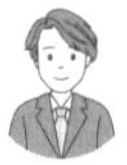

そんなことはありません。**高齢の方が元気に活動することは、社会にとってもプラスになることがわかっています。**

12の自治体で4万6000人の高齢者を追跡調査・分析した結果、週1回以上の趣味の会やスポーツの会に参加している人は、参加していない人に比べて6年間でひとり約11万円、就労している人では6万円程度、介護費が低い傾向があったのです。

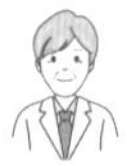

高齢者が趣味をもっていたり、働いていたりすると、介護費が低くなる。つまり、いま社会問題にもなっている介護費用が抑えられて、社会にもよい影響があるのですね。

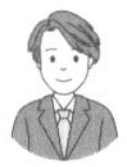

その通りです。

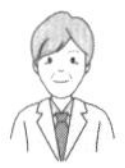

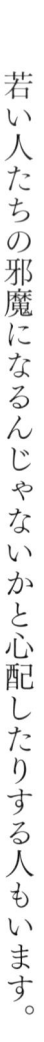

おりがみの好きな高齢者なら、趣味として折ったり、子どもたちに教えたりすると、社会のためにもなるんですね。

第2章

簡単に折れる作品で子どもも楽しい脳活おりがみ

子どもと一緒に折れば脳活＋脳育のダブル効果が得られる

教えることを前提に学ぶと記憶力がアップする

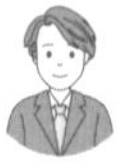

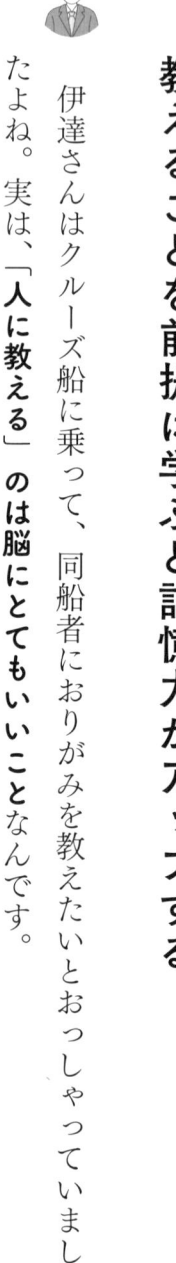

伊達さんはクルーズ船に乗って、同船者におりがみを教えたいとおっしゃっていましたよね。実は、**「人に教える」のは脳にとてもいいこと**なんです。

ワシントン大学の研究で、大学生を3つのグループに分けて、勉強してもらい、学んだ内容についてテストをしました。

3つのグループとは、

①「人に教えるために学習したグループ」
②「テストを受けるために学習したグループ」
③「目的なく学習したグループ」

でした。

では、ここで質問です。テストの成績がいちばんよかったのは、どこのグループだと思いますか？

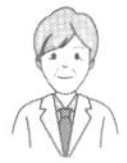

どこかな。まぁ、①ですかね。

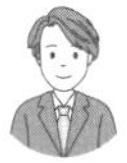

大正解です。**「人に教えよう」と思って勉強すると、記憶力がアップする**んです。結局、人に教える場合、かみ砕いて詳細に伝えなければいけません。だから、自分もかみ砕いて覚えようとするため、理解がもっと深まります。
お話を聞いていると、伊達さんは、いつも教えることを前提におりがみを折っていますよね？

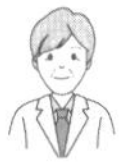

ええ。おりがみを世界に広げたい、保育園や幼稚園の園児たちに伝えたい、同年代の人に教えたい、と考えて折っています。だから、創作おりがみを作ったあとに、どのように伝えるかを一所懸命考えています。

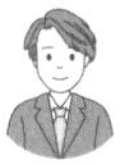

そうやって一所懸命に思い出そうとしているから、記憶力がアップするんですよ。

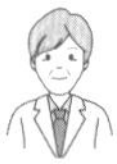

孫や子どもにおりがみを教えながら一緒に折ると、教えられたほうは折り方を覚えて学びになるし、教えたほうは自分の記憶力アップになるんですね。

子どもからおりがみを学ぶと子どもの共感力がアップする

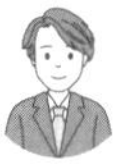

そうです。両者にとってメリットがあります。

自分が教えるだけではなく、お孫さんや子どもたちから、おりがみの折り方を学ぶのもいいですよ。「おじいちゃん、ここがどうしても折れないんだけど、どうやって折るのか教えてくれる？」と聞いてみる。すると、子どもは頭を使って一所懸命に教えようとしますから、学習能力が上がります。

しかも、子どものほうは共感力も上がります。

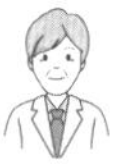

共感力ですか？

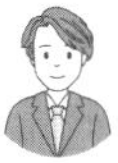

たとえば、おりがみを1回折って三角を作ったとします。その子どもにとっては当たり前にできることかもしれません。でも、おじいちゃん（おばあちゃん）が、きちんと三角に折ることができなかったとする。その現実を知ることで、「あっ、高齢になるとできなくなることがあるんだ」とわかる。そうして相手の立場や状況を理解することで、思いやりが芽生えたり、共感力（共感する力）が上がったりします。

おりがみで、子どもの共感力を上げる効果が期待できるというわけです。

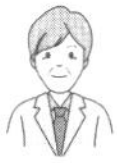

共感する力は人間にとって大事ですよね。

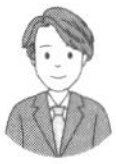

大事です。**共感力が高い人ほど、コミュニケーション能力も高い**です。また、**成功しやすい人はコミュニケーション能力が高い人が多く、子どものうちから共感力を養うのは大切なこと**なんです。

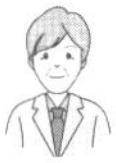

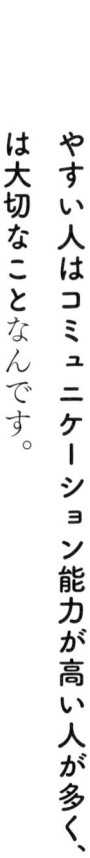

そうなんですね。では、おりがみを折りながら、効果的に共感力が養えるような方法があれば教えてください。

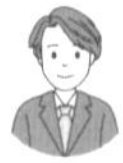

ときには「子どものための演技」と思って、わざと聞くといいかもしれません。私には8歳の子どもがいますが、わざと「ここがわからないなー」と子どもに聞きます。すると、「そんなこともわからないの?」といいながら、自信満々に教えてくれます。自己肯定感（ありのままの自分を肯定し、自分の価値を認める力）につながりますし、「人を助ける」喜びを知ることもできます。

人に教えて「思いやり力」を鍛えよう

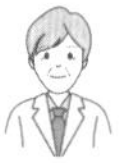

演技が大切なんですね。

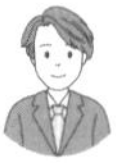

そうです。お孫さんや子どもたちと一緒におりがみを折っているときに、教えてあげるのはいいことだけど、「おじいちゃん、すごいだろう!」と一方的に押しつけがましくすると、お孫さんや子どもがひいてしまうケースも考えられます。すると、おりがみが嫌いになってしまう可能性もあります。

「おじいちゃん、すごいだろう!」といったのであれば、「でも、○○ちゃんなら、もっと上手に折れると思うよ」と加えるなど、お孫さん、子どもたちを喜ばせることを考えることが大切です。

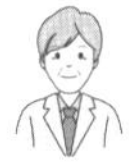

大人にとっても、共感力を鍛えるトレーニングになりそうですね。

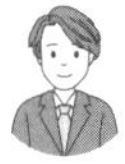

その通りです。**相手に思いやりをもって接する練習になります**。年齢を重ねると、自分本位になってつい相手を傷つけるひとことを口にしてしまうことがあります。

たとえば、相手が同じ話を2回したときに、「この前も、その話聞きましたよ。同じ話ばかりして」といってしまう。

何気ないひとことが相手を傷つけている可能性があります。聞くのが2度目だったとしても、初めて聞いたふりをするのが相手への思いやりです。

笑いながら折ればストレスが減り、幸福も健康も手に入る

親しい人と笑い合うと要介護率が下がる

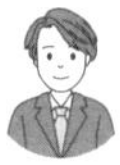

「**楽しいから笑うのではなく、笑うから楽しいのだ**」という言葉をご存じですか？
これは約100年前にウィリアム・ジェームズという心理学者が残した言葉です。最新の脳科学の研究では「笑うと本当に幸せになれる」ことがわかってきています。

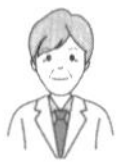

いい言葉ですね。中国にも「多笑不老」（ドゥー・シャー・プウー・ラオ）という成句があります。多く笑う人は老いないというわけです。

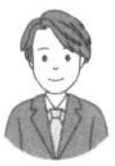

おっしゃる通りです。**笑うとやる気ホルモンのドーパミンが出る**んですよ。だから幸

福を感じます。しかも、「幸せは伝染する」こともわかっています。

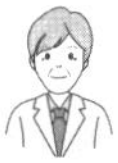

そうですね。実感としてわかります。孫が楽しそうに、幸せそうにしていると、こっちまで楽しくなって、幸せな気持ちになります。

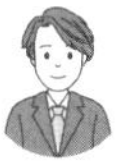

それはいいですね。完全に幸せが伝染しています。実は、誰かと一緒に笑うのもとても大切なんです。新しい研究で、**ひとりでお笑い番組を見ているよりも、誰かと一緒に笑い合うことのほうが、介護リスクを減らす**ことがわかってきました。

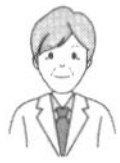

興味深いですね。

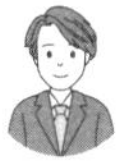

ひとりで笑うよりも「誰か」と一緒に笑うほうが要介護率が23パーセント低くなります。しかも、その「誰か」が、友人など親しい人の場合、要介護率が約30パーセント低くなることがわかっています。

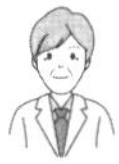

孫と一緒にお笑い番組を見たり、おりがみを一緒に折ったりしながら笑うと、要介護

率が低くなる可能性があるということですか。

そうなんです。**一度大笑いをするよりも、1日に数回少し笑ったほうがストレス軽減につながる**というデータもあります。

笑いの質よりも、回数が大事なんですね。「変な折り方しちゃったな」とか「鶴を折るつもりが、変なのができちゃった！」といいながら、笑うのもいいんですね。

笑うことで、高血圧、糖尿病、認知症と決別する

大事ですよ。さらに死亡リスクも関係しているんです。

山形県のコホート研究（大勢の人を長期間観察する研究手法）で、40歳以上の1万7152人をリサーチしたところ、**週1回以上声を出して笑う人に比べて、ほとんど笑わない人（月1回未満）の人の死亡リスクは1・93倍だった**んです。

約2倍ですか。笑わないと損ですね（笑）。

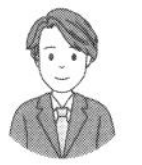

はい、大損です。笑いのメリットはまだまだたくさんあるんです。

先ほど、ストレスを軽減するといいましたが、ストレスがあると、ストレスホルモンと呼ばれるコルチゾールが分泌されます。このコルチゾールが大量に分泌されると、血糖値や血圧が高くなります。しかし、笑うと、こうしたストレスホルモンの分泌が減ることがわかっています。高齢になっていくと、だんだん血圧が上がってきますが、**よく笑う人は血圧の上昇の幅が少ない**。つまり、血圧が上がりにくいんです。これは笑うと、リラックスして血管が拡張し、血圧が下がる効果が期待できるためです。

それから、結構衝撃的な話なんですが、**ほぼ毎日笑っている人に比べて、週1回未満しか笑わない人は、糖尿病発症率が約2倍上がる**という研究データもあります。

糖尿病は、端的にいえば、あらゆる臓器に悪影響を与えてしまう病気です。笑いは、それも防ぐことができます。

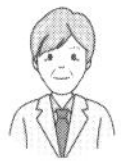

笑いは健康にも影響するんですね。

笑いは人と会うことで生まれる

はい。それから、**ほとんど笑わない人は毎日笑う人に比べて、2・1〜2・6倍認知症になるリスクが高い**というデータもあります。それだけ笑顔が大事だということです。
ここで質問ですが、伊達さんはどんなときに笑いますか？

意識したことはありませんでしたが、事務所の所員や家族といるときでしょうか。

そうなんです、日本で行われた「日常生活における笑いのもとは何か」という調査があるんですが、ダントツ1位は、「家族や友人と話す」です。2位は「テレビやビデオ」で、3位は「子どもや孫と接する」と続きます。

圧倒的に多いのが人との会話なんですね。

そうです。笑いが生まれない人は、人と会っていない可能性があります。人と会うの

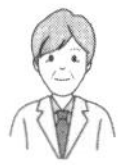

は、孤独感を減らしたり、笑いを増やしたりするためにも必要なんです。

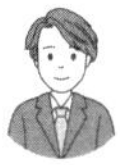

なるほど。

脳活の一環として、毎日時間を決めて、夫婦で、あるいはお孫さんとおりがみを折る習慣を作るのはとってもいいことだと思います。

ひとり暮らしの方であれば、ご友人とお茶を飲みながら、おりがみを折って手を動かすのでもいい。とにかく「人と会う」が大事なキーワードとなります。

笑う人と笑わない人の比較

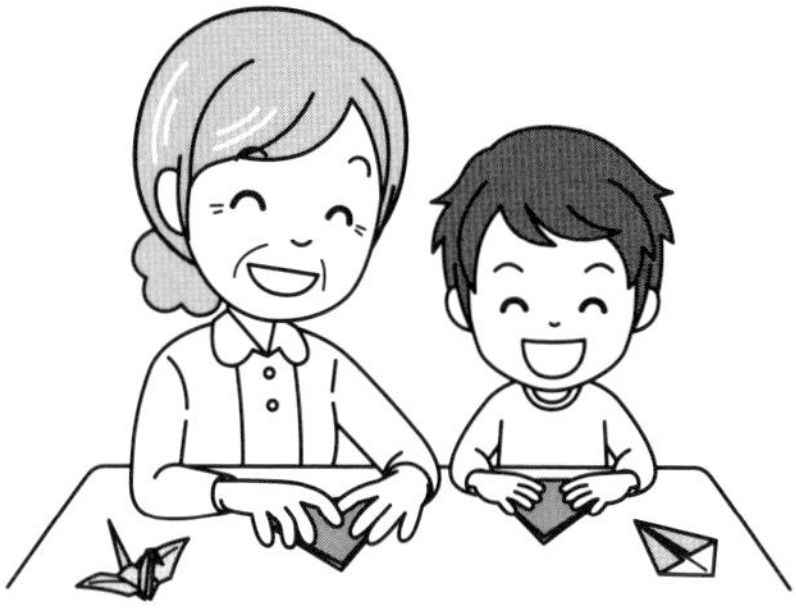

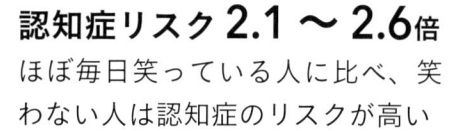

死亡リスク 1.93倍

週1回以上声を出して笑う人に比べ、ほとんど笑わない（月1回未満）人は死亡リスクが高い

糖尿病発症率 約2倍

ほぼ毎日笑っている人に比べ、週1回未満しか笑わない人は糖尿病発症率が高い

認知症リスク 2.1 ～ 2.6倍

ほぼ毎日笑っている人に比べ、笑わない人は認知症のリスクが高い

「続きはまた明日ね」で子どもの想像力を養おう

母の知恵がゲーテ少年を世界的文豪に育てた

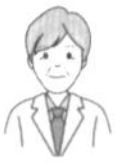

西先生、今度、保育園や幼稚園で子どもたちと一緒におりがみを折ろうと思っています。何か、子どもたちの脳育に役立ちそうなポイントはありますか？
子どもの能力がぐーんと伸びるようなヒントとか。

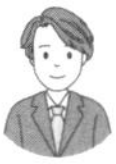

いろいろありますが、ここでは次の４つを紹介しましょう。

- **子どもの想像力を伸ばす**
- **短期記憶を鍛える**
- **メンタルローテーション力を養う**

● 感情コントロールを身に付ける

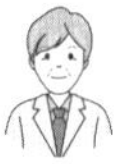

おお、これはすごい!! ワクワクしますね!

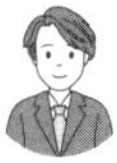

子どもの想像力を伸ばす方法としては、「次を予告して終える」があります。
ドイツのゲーテという作家が、あれだけ偉大な文豪になれたのは、お母さんの影響が大きかったといわれています。

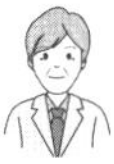

あのゲーテが、ですか!

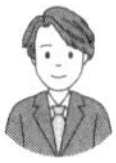

はい。ゲーテは子どもの頃、お母さんによく絵本の読み聞かせをしてもらっていたそうです。そのとき、いつもお母さんがやっていたことがありました。それは、**物語が最高潮に盛り上がってきたらいつも「続きはまた明日ね」といって本を閉じる**ことだったそうです。

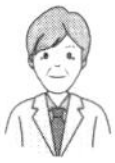

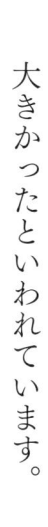

なるほど。いちばんいいときに終わってしまうわけですね。

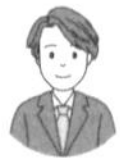

そうです。ゲーテは「次（続き）」が気になって眠れずに、毎晩、続きを空想していたそうです。それで、想像力が豊かになり、世界的な文豪になれたんです。心理学ではこれを「ツァイガルニク効果」といいます。**人は未完了なことがあると気になって記憶に残りやすいし、その先を空想してしまう**んです。これにはやる気を上げる効果もあります。

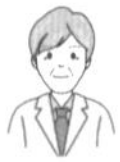

バトンを渡して相手に想像させるのですね。

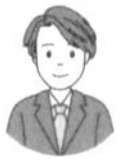

そうです。だから、お子さんとおりがみを折るときに、次を予告する終わり方をするといいんです。

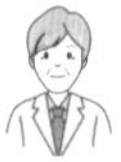

仮に鶴を折っていたのなら、
「今日は鶴を折ったね。次回は飛んでいる鶴が出てくるかもね！」
のように終わるといいんですか？

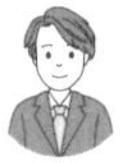

いいと思います。そうすると子どもは好奇心が上がり、ものごとを創り出す力の創造

力も養われます。

また、複数の鶴、あるいはほかの鳥でもいいのですが、**数羽を並べて一緒に物語を作るとより創造性が養われます。**

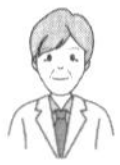

それはよくやります。1羽より、複数のほうが、物語性が出てきます。
ウサギを何羽も作って、月を描いた絵の前に並べてみたり、2匹の闘牛を向かい合わせで置いたり……。

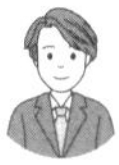

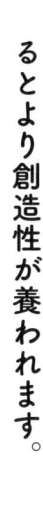

素晴らしいですね。子どもたちの創造性を引き出すのにも役立つと思います。
あるいは、おりがみで折った作品を外にもち出して、スマホを活用して動画作品を作るのもいいと思います。

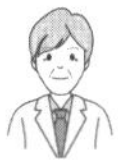

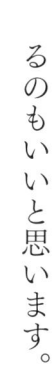

飛んでいる鶴なら、青空を背景に実際に飛んでいるかのように撮影したり？

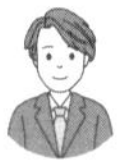

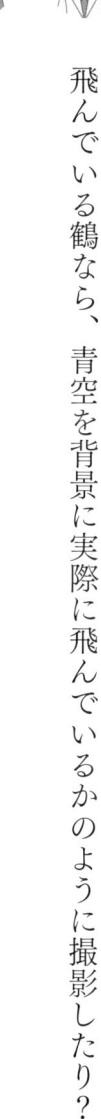

いいですね。それだけでも物語が始まりそうですね。

対面で折ることでメンタルローテーション力を養える

2番目の短期記憶を鍛えるのはどうすればいいんですか？

たとえば、伊達さんが**折っているところを子どもに見せて、同じように折ってもらう。それだけで短期記憶を鍛えることができます。**
このときに横に座るのではなく、対面で子どもに見せて折ってもらうと、子どもは鏡を見ながら折ることになりますので、3番目のメンタルローテーション力（空間認識力）が養われます。

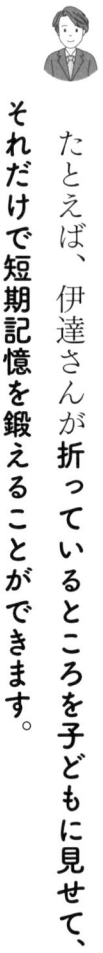

メンタルローテーション力はどのような力ですか？

たとえば、積み木で何かを作るときに、それを回転させると、どんな形になるか、頭の中で想像する力のことです。IQを測るときに、複数積まれている積み木を、裏側に隠れているものまで数える、という問題がありますよね。メンタルローテーション力があるかを見る問題です。おりがみでも、パーツを複数組み合わせて何かを作るといった、積み木のようなものがあってもおもしろいですね。

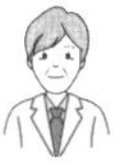

4番目の感情をコントロールする力を養うにはどうすればいいですか。

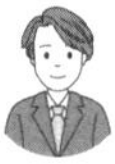

おりがみは、伊達さんがよくおっしゃるように角と角をきちんと合わせたり、きれいに折らないときれいな作品に仕上がりません。**「きれいに折ろう」という欲求が出てくることで、ひとつひとつの工程を「きちんとやろう」とするセルフコントロール力、つまり感情をコントロールする力を養えます。**

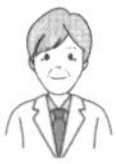

なるほど、「きれいに折ろうね」「きちんと折ろうね」と一緒にやるといいのですね。いろいろとおりがみに生かせそうなヒントをいただきました。ありがとうございます。

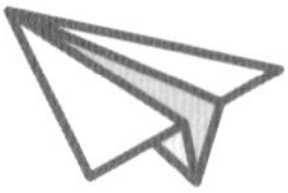

創造力を高めたいなら簡単な定番おりがみからマスター

「まったく新しい発明」は世の中に存在しない

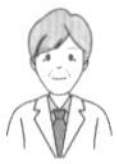

西先生、子どもたちと一緒におりがみを楽しみながら脳活をするには、どういうことが重要ですか？

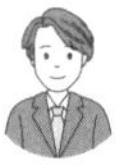

基本的なもの、定番から折るのがおすすめです。すると、子どもの「ものを生み出す力（創造力）」を養う基礎作りができます。

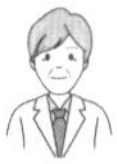

やはり基本からなのですね。私も基礎が大切だと思いますので、基本折り筋Ａ・Ｂ（116ページ参照）というものを考え、前著とこの本で紹介しています。

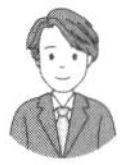

はい。これは私がかつて特許庁に勤めていて、発明の特許を取る審査をしていた経験があるからいえるのですが、**「新しい発明とは何か」を調べていくと、まったく新しい発明は存在しない**ことがわかります。

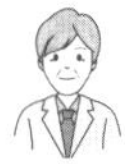

えっ？　発明なのに、まったく新しい発明は存在しない？　なんだか、トンチのようですね。

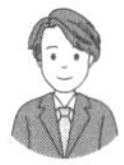

ははは。いえ、本当の話です。いまの社会では、すべての発明は組み合わせです。たとえば、インターネットと携帯電話を組み合わせたのがスマホですし、ＡＩ技術と自動車を組み合わせたのが自動運転です。**既存の2つ以上を組み合わせると、新しいアイデアが生まれるわけです。基本的なものを知らないと、新しいものは生み出しにくくなります。**

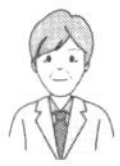

あ、それはわかります。私も、伝承おりがみで「袴《はかま》をはいたやっこさん」（袴＋やっこさん）という2つを組み合わせた作品をヒントに、上半身と下半身を組み合わせて作る4本足の動物を生み出しました。

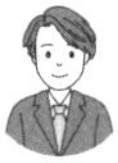

素晴らしいですね。伊達さんは小さい頃に伝承おりがみを折られていて、種類もたくさんご存じだから、組み合わせの作品を作ることができたのですね。そのあとも、どんどん新しい作品を生み出されている。

子どもたちにも、まずは基本的なものから教えてあげると、アイデアを生むベースができます。ひと通り基本をつかむと、組み合わせて新しい作品を作れるようになります。創作おりがみをどんどん生み出す「伊達さんジュニア」がすぐに登場しそうですね。

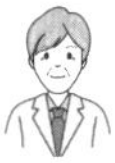

それはおもしろい。やはり「まずは基礎から」がいいんですね。

「簡単なおりがみ」のほうがやる気が出やすい

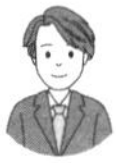

教えるほうも、基本的で簡単なもののほうが、やりやすいですよね。難易度が高いと、「あれ、どうやるんだっけ?」と教えているほうが途中でわからなくなることもありますし……。

それに、**簡単なもの、ちょっとしたもののほうが、脳はやる気を起こします**。たとえば、「今日は家の中を全部そうじしよう」と思うのと、「デスク周りだけそうじしよう」

と思うのと、どちらがやる気が出ますか？

「デスク周りだけ」と思えば、「まっ、やるか」という気持ちになります。

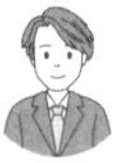

小さいこと（簡単なこと）でやる気を出すことが大切です。

一度、やり始めると、脳からやる気ホルモンのドーパミンが出て、そのままやり続けることができます。けれど、大きなこと（難しいこと）は、億劫《おっくう》になってしまって、最初の一歩を踏み出しづらいんです。難しいおりがみ作品だと、教える前から怖気《おじけ》づいてしまい、どうしようかなと教えるのを躊躇《ちゅうちょ》する可能性があります。

動くおりがみは集中力を養い認知症予防にも効果的!?

基本的なもの、簡単なおりがみというと、紙ヒコーキはどうですか？

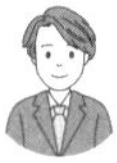

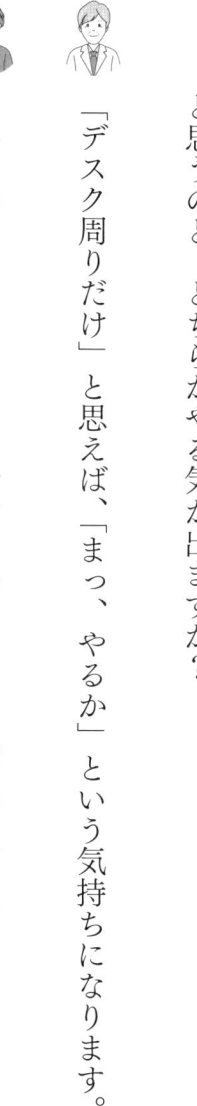

すごくいいです！　簡単な上、飛ばして遊べる（動かせる）のもいいですね。実は、**「動くもの」は集中力を高める効果があります。**

動いているものを目で追う行為は、「**追視**」と呼ばれ、人間にとってとても重要です。生後すぐの赤ちゃんでも、目の前で指を動かすと追視しますし、その後スピードアップしていき、生後3カ月になると、かなり速い追視ができるようになります。

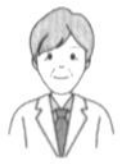

なぜ、そんなに重要なんですか？

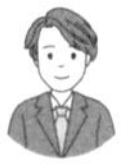

動くものは、人間にとって、獲物かもしれないし、危険な敵かもしれません。だから、脳が注目しやすいんです。**動いているものを目で追っていると、子どもでも大人でも集中力を養えます。**

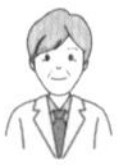

なるほど。では、形が変化するものもよさそうですね。

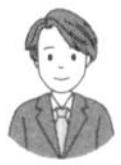

そうなんです。私たちは形が変化するものを見るとき、こうなるんだろうなと形を想像します。脳はこうなるだろうと期待するのですが、実はこのとき、やる気の神経伝達物質であるドーパミンが出ることがわかっているんです。

また、形が変わると目線が動きますが、２０２４年の最新研究で、目を左右に動かすと脳の血管が鍛えられることもわかっています。つまり、**目が左右に動くと、それに合わせて脳の血管も伸縮して、血管に溜まった老廃物質が流れていく**というのです。

ですので、動きのあるものを見ることは、認知症の予防にも効果があるのではないかと、近年注目されているんです。

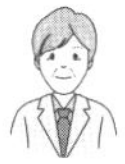

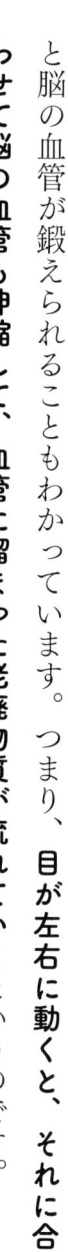

それはすごい！　形が変わることって、脳にとってもいいんですね。
本書では簡単に折れるパーツを組み合わせていろいろなものを作ったり、変化させたりするおりがみを追求してみましたので、読者のみなさんにはぜひ周りのお子さんと折ってみてほしいです。

脳活おりがみ
01

自分なりの工夫で滞空時間や速さを競う「紙ヒコーキ」

おりがみは子どもや孫と一緒に遊べる手軽なツールです。折った作品で遊べるものもあります。その代表が「紙ヒコーキ」です。私も子ども時代は、よく作って、友人たちと夢中になって遊びました。年を重ねてからは、子どもや孫たちと一緒に楽しみました。

紙ヒコーキがいいのは、簡単に折れる上、自分なりに「ほんの少しの工夫」を加えて、「ああだこうだ」と試すことで、長く飛んだり、速く飛んだりするところです。手先を使う上、「ほんの少しの工夫」をする、つまり、アタマを使うので、脳活にもいい気がしています。

紙ヒコーキはさまざまな大きさの紙で作れますが、**手軽で折りやすく、飛ばしやすいのは、A4の大きさ**です。コピー用紙でも、広告のチラシでもいいでしょう。

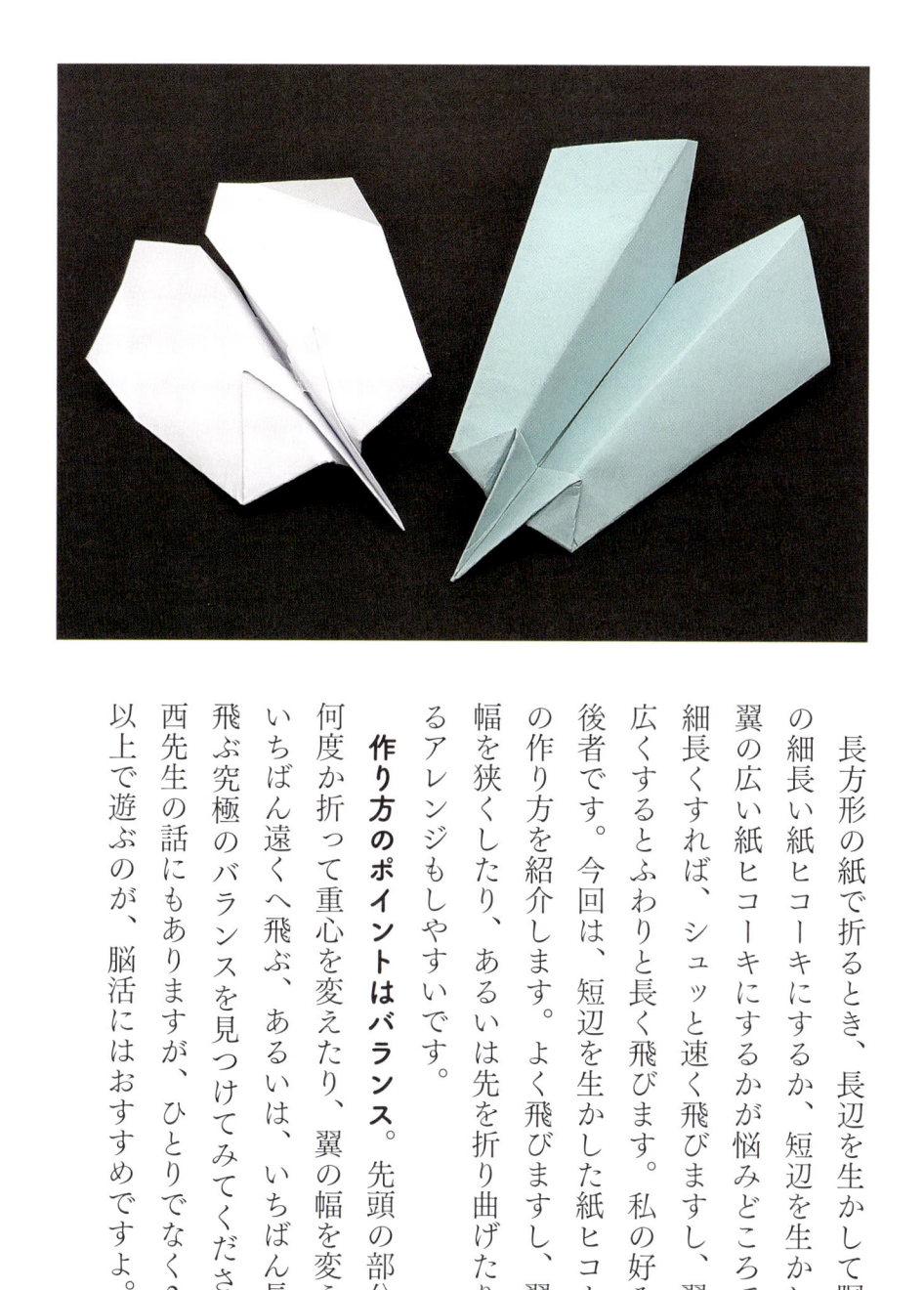

長方形の紙で折るとき、長辺を生かして胴体の細長い紙ヒコーキにするか、短辺を生かして翼の広い紙ヒコーキにするかが悩みどころです。細長くすれば、シュッと速く飛びますし、翼を広くするとふわりと長く飛びます。私の好みは後者です。今回は、短辺を生かした紙ヒコーキの作り方を紹介します。よく飛びますし、翼の幅を狭くしたり、あるいは先を折り曲げたりするアレンジもしやすいです。

作り方のポイントはバランス。先頭の部分を何度か折って重心を変えたり、翼の幅を変えて、いちばん遠くへ飛ぶ、あるいは、いちばん長く飛ぶ究極のバランスを見つけてみてください。西先生の話にもありますが、ひとりでなく2人以上で遊ぶのが、脳活にはおすすめですよ。

紙ヒコーキの折り方

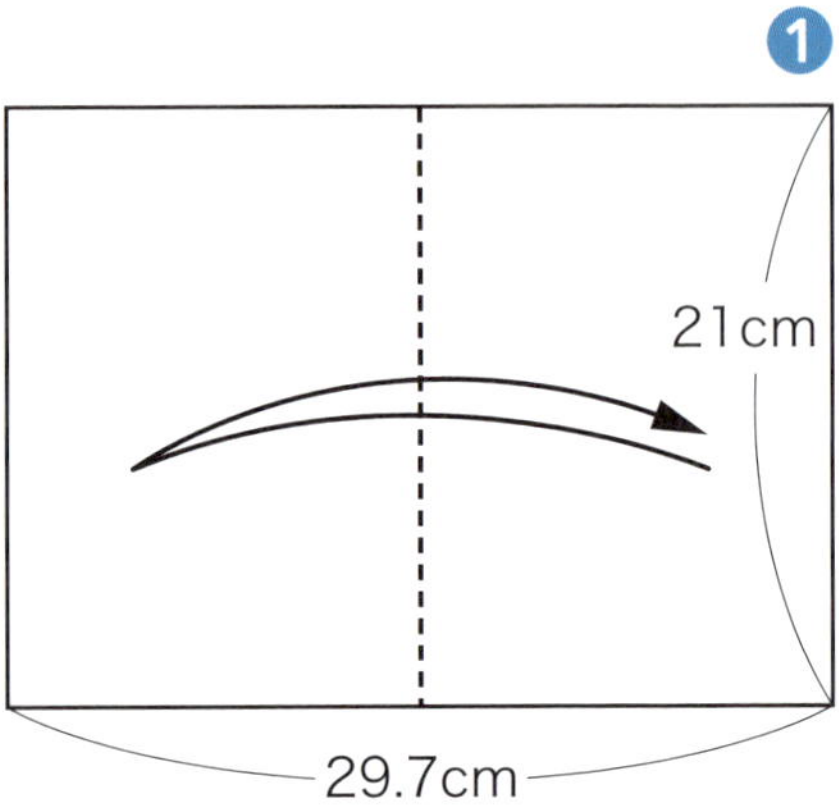

A４サイズの紙を横にし、
半分に折って開く

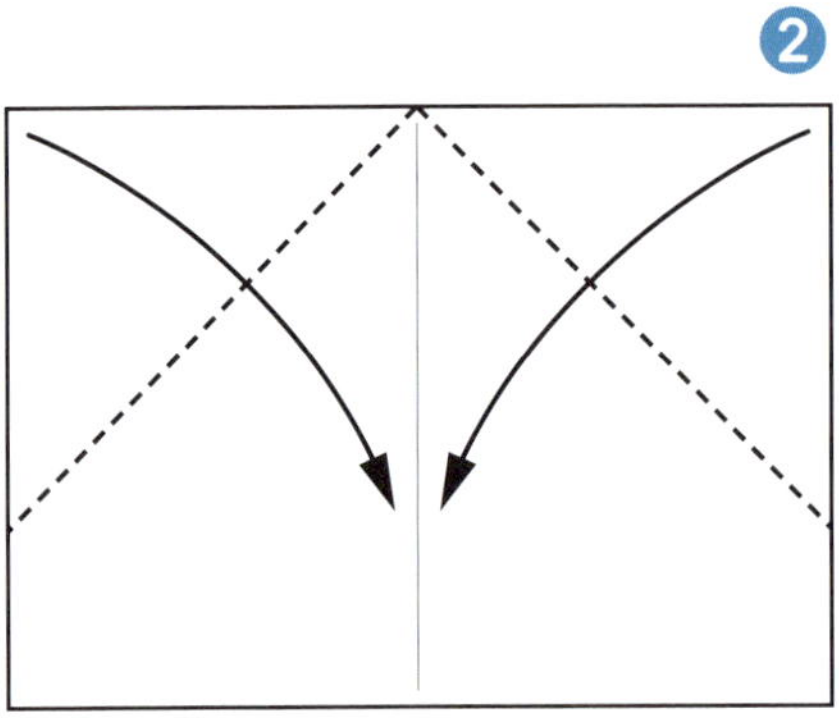

中心線に合わせて折る

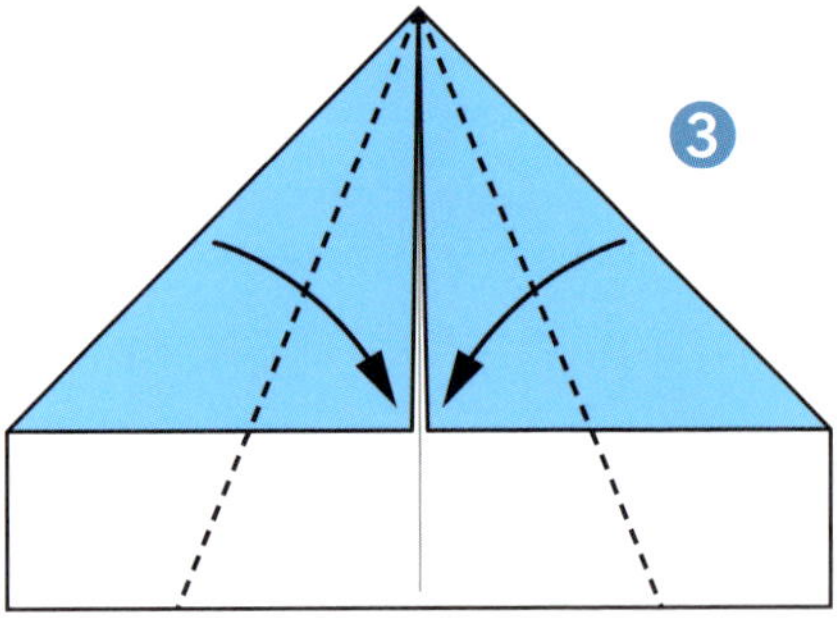

中心線に合わせて折る

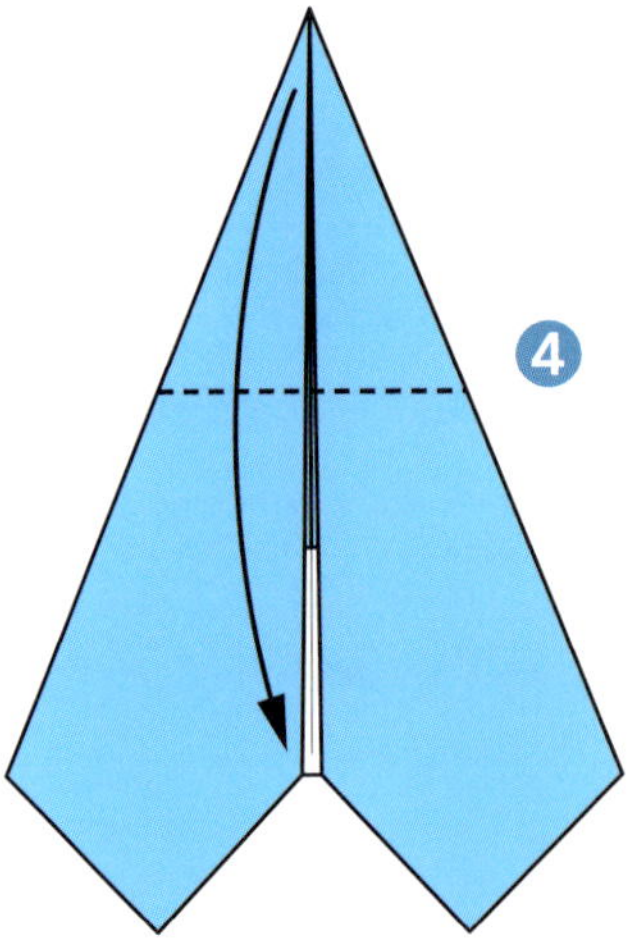

先端を折り返す。
折り返す長さは自由
※短く折れば縦長、長く折れば
幅広のヒコーキになる

折り方参考
動画はコチラ

5

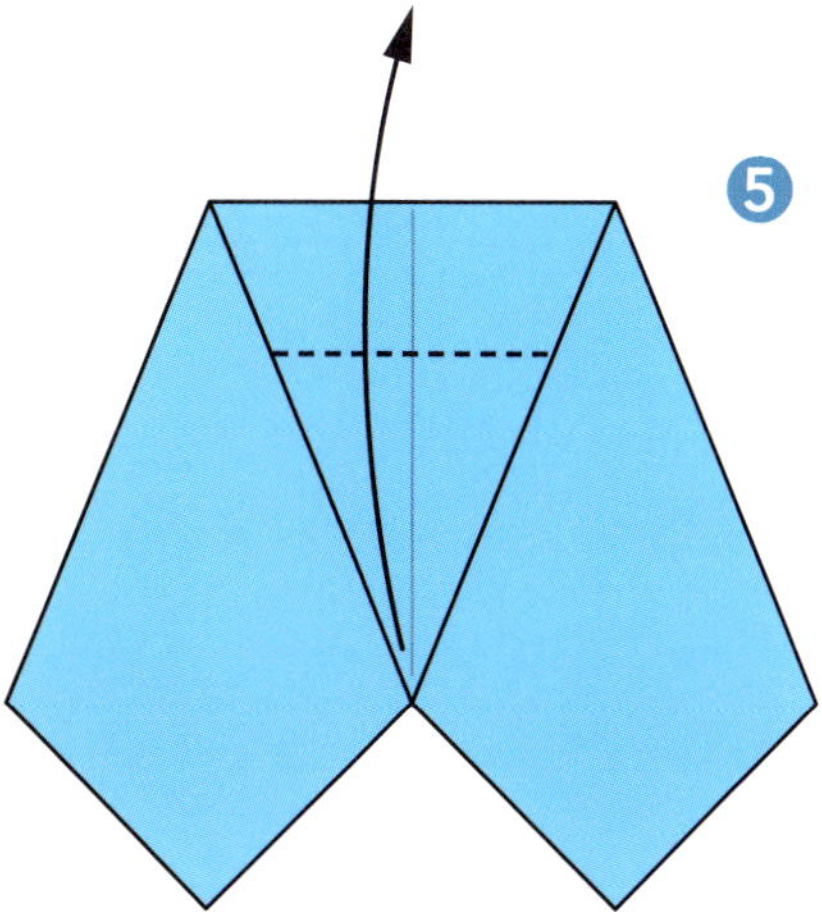

先端をさらに折り返す。
このときも長さは自由

6

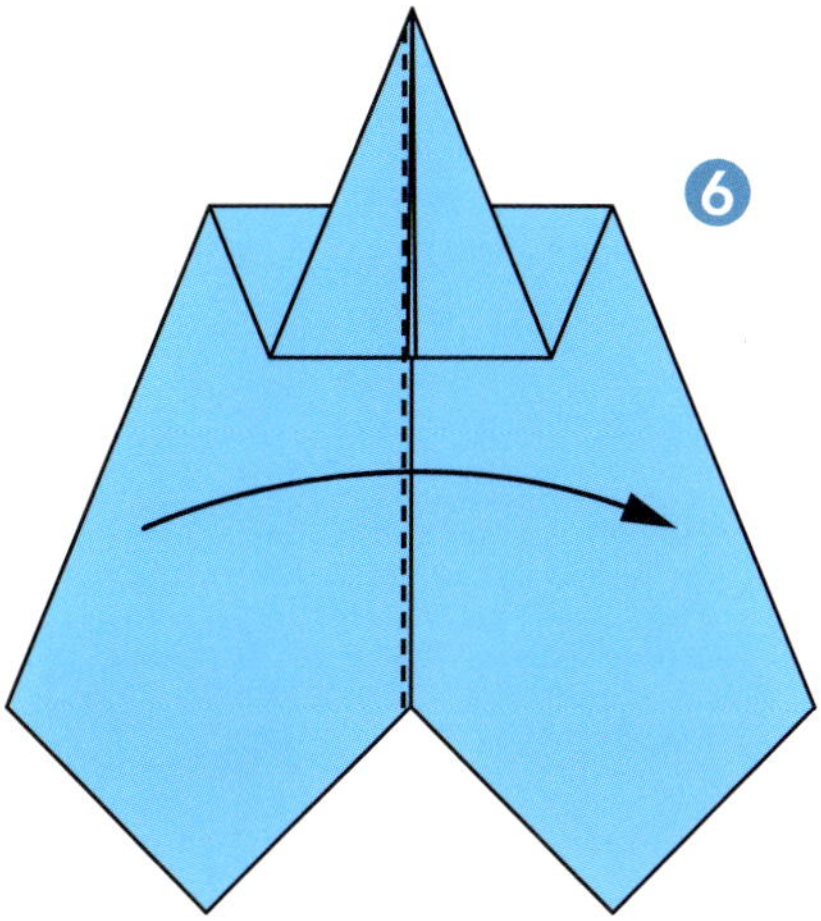

内側半分に折る

7

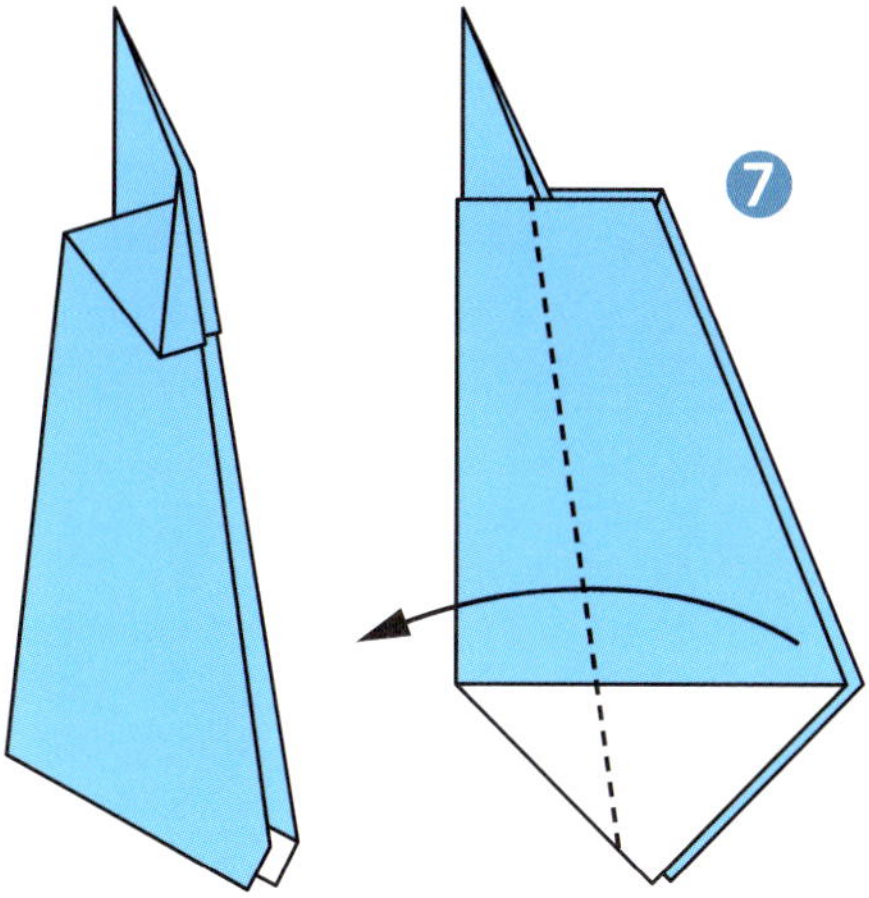

翼の幅を決めて折る
（反対側も同様）
※翼の幅で飛び方が変わる

完成

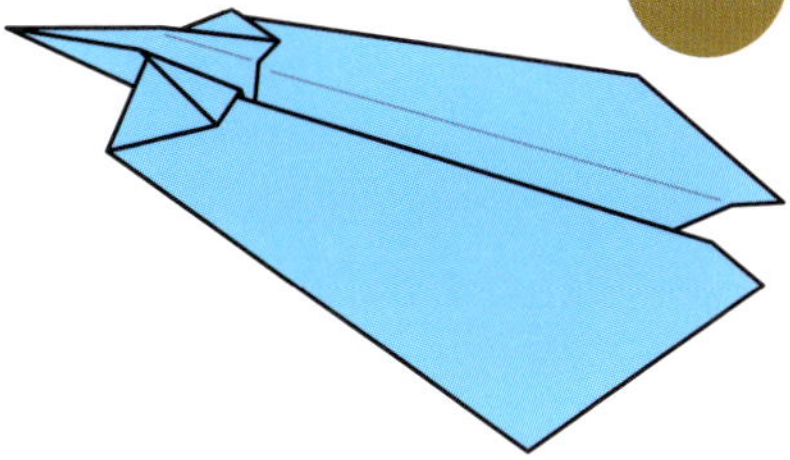

機体の長さや翼の幅を
工夫してよく飛ぶヒコーキ
を作ってみよう！

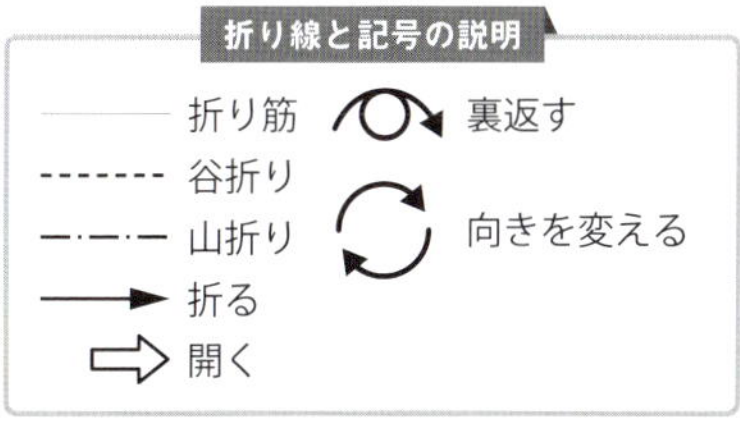

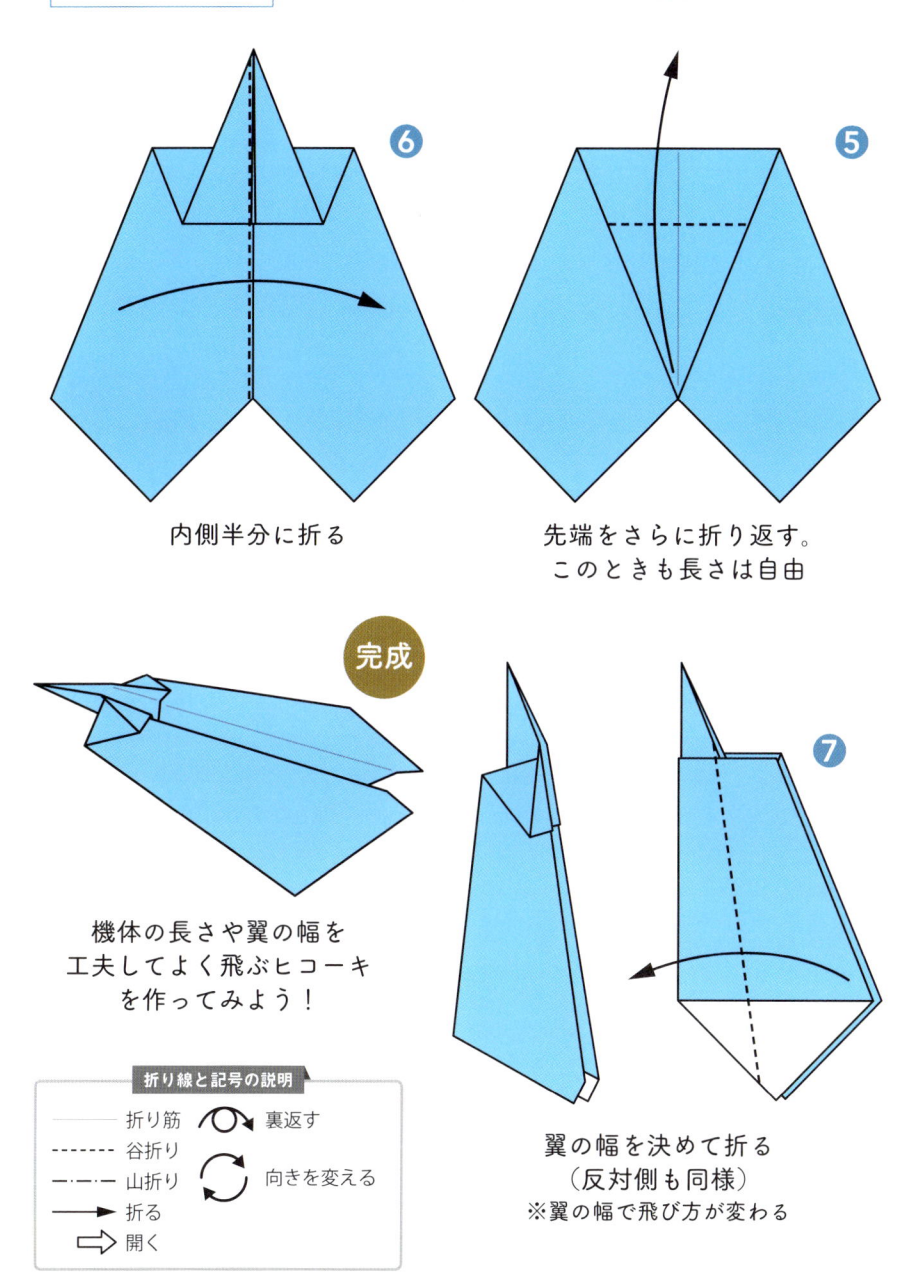

アレンジ紙ヒコーキ

Y字型

後ろから見ると両手を広げたような
Y字になるよう、
翼の折り線の部分を
山折りにする

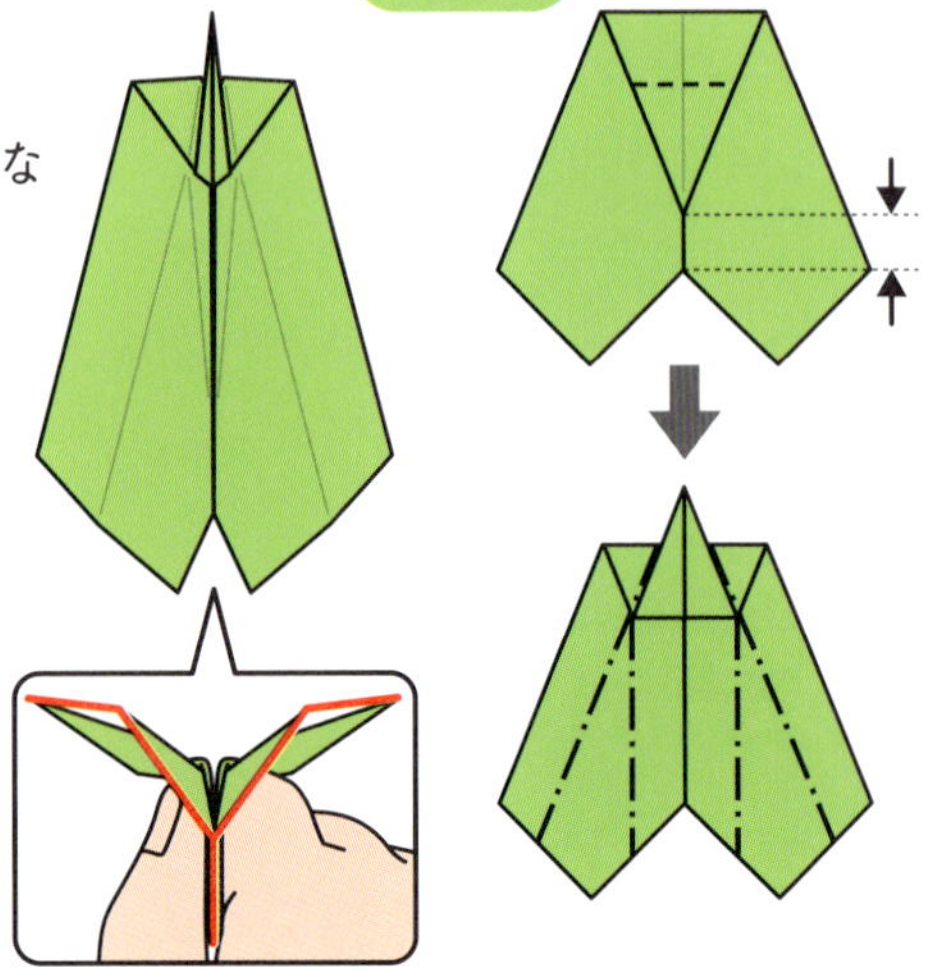

ヤリ型

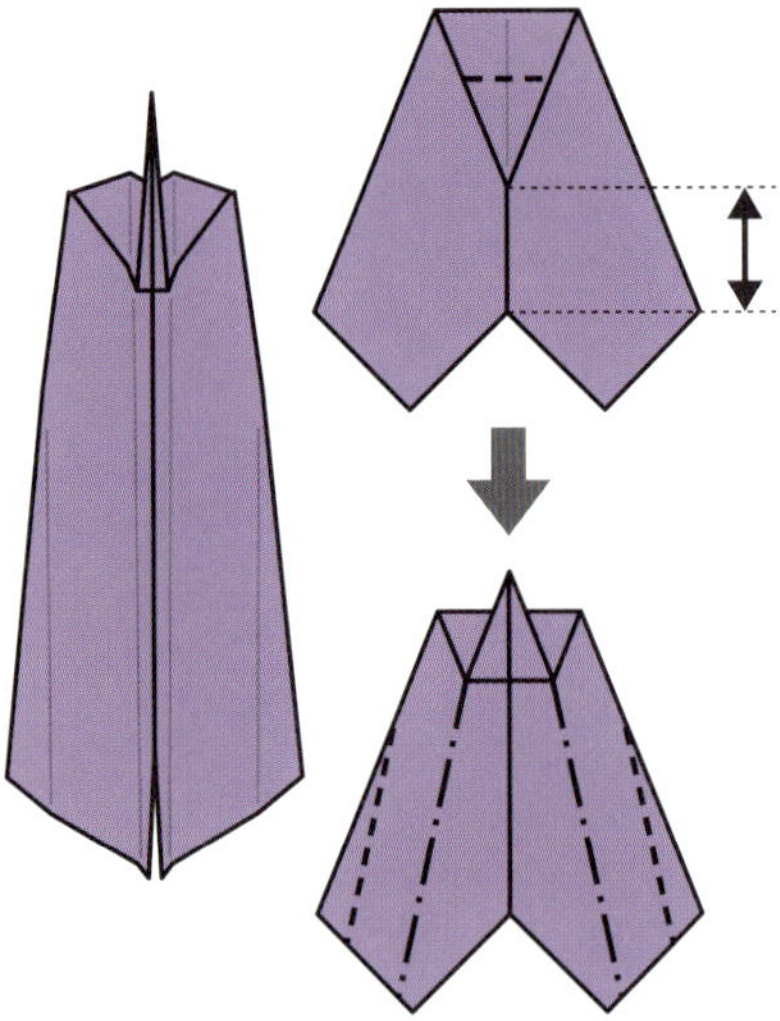

縦長のヒコーキを作ったら、
翼の両端をやや後ろを
開くような感じで
少しだけ谷折りにする

ステルス型

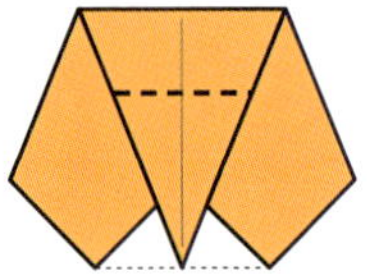

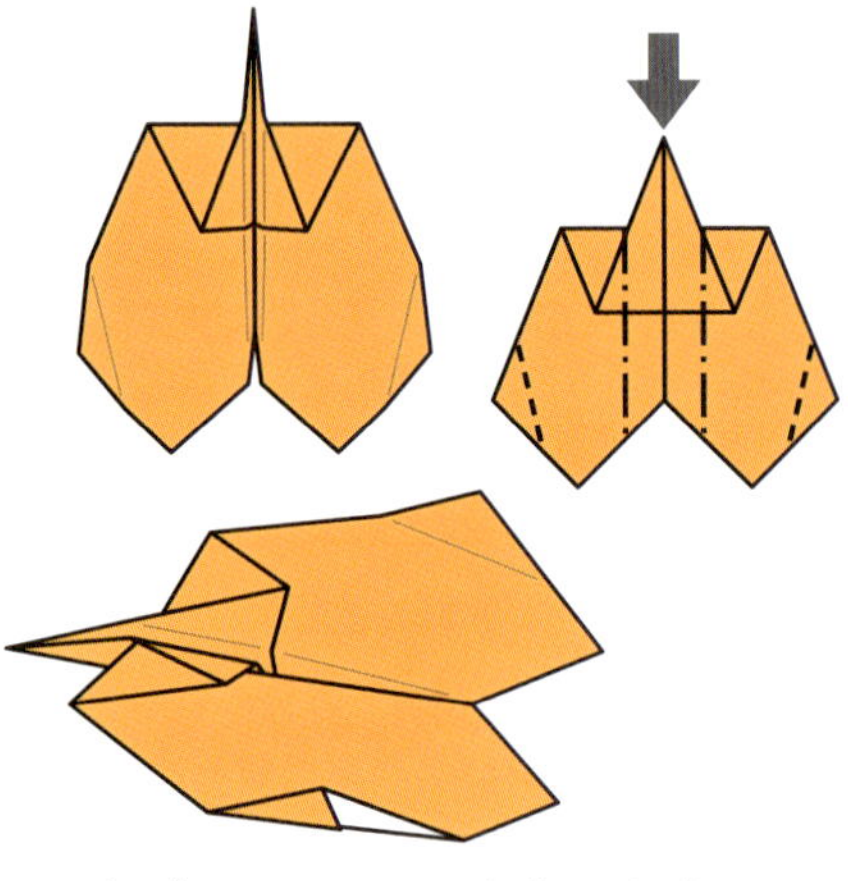

幅広のヒコーキを作ったら、
翼の両端をやや後ろを絞り込む
ような感じで谷折りにする

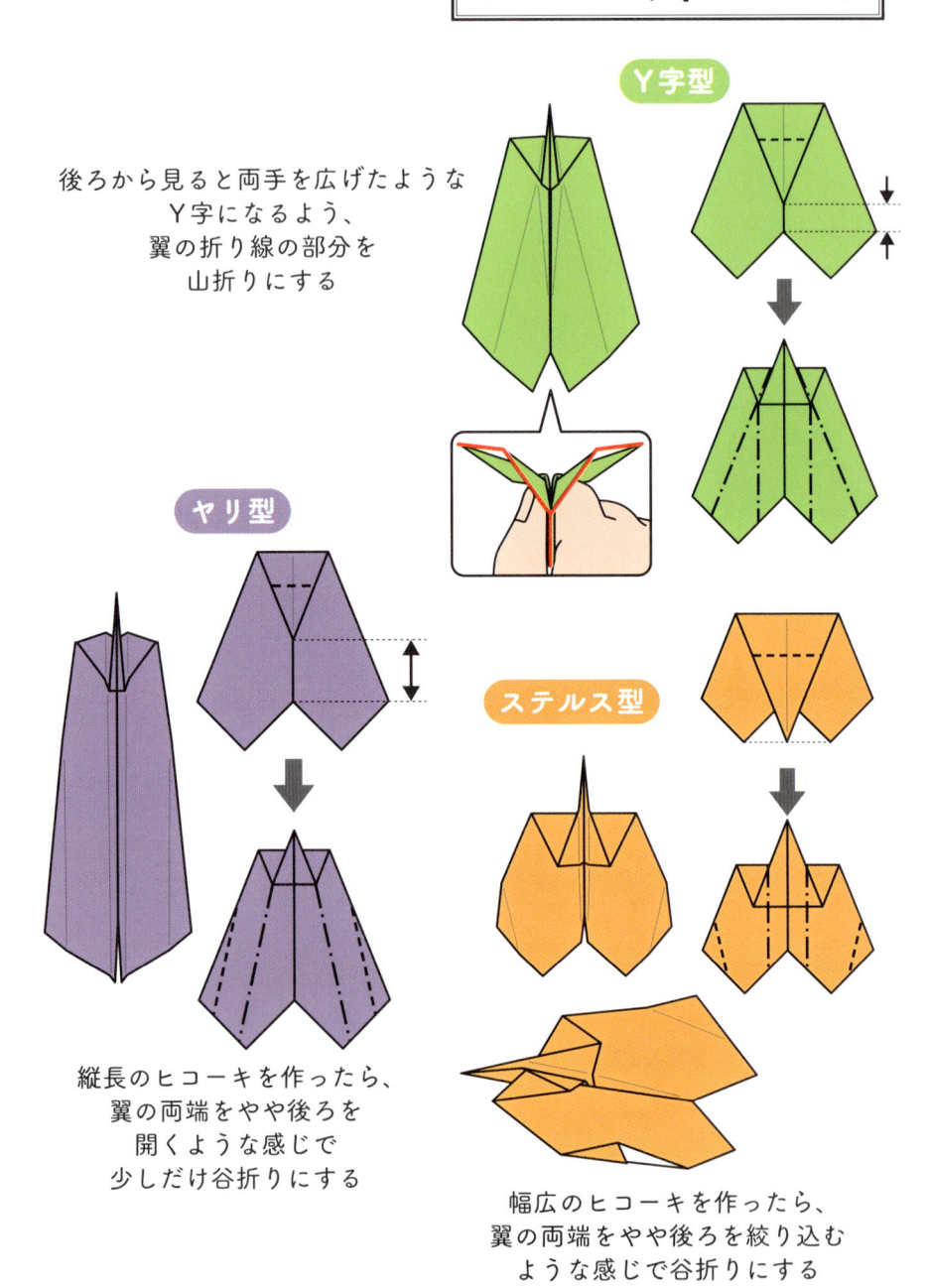

折り方参考
動画はコチラ

イカヒコーキの折り方

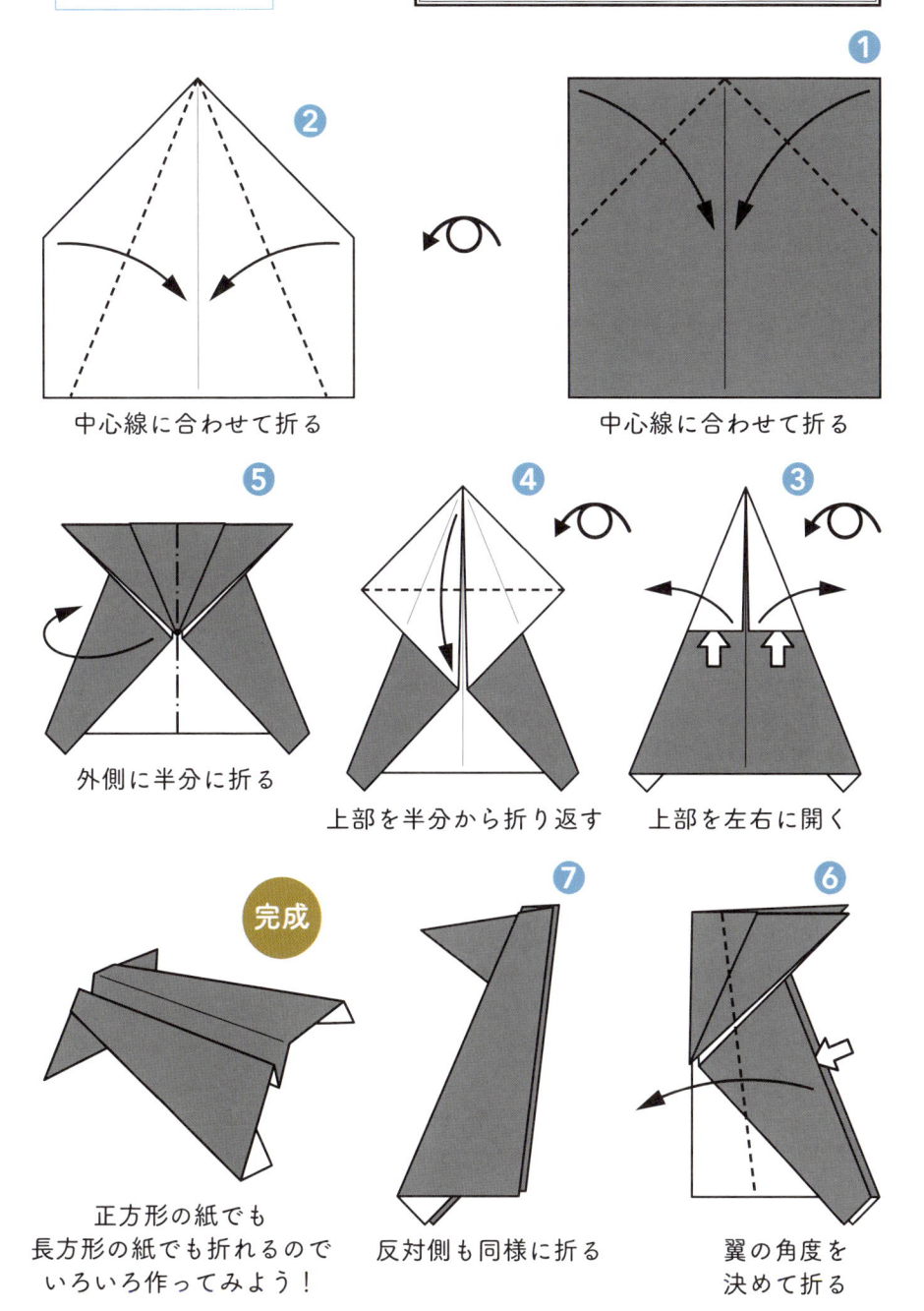

1

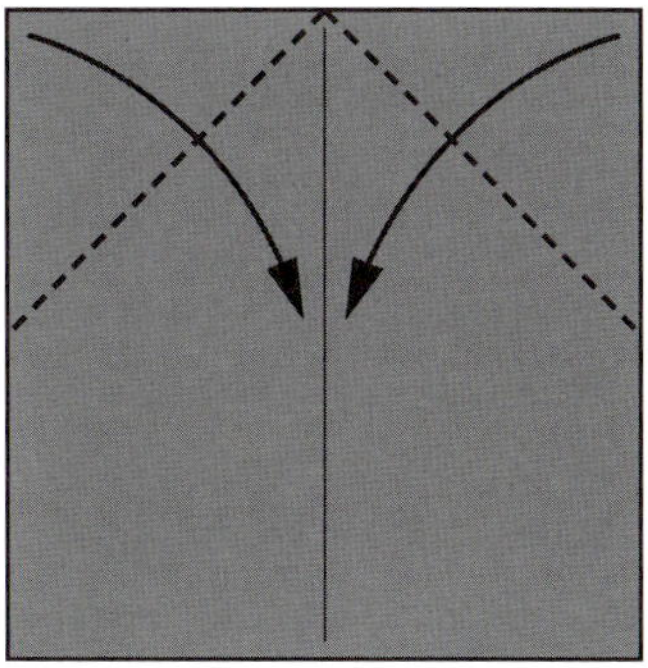

中心線に合わせて折る

2

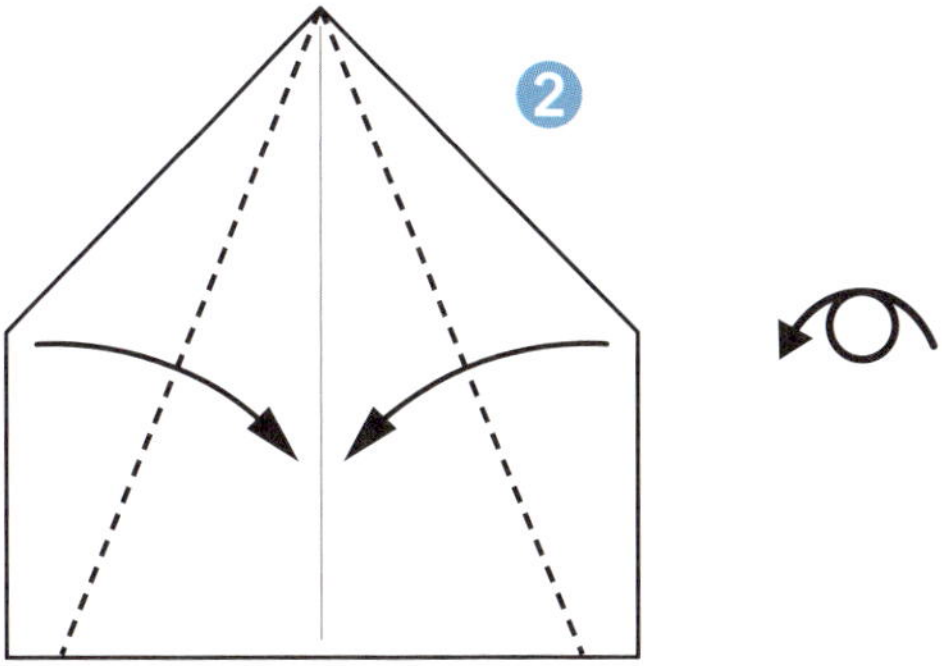

中心線に合わせて折る

3

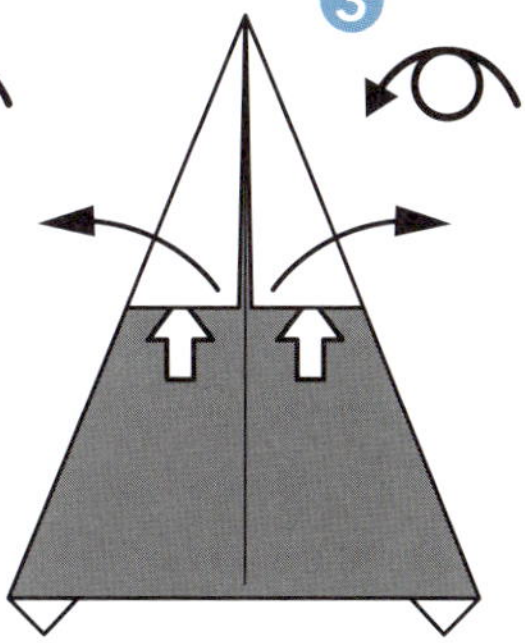

上部を左右に開く

4

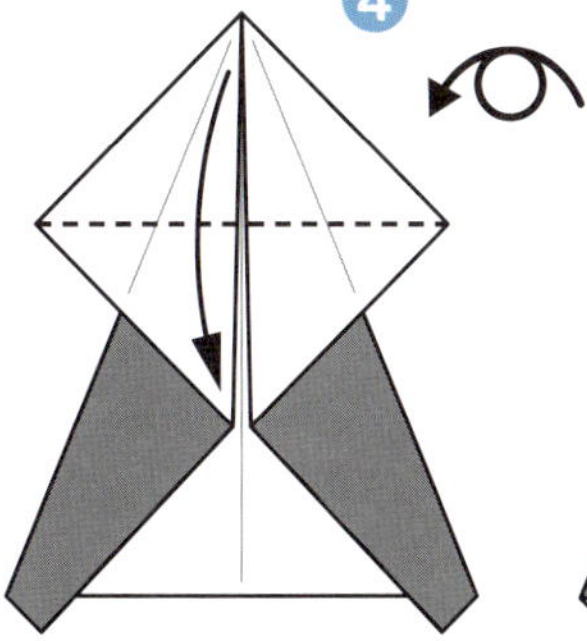

上部を半分から折り返す

5

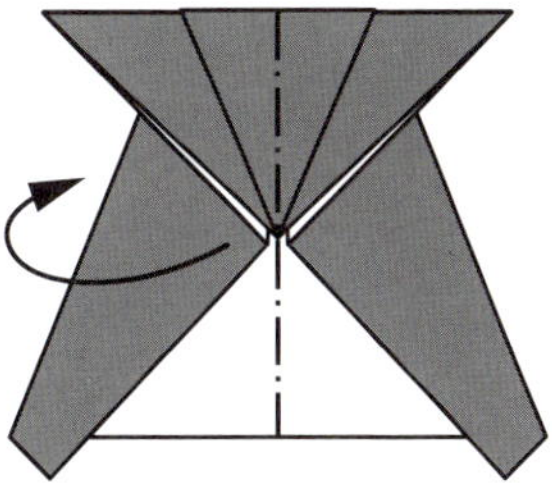

外側に半分に折る

6

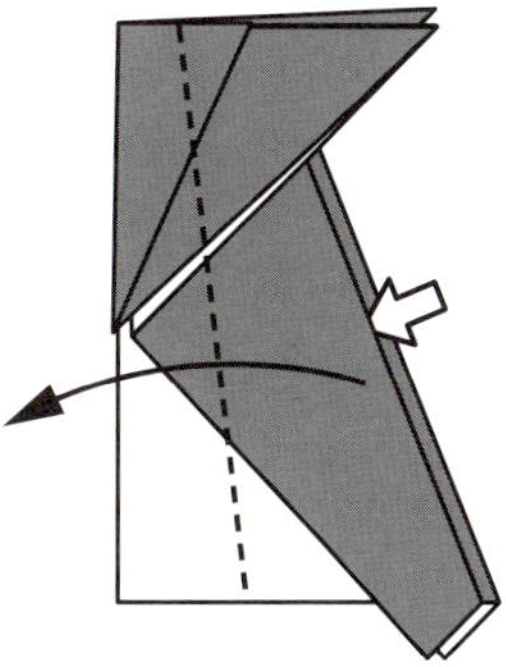

翼の角度を
決めて折る

7

反対側も同様に折る

完成

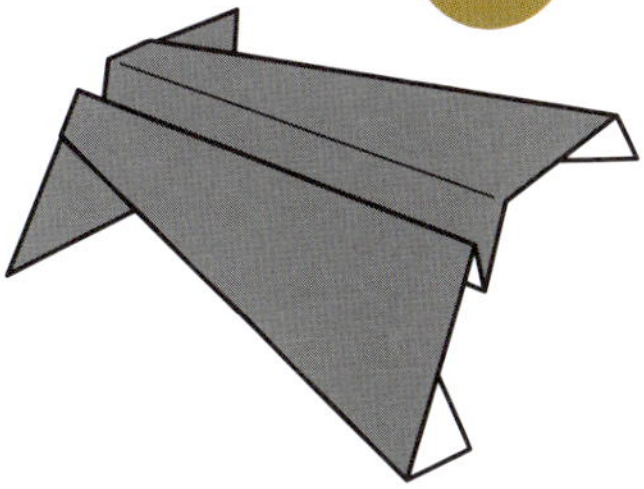

正方形の紙でも
長方形の紙でも折れるので
いろいろ作ってみよう！

脳活おりがみ 02

ユニットおりがみで遊ぶ① 三角パーツ「ムゲン王冠」「ムカデ」「びっくりBOX」

「ユニットおりがみ」というおりがみのジャンルがあります。

1枚の紙で「ユニット」と呼ばれるパーツを作り、複数個を組み合わせて、多面体やくす玉やオーナメントなどの作品に仕上げます。有名なおりがみ作家さんの本を開いてみると、本当にきれいで、おもしろいものばかりでした。子どもたちも喜びそうです。

ただ、「よし、作ってみよう」といざ折り図のページを開くと、小さい子と一緒に作るにはハードルが高いと感じました。そこで、もっと簡単に作れないかと考案したのが、88ページの三角パーツです。4回折るだけですから、子どもでも簡単に作れます。

ポイントは、一度折って三角形を作ったあとに、底辺の左右の角をそれぞれ内側に折るところです。2枚の三角形の角を組み合わせたときに（89ページ参照）、折れ目がストッパーとなり、抜けにくくなります。そのため、無限にどんどんつなげていくことが

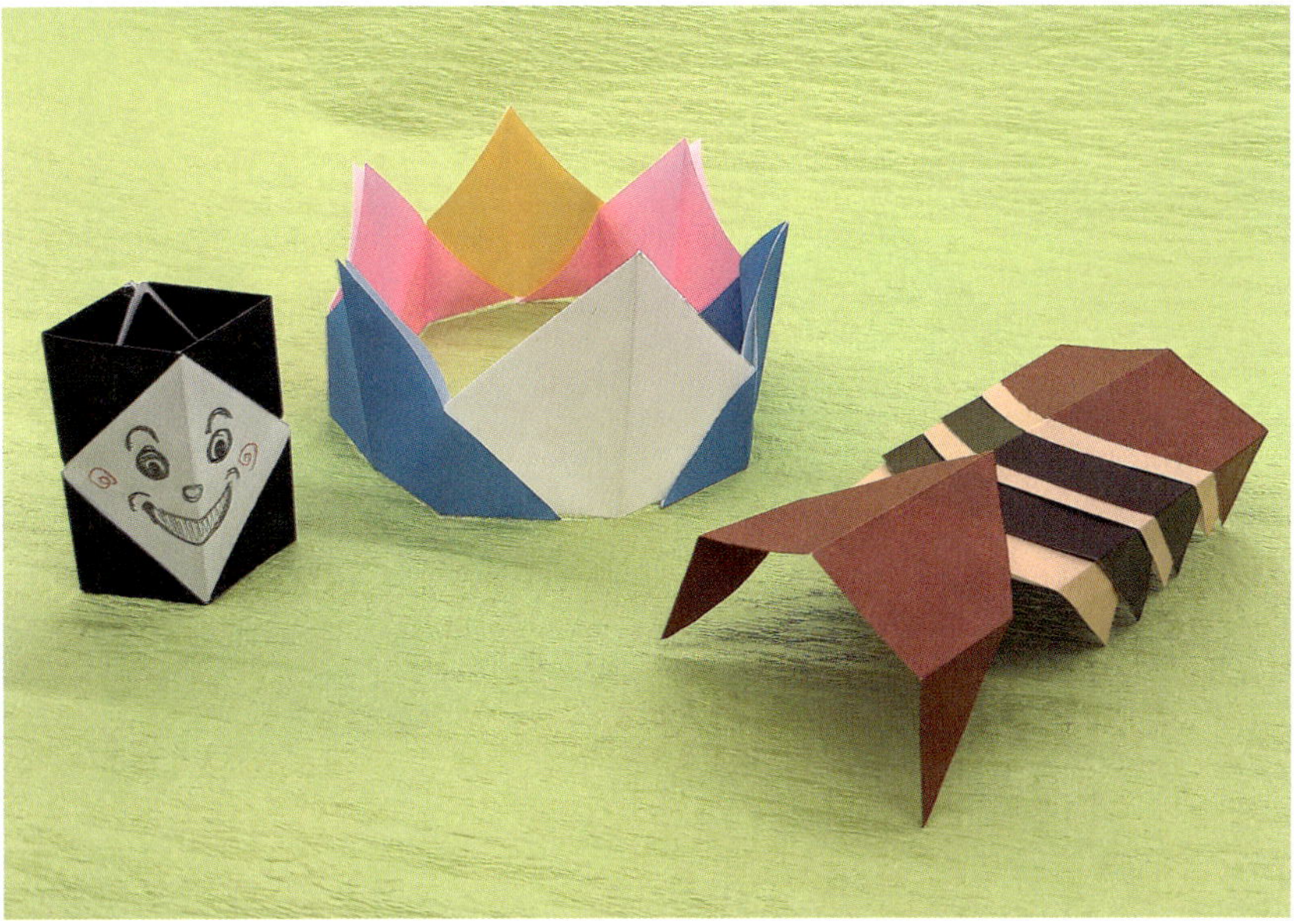

できます。

山脈を作るようにどんどん横に組み合わせていき、両端をつないで輪っか状にすると王冠になります。

紙の大きさを変えたり、つなぐパーツをふやしたりすると、大人用の王冠もできます（パーツをふやす場合はのり付けがおすすめ）。７・５㎝角のおりがみで作った王冠にひとつだけ９㎝角のパーツを組み合わせると、ポイントになり、爵位の高い人がかぶる王冠のようになります。

小さなパーツを２つ組み合わせれば、四角い筒のようにもなりますし、組み合わせ方を工夫すると虫も作れます。さて、あなたはこのパーツで何を作りますか？　自由な発想が尽きることのない、まさに無限の世界です。

三角パーツの折り方

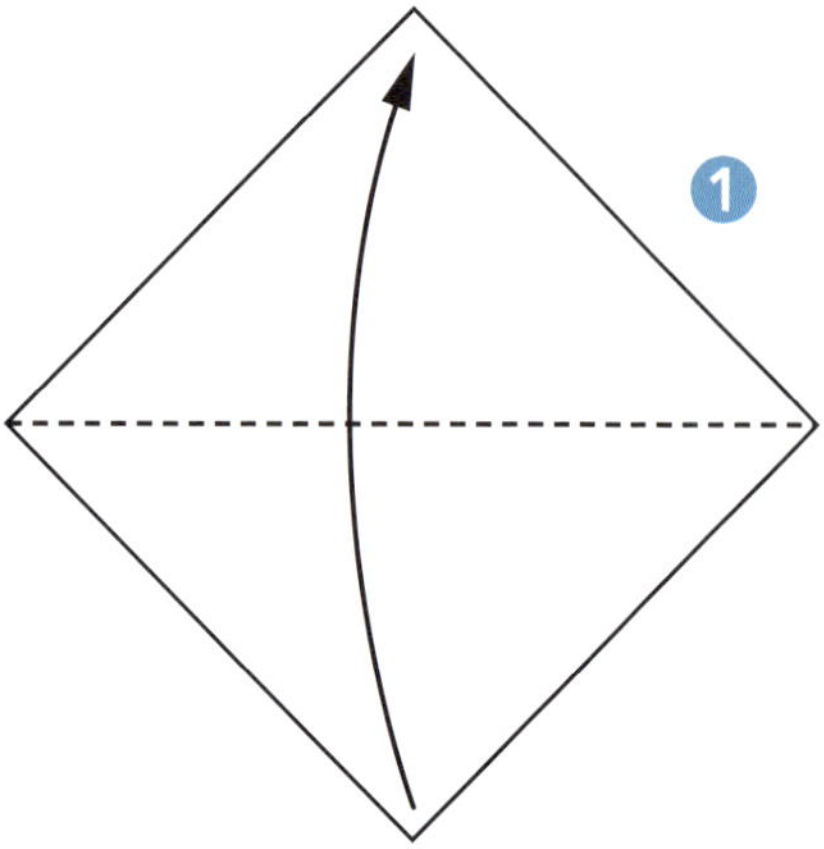

三角に折る
※7.5㎝角のおりがみを使用

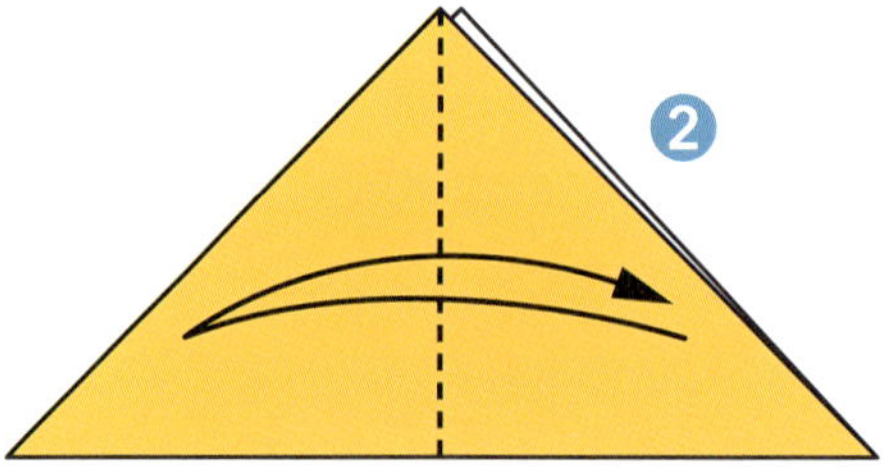

さらに三角に折って開く

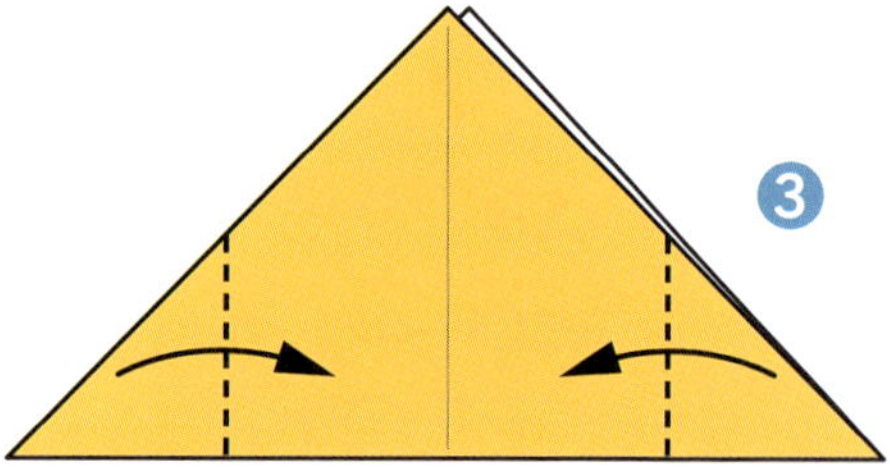

左右の先端を中心線に
合わせて折る

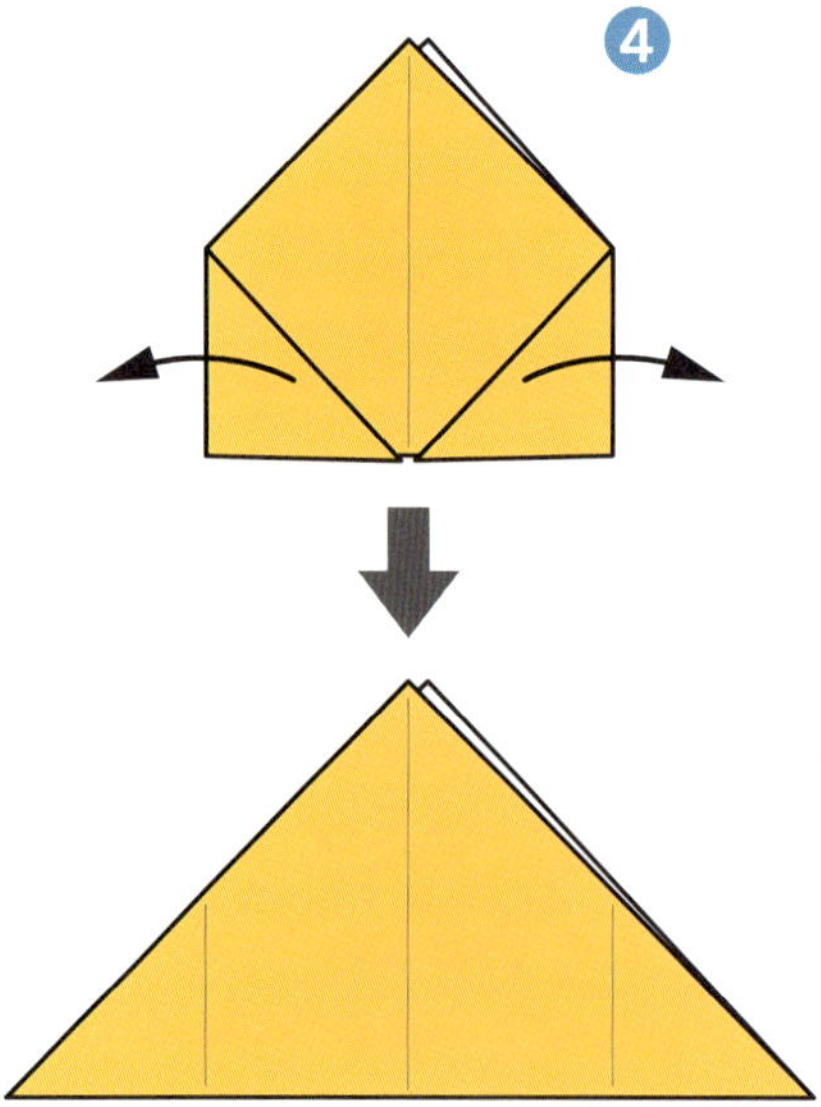

左右に開いたら完成。
これを複数個作る

折り方参考
動画はコチラ

ムゲン王冠の折り方

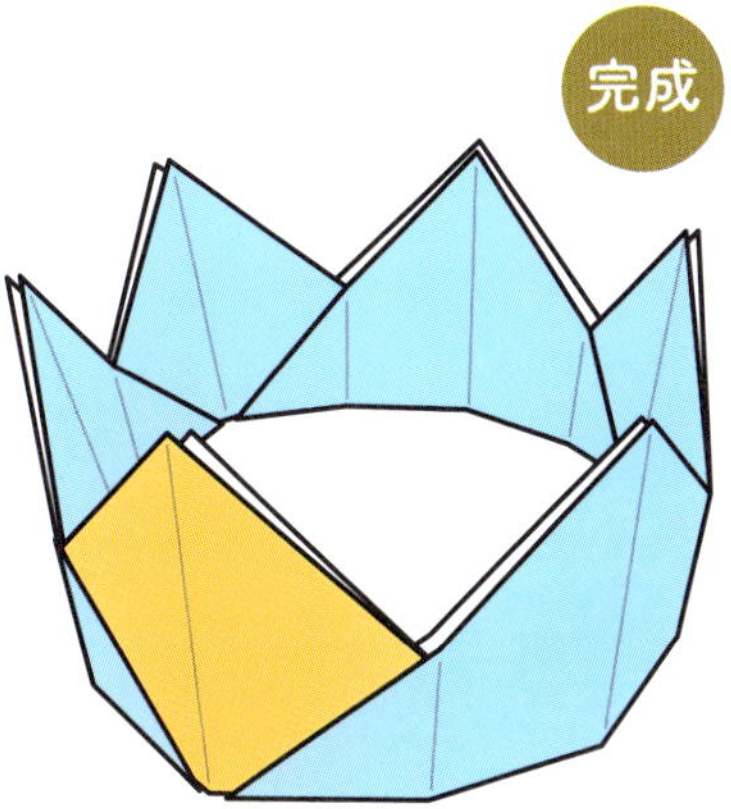

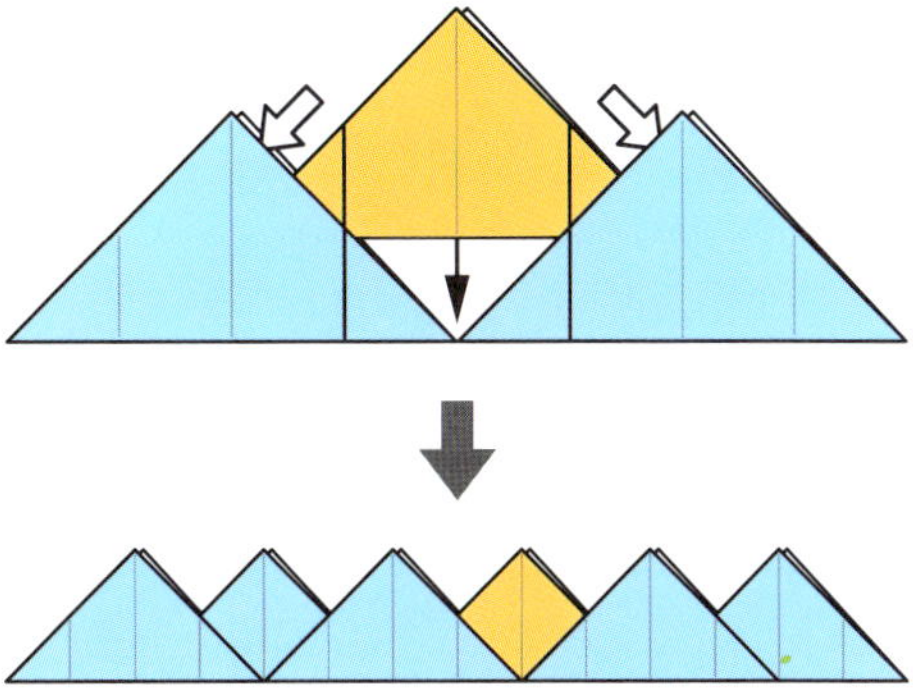

輪っかにすると王冠の完成！
つないだ部分の折り筋を
あらためてしっかり折ると
はずれにくい

三角パーツを6個使い、
それぞれのパーツの左右に入った
折り筋に合わせ、パーツを挟み込む
ようにつなげていく

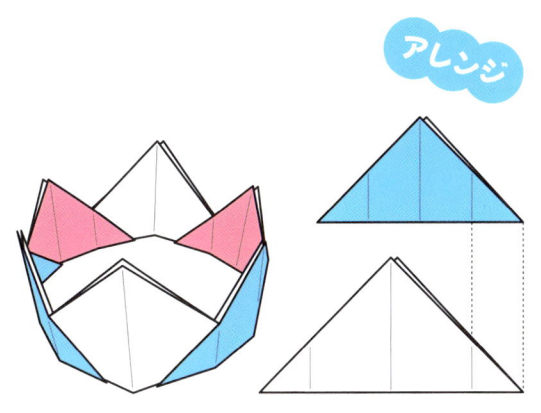

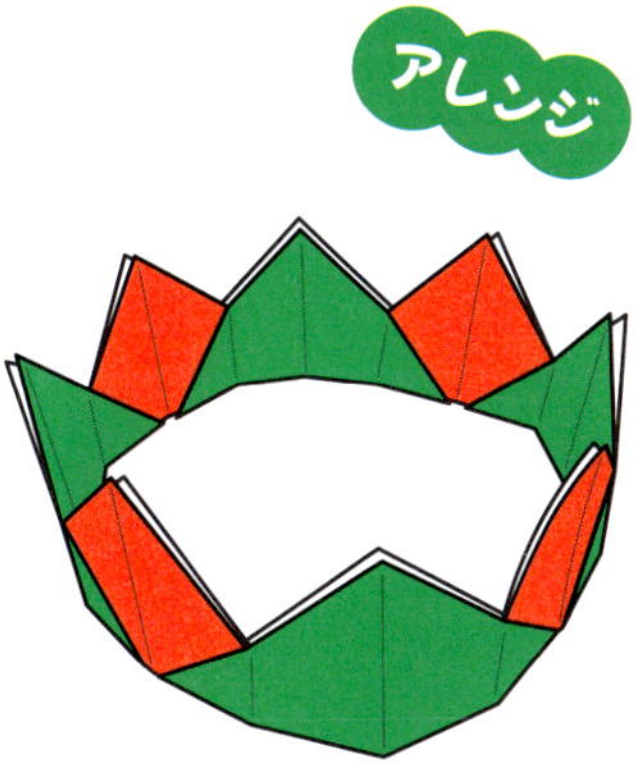

パーツの大きさを変えてみるのもよし！
左右の折り返しは小さなパーツに揃える

色の組み合わせを
楽しんでみよう！

ムカデの折り方

❶

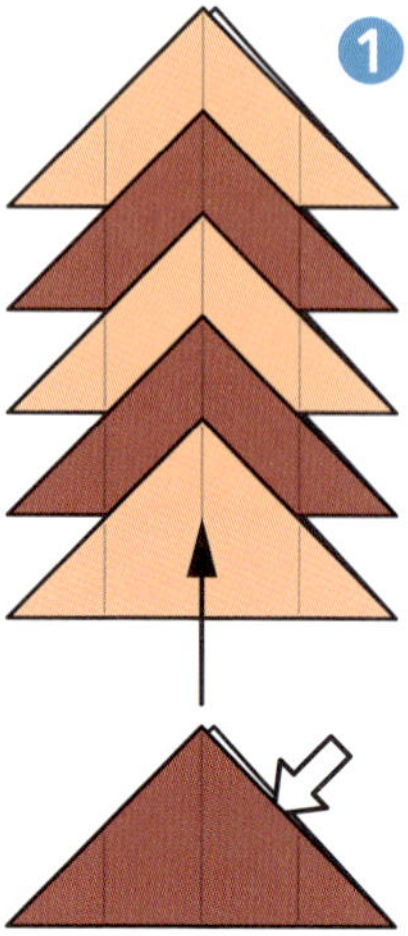

折り筋を合わせ
パーツを縦に
つなぎ胴を作る

❷

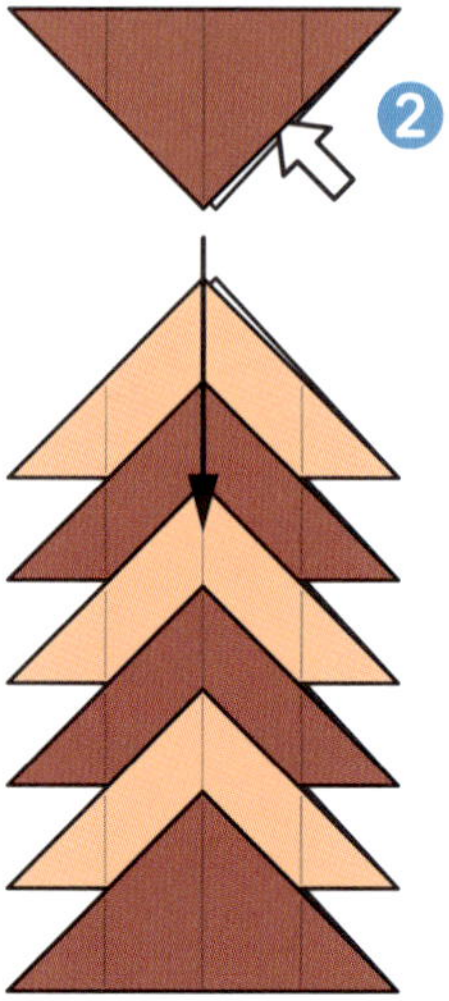

ひとつだけパーツの
向きを変えて
頭を作る

完成

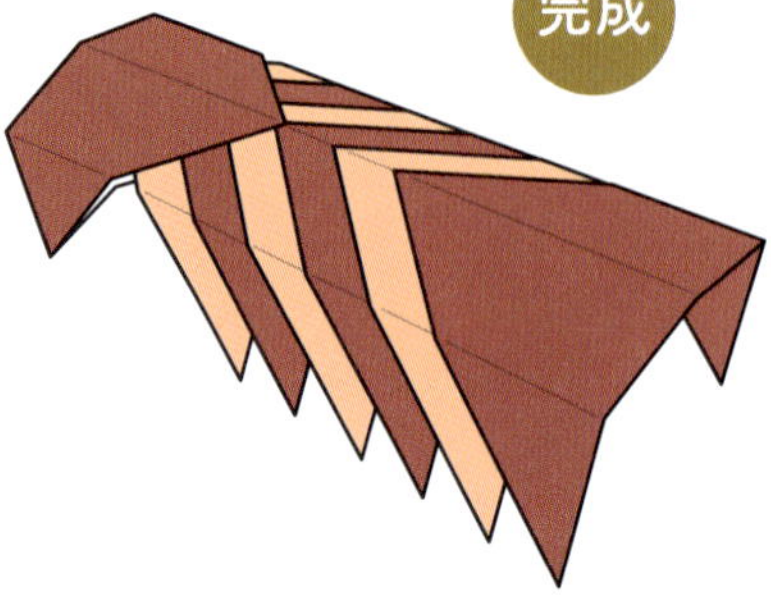

どんどんつないで
蛇のようにして
遊ぶのもよし！

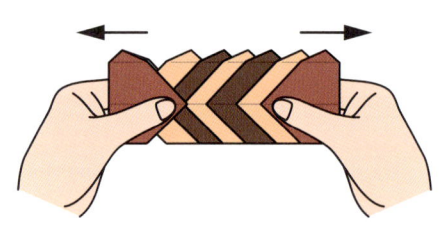

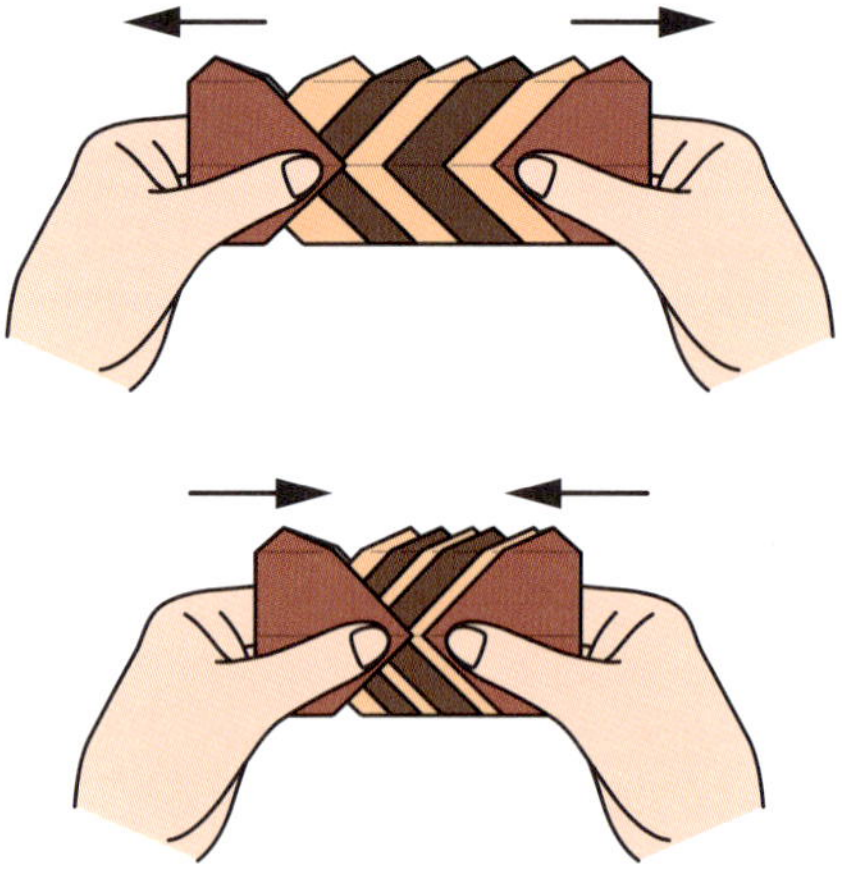

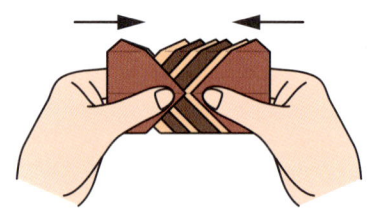

できたムカデを伸ばしたり
縮めたりすると
別の虫に見えてくる？

アレンジ

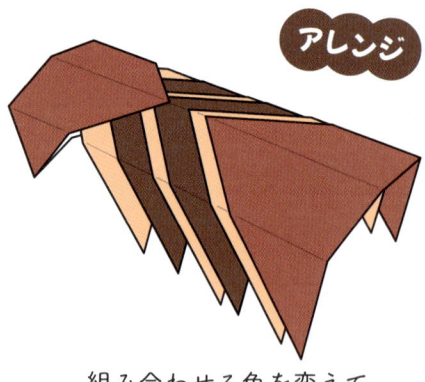

組み合わせる色を変えて
模様を楽しんでみよう！

折り方参考
動画はコチラ

びっくりBOXの折り方

1

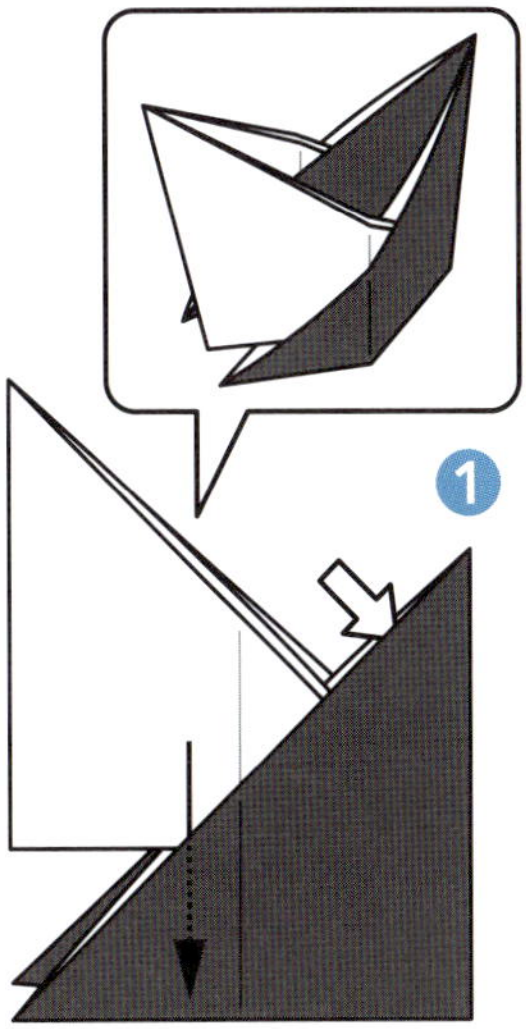

白と黒のパーツで
左右の折り筋が合うように
向かい合わせにつなぐ

2

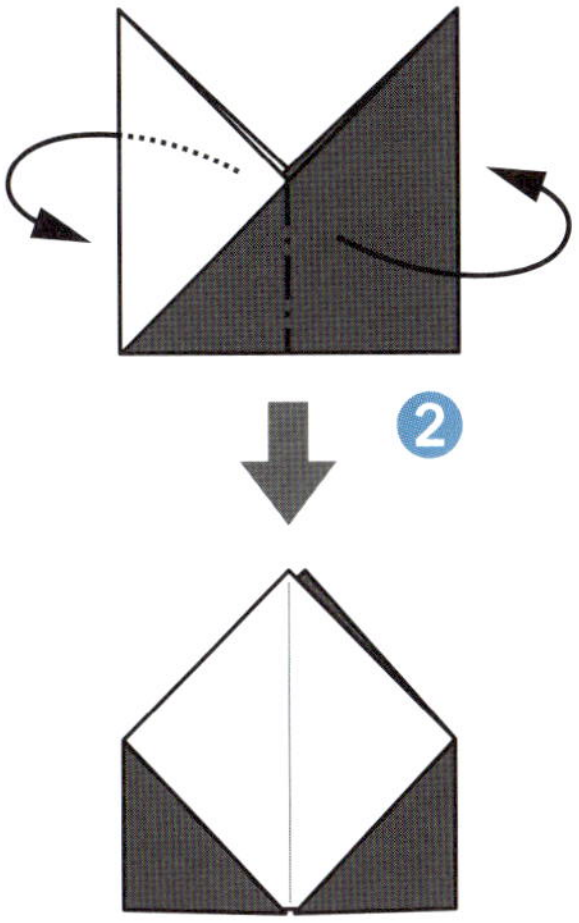

白い面が前に
来るように
折りずらす

3

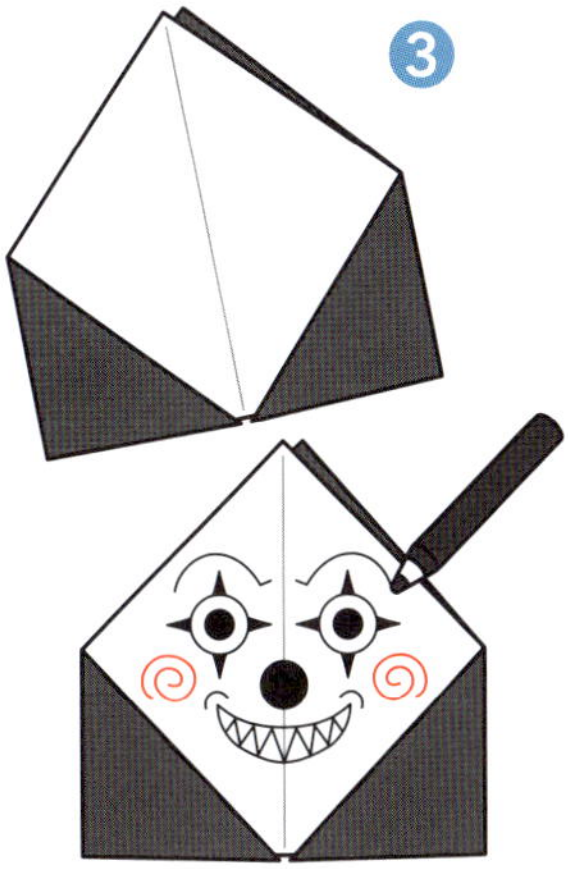

白い面に顔を描く

4

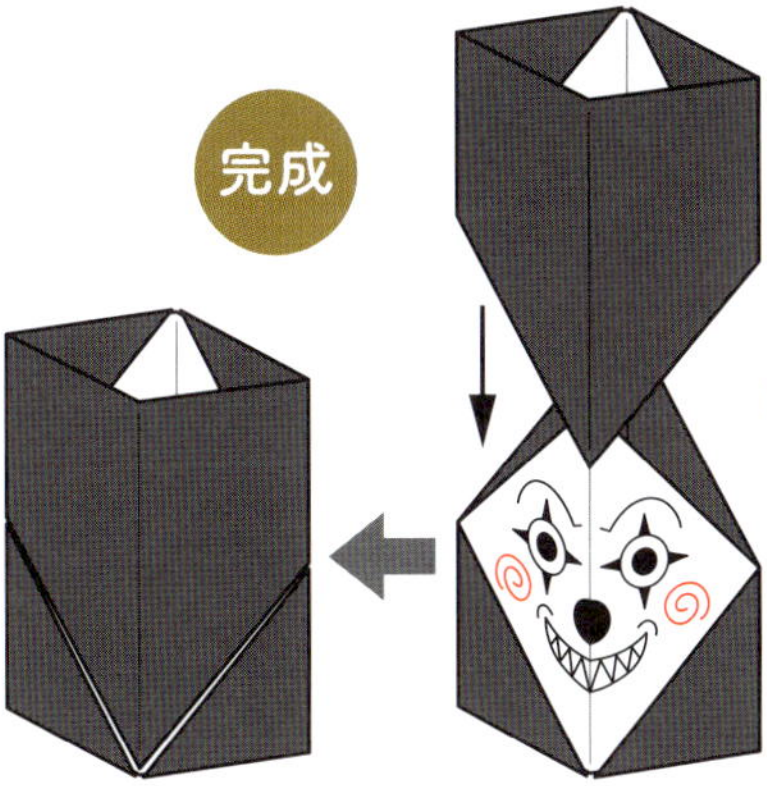

工程❶の要領でもうひとつ
同じパーツを作って、顔を描いた
パーツにかぶせたら完成！

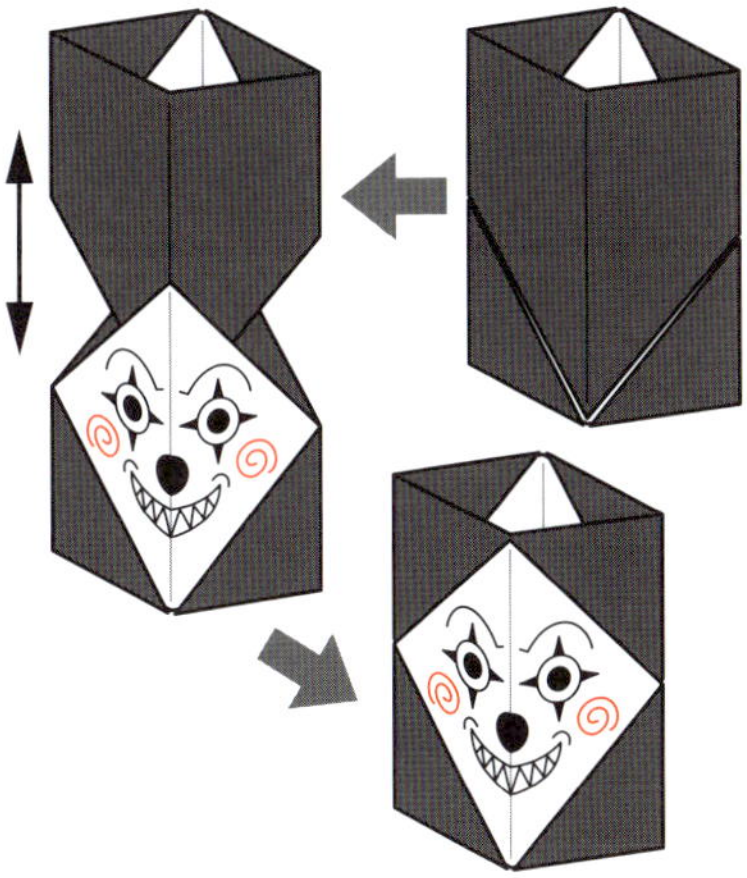

手品のように顔を出したり、
隠したり。差し込み方を変えて
遊んでみよう！

脳活おりがみ 03

ユニットおりがみで遊ぶ② ひし形パーツ「四角すいの屋根」と家

立方体や直方体、三角すいや円柱など、積み木を前にすると子どもは自由に組み合わせて、家を作ったり、町を作ったりして、遊び始めます。

おりがみでも、**積み木のように組み合わせて遊べないかと考案したのが、四角すいの屋根を作るひし形パーツ**です。

ひし形パーツは、**ひとつの角が60度の正三角形を折り出すのがポイント**です（94ページ工程6参照）。何やら数学の幾何のようですが、そんなに難しくはありません。小さな子どもでもすぐに折れます。

パーツを組み合わせると正四面体ができたり、ピラミッド状の屋根ができたり、と遊び方はいろいろ。96ページで紹介する箱の上に置けば家ができますし、91ページで紹介したびっくりBOXの要領で作った箱と組み合わせると塔が、さらに工夫をすれば東京

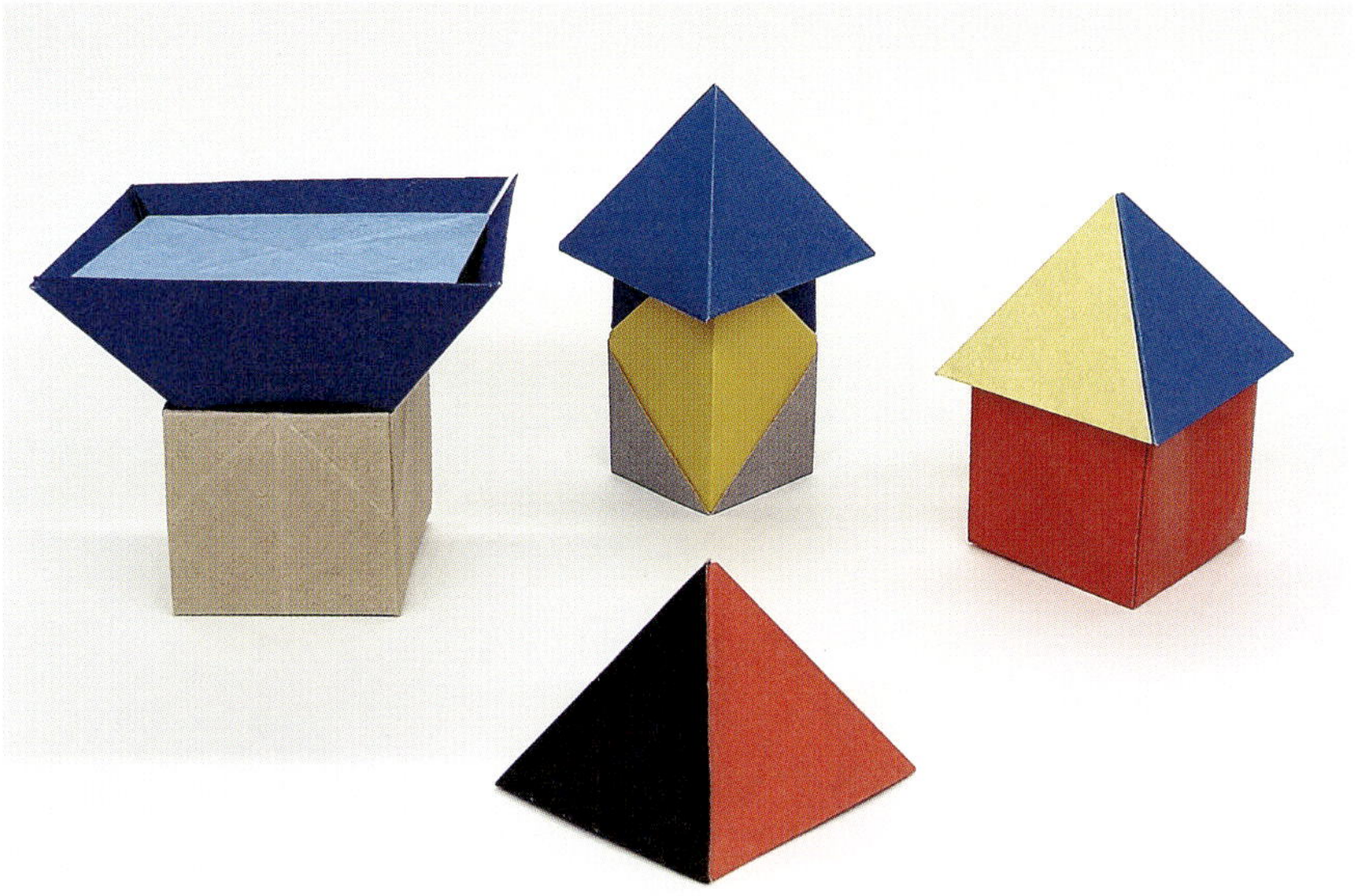

ビッグサイトのような建物も作れたりします。
また、いろいろな色や柄のおりがみを使えば、自分らしい家作りを楽しめるでしょう。あえて、白い紙で家を作り、窓やドアを描き込むのもいいですし、家をたくさん作って、自分の町を創造するのもワクワクします。
孫たちを見ていると、小学校の低学年の算数では、三角形や四角形などのカタチを学んでいます。形やその形の組み合わせがどんな空間を生み出すのかを、遊びながら覚えられるのも、おりがみのよさ。**覚えるだけでなく、図形をイメージする力も養われる**のではないでしょうか。
ぜひ、小さなお子さんとおりがみの家作りを楽しんでください。

四角すいの屋根の折り方

❶

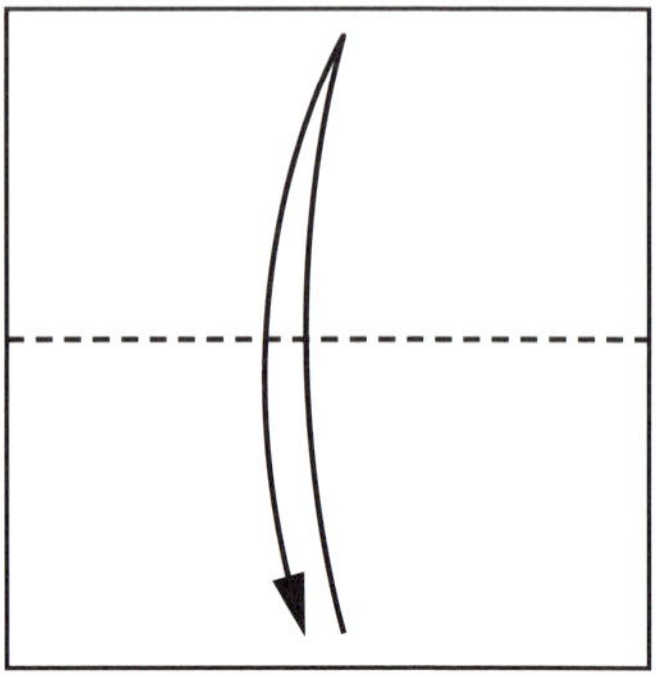

半分に折り、開く

❷

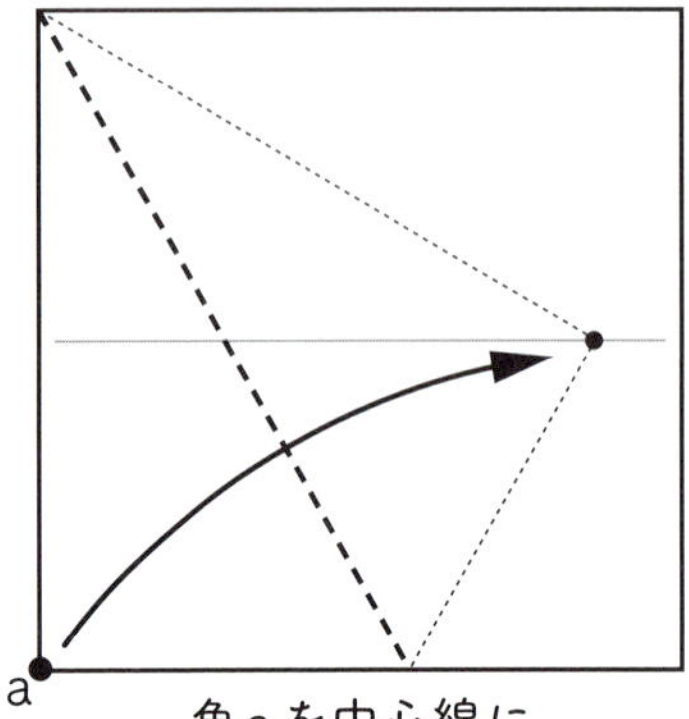

角aを中心線に
合わせるように折る

❸

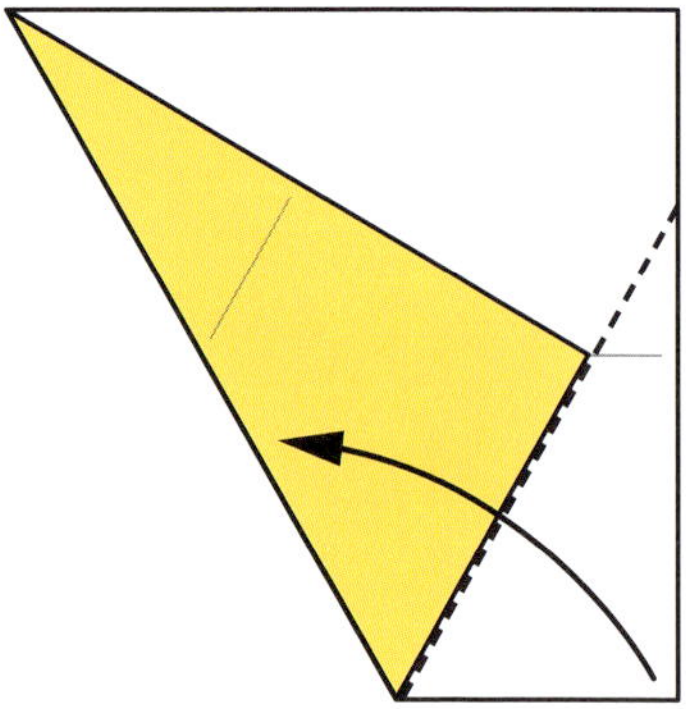

工程❷で折った部分に
沿うように折る

❹

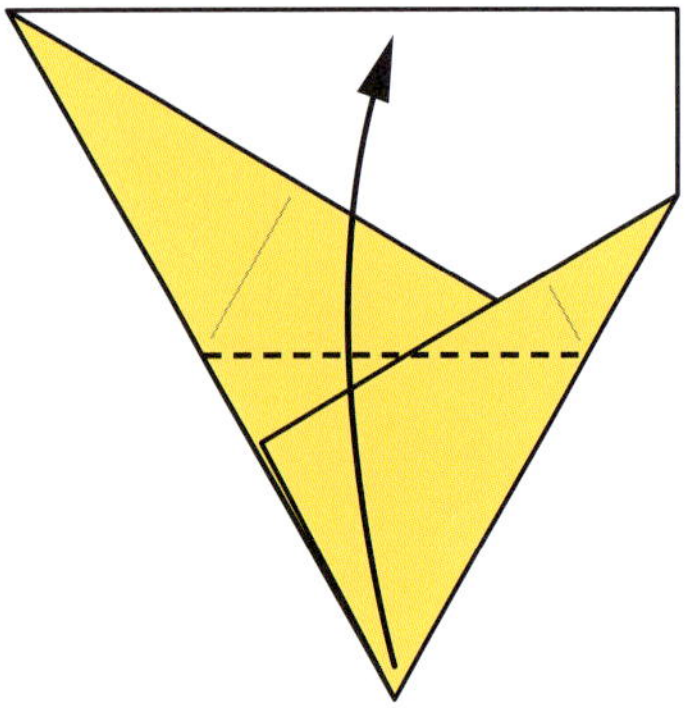

真ん中の折り筋に
沿って折り上げる

❺

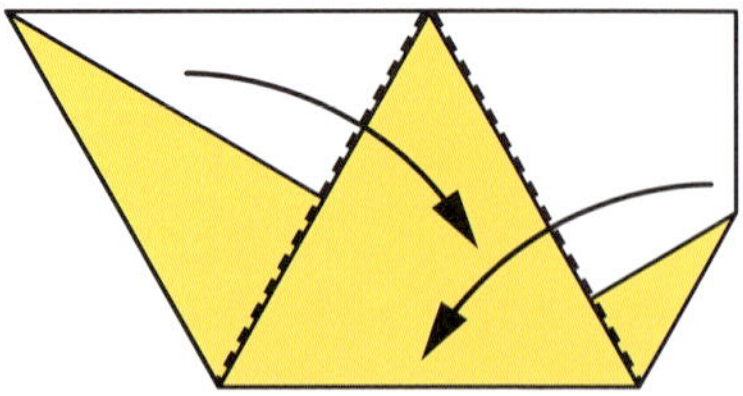

工程❹で折り上げた
2辺に沿って折る

❻

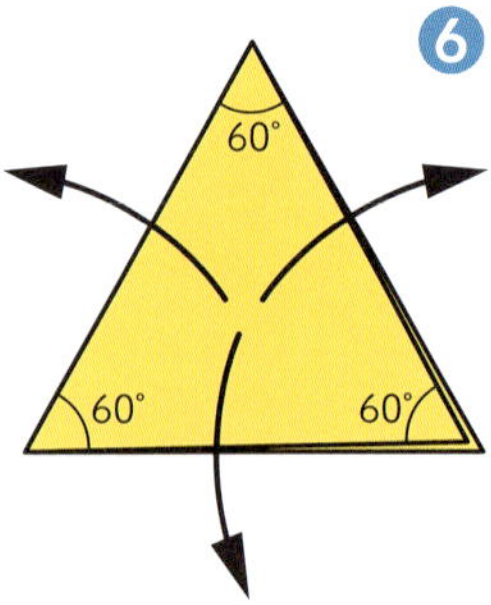

ひとつの角が60°の
正三角形ができたら開く

折り方参考
動画はコチラ

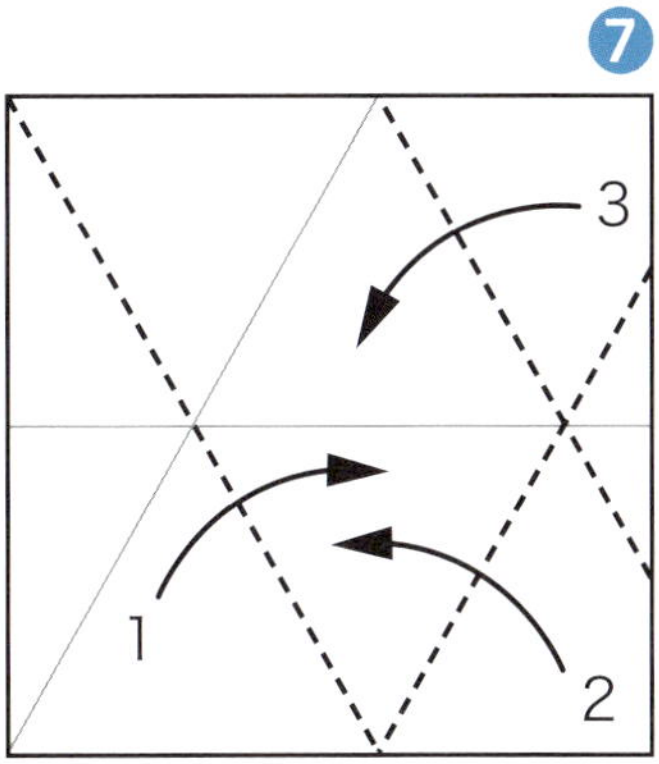

折り筋に沿って
1～3の順番で折る

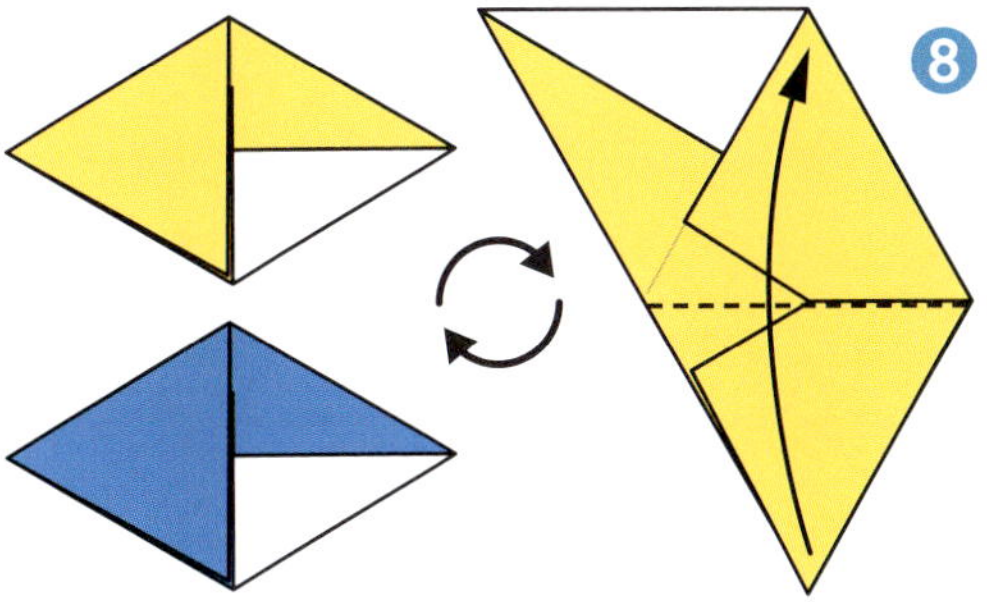

折り筋に沿って折り上げると
ひし形パーツの完成。
同じものをもうひとつ作る。

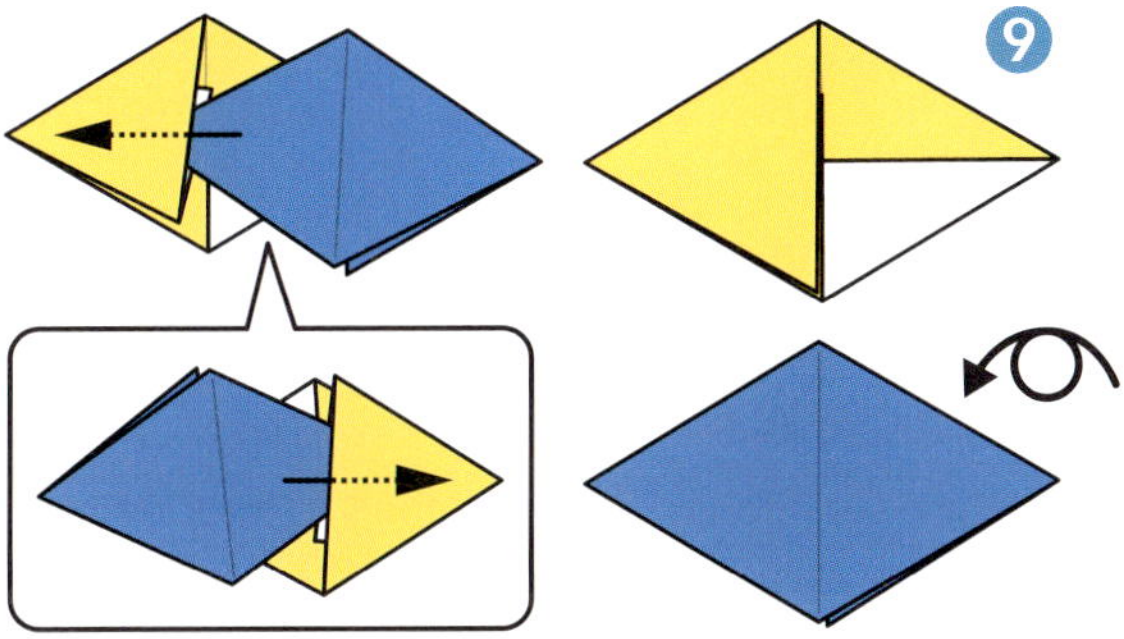

ひとつを裏返し、図のように
差し込みつなげる

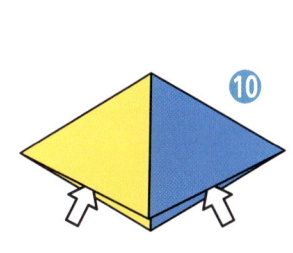

内側を開くように
広げる

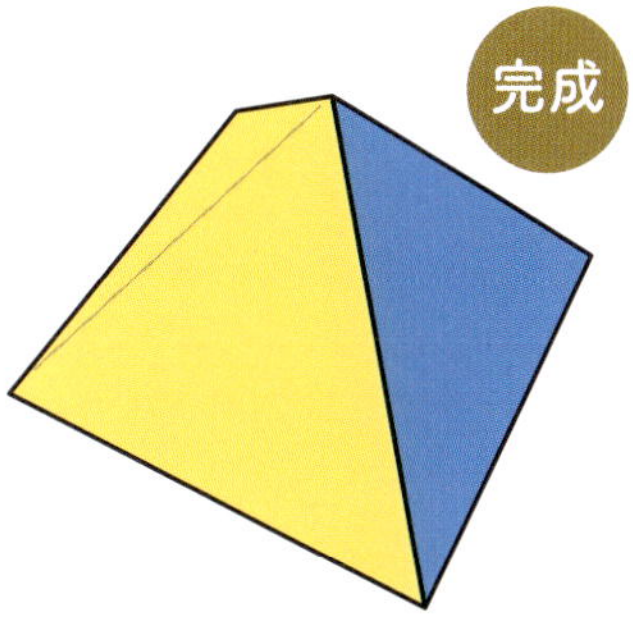

四角すいの屋根の完成！

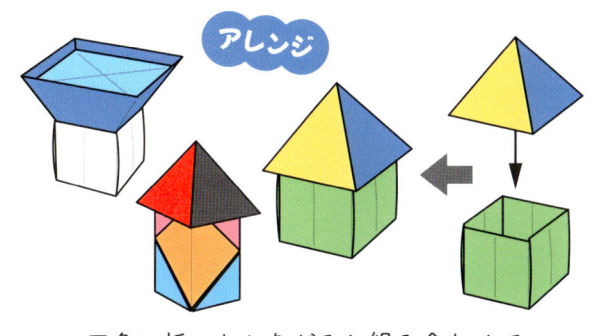

四角に折ったおりがみと組み合わせて
いろんな建物を作ってみよう！

脳活
おりがみ
04

折り目を少しずつずらして作る「ムゲン箱」

日本人であれば、誰もが折れるようになってほしいのが伝承おりがみをベースにした蓋つきの箱です。和紙やおりがみ、そしていろんな色の紙を使って組み合わせを楽しんでください。幼稚園や小学校で作ると、色を楽しんだり、組み合わせのセンスを磨いたりする時間になると思います。同じ大きさ、あるいは、少し大きさを変えて、たくさん作って並べると、本当にきれいです。

作り方はそれほど難しくありませんが、しっかりしたものを作ろうと思うと工夫が必要です。まずは、2枚同じ大きさのおりがみを用意します。箱の受けとなる部分は、きっちりと線と線を合わせ、ていねいに折っていきます。

大事なポイントは**蓋となる箱を作るときに、少しだけ余裕をもたせて折ること**です。99ページの工程8のように、ぴったりと線に合わせず、1～2ミリ程度空けてその手前

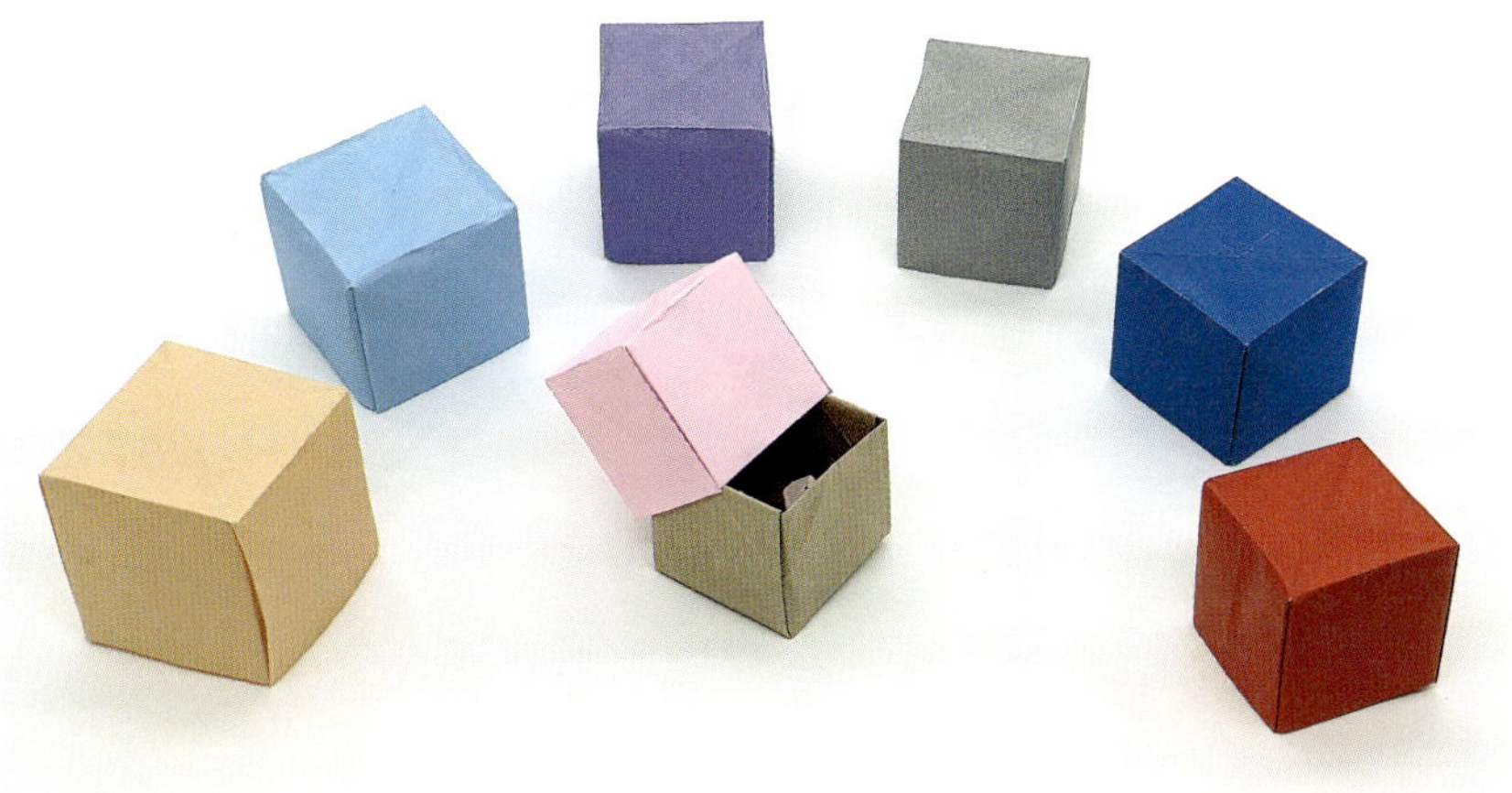

で折ります。この空きが受ける箱とかぶせる蓋との隙間になります。
このとき、隙間が最小限になるように「気持ち余裕をもたせて折る」を心がけてください。受ける箱とかぶせる箱がぴっちり合わせられると、とても気持ちいいです。空きが広すぎるとブカブカで箱を合わせたときに、まったく気持ちよくありません。また、**ひと折ひと折をきちんと折らないときれいな箱になりませんので、おりがみをきちんと折る練習にもなります。**
中にプレゼントを入れたり、マトリョーシカのように箱の中から次々と小さな箱が出てきて、最後におりがみで作った小さなウサギが出てきたり、メッセージカードが出てくるのもおもしろいでしょう。遊び方もいろいろです。工夫してみてください。

ムゲン箱の折り方

❶

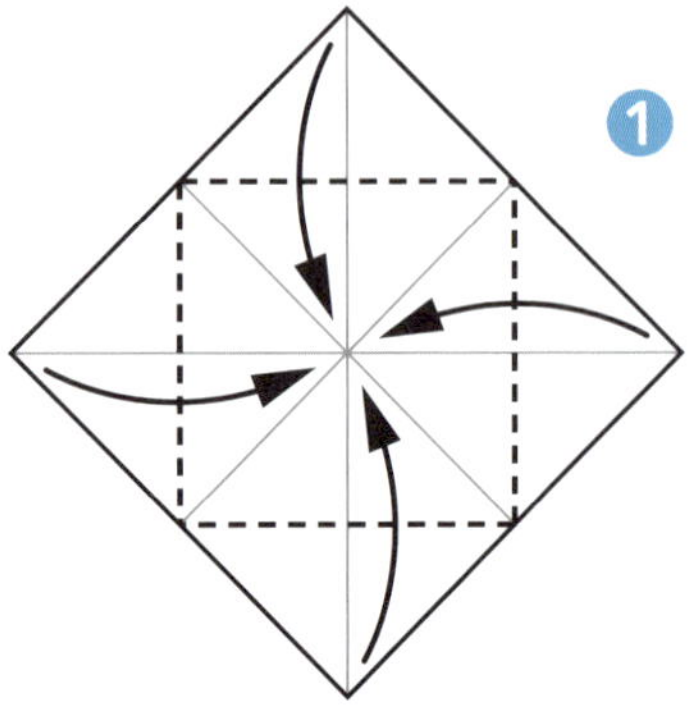

縦、横、斜めの折り筋を表側と裏側に
入れたら、中心に向かって折る

❷

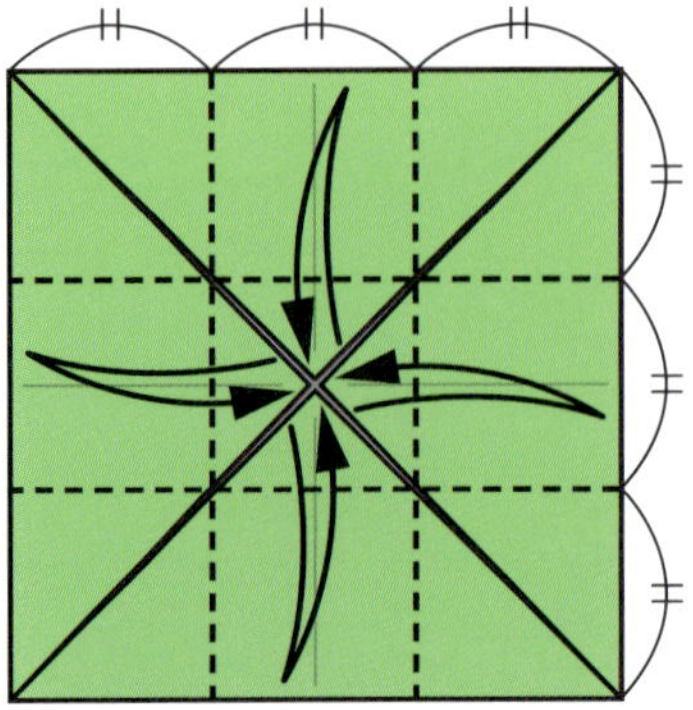

縦横それぞれ3等分に
なるよう折り筋をつける

❸

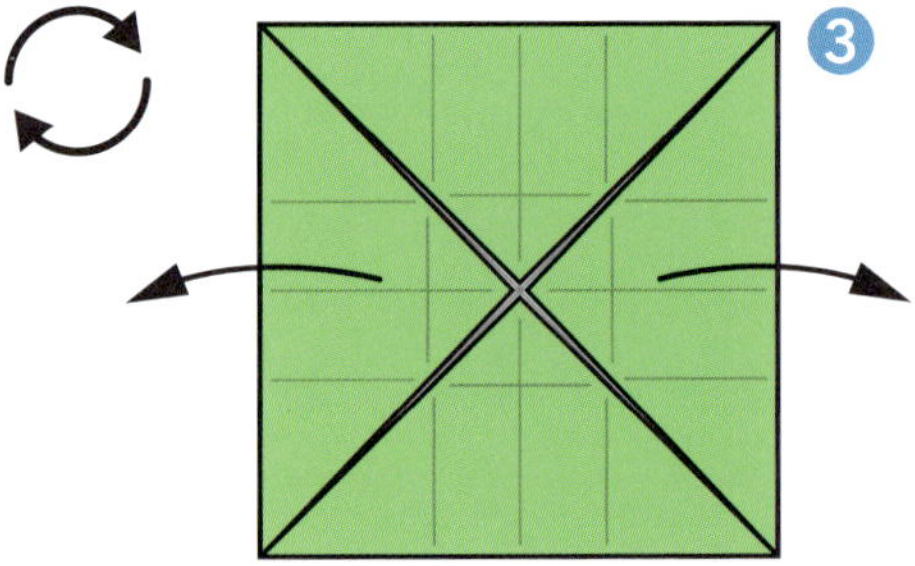

左右を開いたら向きを変える

❹

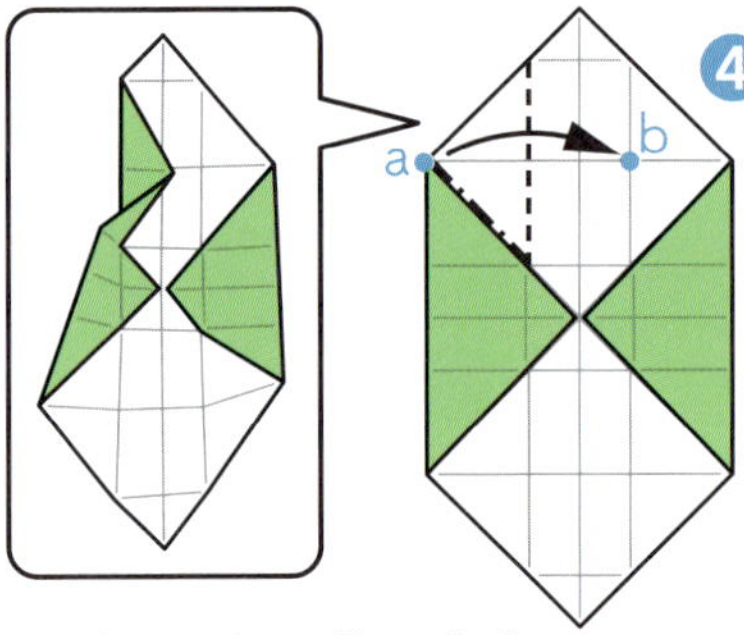

角aと折り筋の交点bを
合わせるよう内側に折る
（反対側も同じ要領で折る）

❺

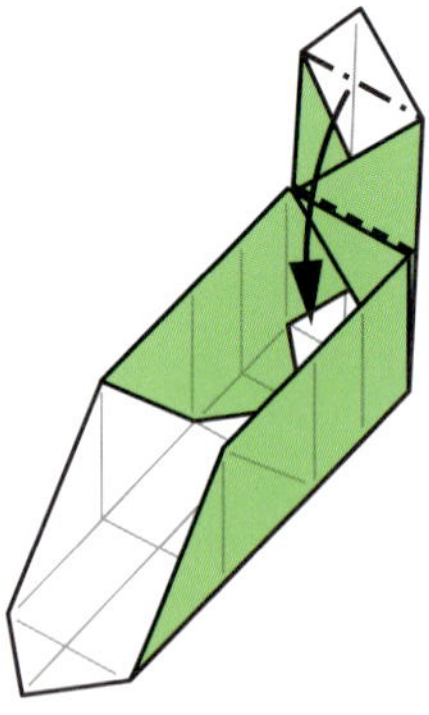

左右を折り込んだ部分に
かぶせるよう内側に折り込む
（反対側も工程❹と❺を参考に折る）

❻

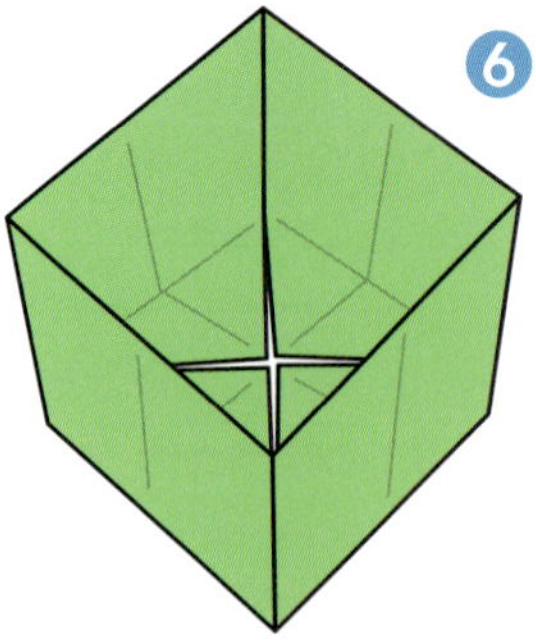

下の箱が完成
※工程❶、❷で折り筋を
しっかりつけておけば
あとは折りたたむように折れる

折り方参考
動画はコチラ

7

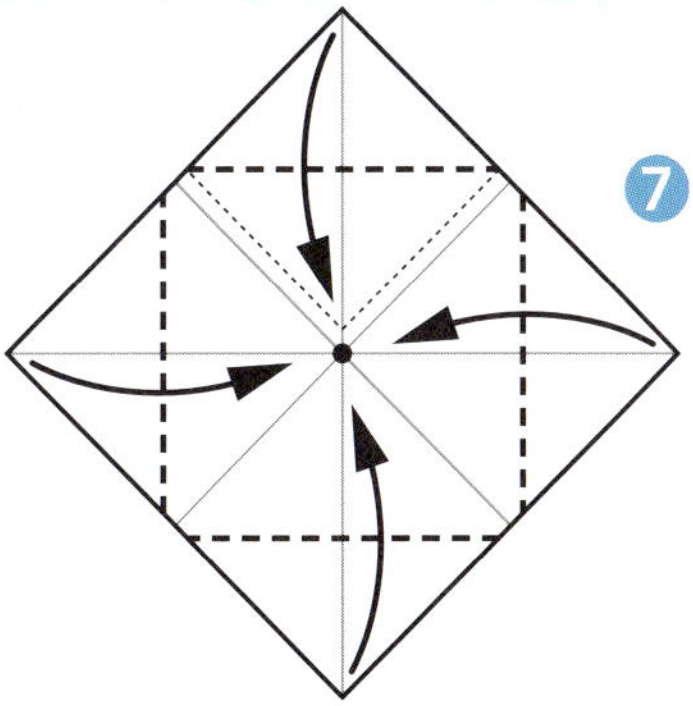

縦、横、斜めの折り筋を
表側と裏側に入れたら、
中心より少し手前を意識して折る

8

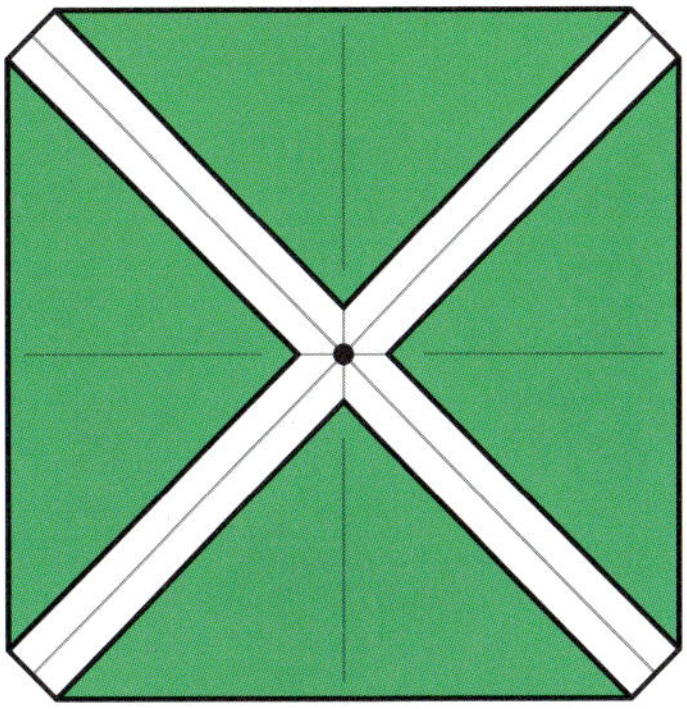

右ページの工程2～5の
要領で折る

9

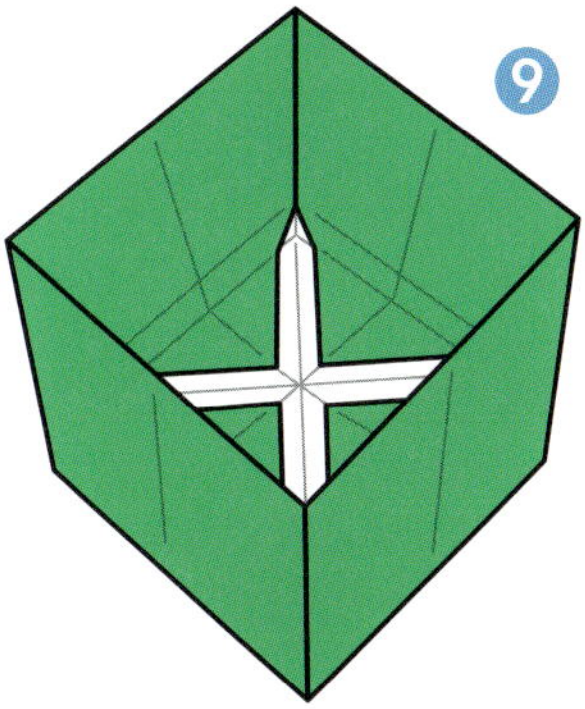

上の箱の完成

10

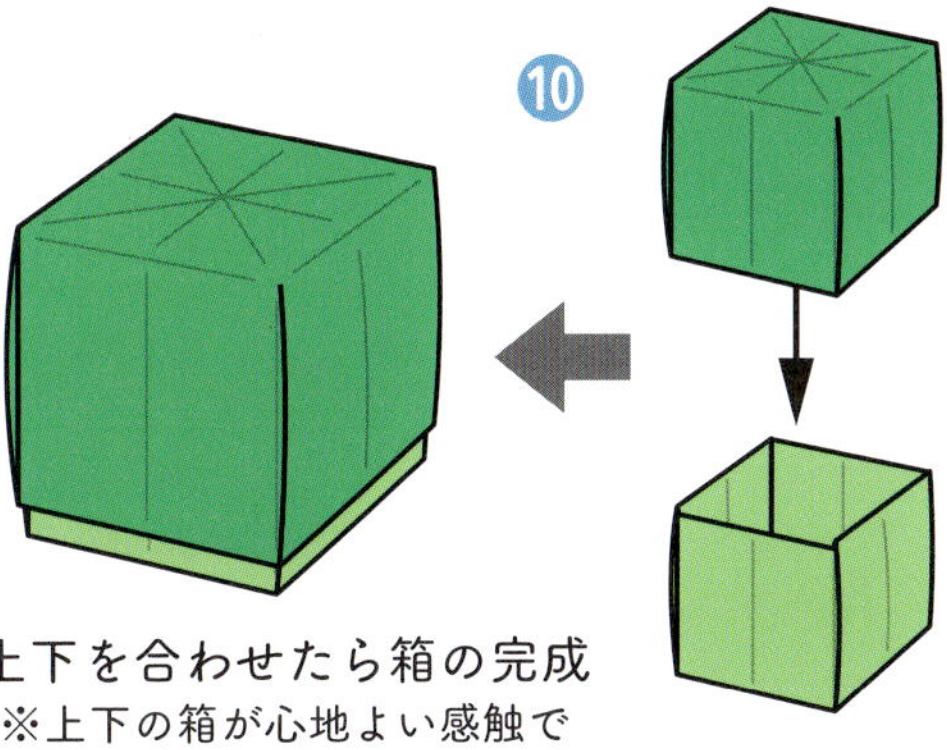

上下を合わせたら箱の完成
※上下の箱が心地よい感触で
はまったらぴったり折れた証拠

11

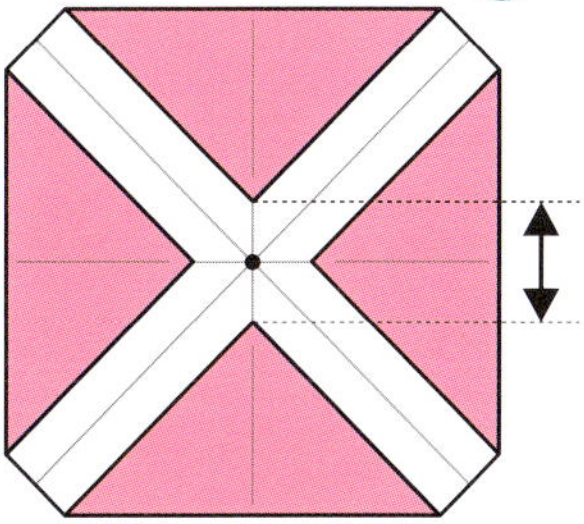

矢印の幅を徐々に広げれば
どんどん大きな箱ができる

完成

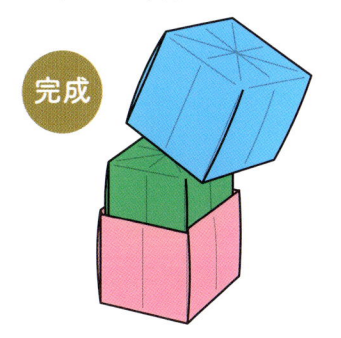

うまく調整して折れれば、
次から次へと箱が出てくる
ムゲン箱の完成！

脳活
おりがみ
05

思い思いに顔を描いて楽しむ「ダルマ」と「お雛さま」

おりがみ初心者や小さなお子さんにおすすめしたいのが、ダルマです。テレビでダルマ市の映像を見ていて、何とかおりがみで簡単に作れないかなと思ったのがきっかけで、創作を始めました。

紙を丸めて筒状にするアイデアはすぐに浮かびました。**ポイントはおりがみの白い裏の部分をダルマの顔とするところ**です。表が赤いおりがみであれば、どのくらい顔の輪郭となる赤い部分を折り込めば、ダルマらしくなるか、自分なりに少しずつ比率を変えて、「作っては開き、作っては開き」を繰り返して、ちょうどいい塩梅《あんばい》を見つけるといいでしょう。

色や大きさを変えれば、大小さまざまなダルマが作れます。折り図を見ていただければわかりますが、作り方はいたって簡単。小さなお子さんでもすぐにできます。

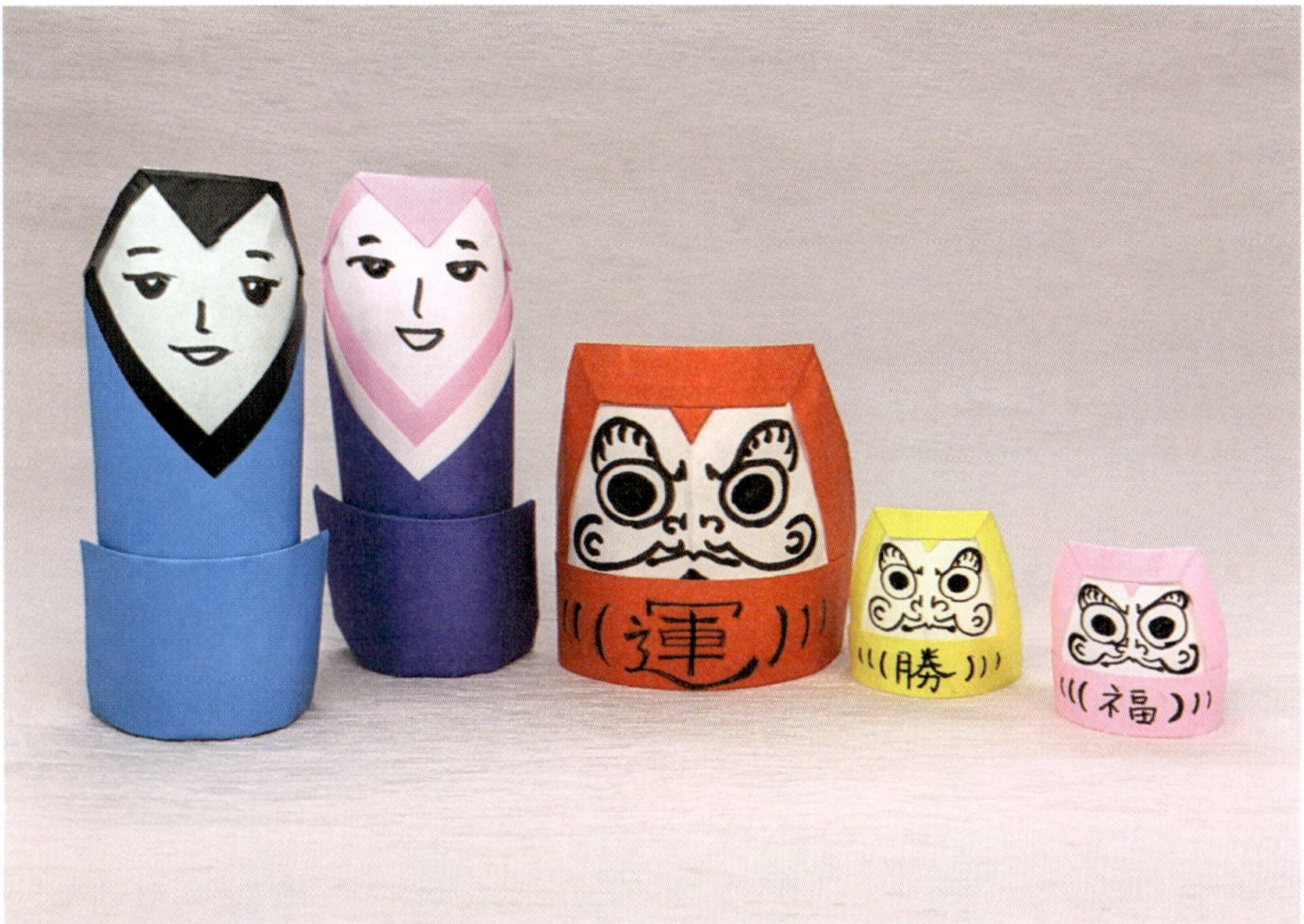

ダルマに少しアレンジを加えたのが、お雛《ひな》さまです。

こちらはいろんな色のおりがみで着物を着せ替えて遊ぶことができます。着物部分に千代紙などを使うともっと雰囲気が出るでしょう。お雛さまのポイントは、顔の部分がハートのようになること。ダルマと同じで、おりがみの裏になる白い部分が顔となりますが、その形がお雛さまもお内裏さまもハートの形になるよう工夫しました。おりがみが折れたら半分にカットしたトイレットペーパーの芯に巻き付けてノリやテープやクリップで留めることも忘れずに！トイレットペーパーの芯を使うことで、きちんと立ちますので、家で飾ることもできます。

ぜひ、自分なりに工夫して、オリジナルのダルマやお雛さまを折ってみてください。

ダルマの折り方

1

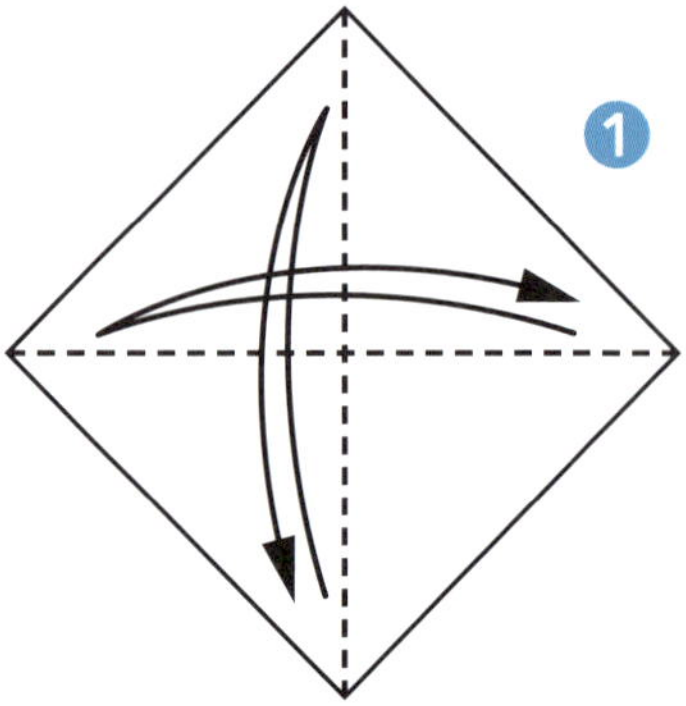

十字に折り筋をつける

2

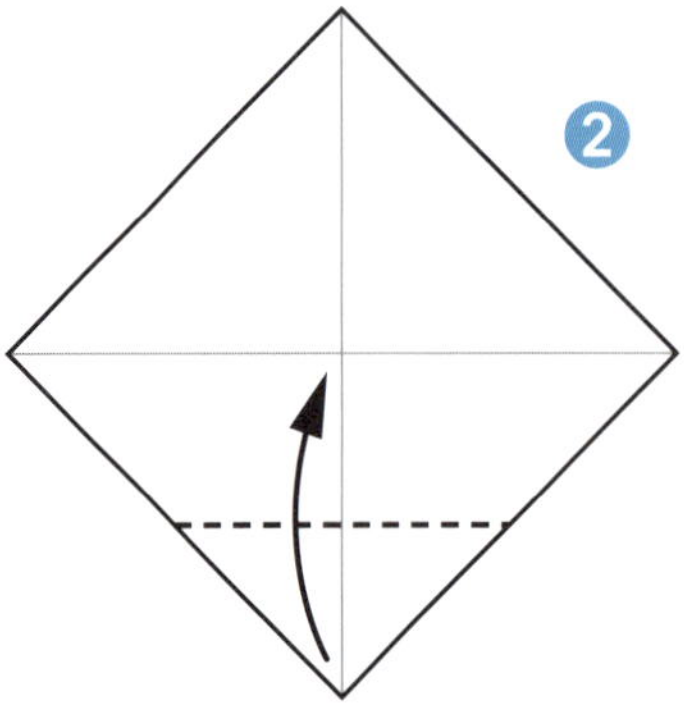

下の角を中心に合わせて折る

3

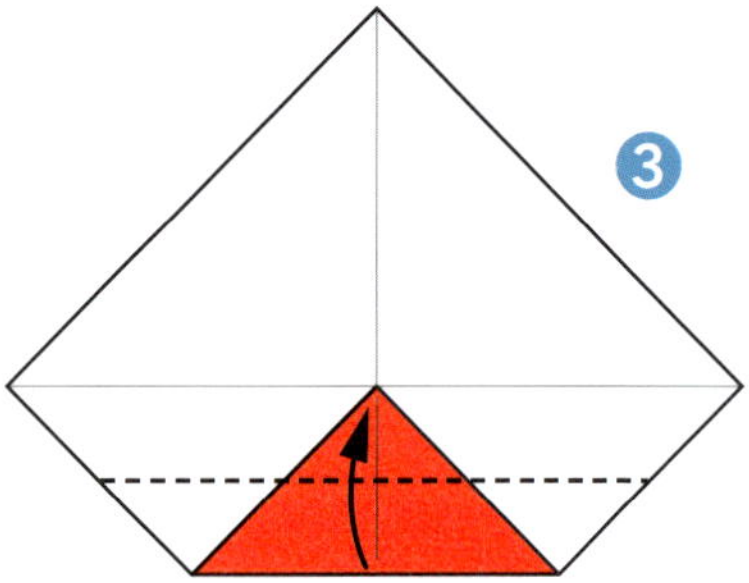

折った部分を中心線に
合わせ半分に折る

4

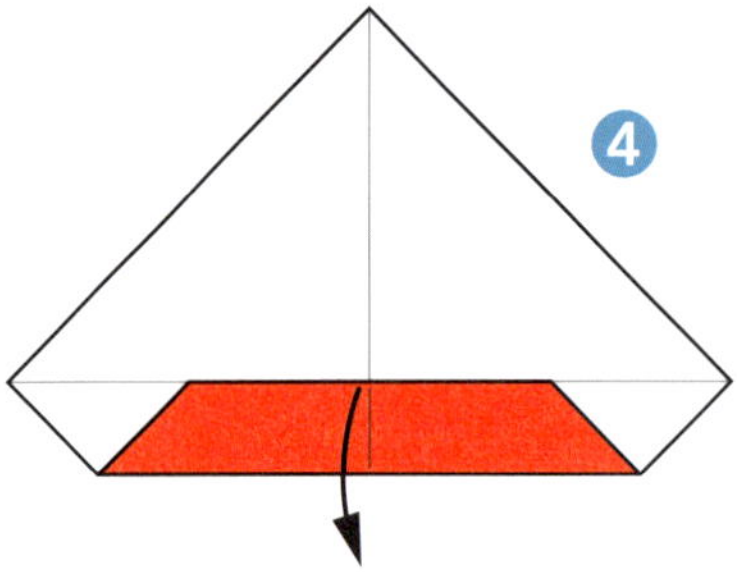

折った部分を開く

5

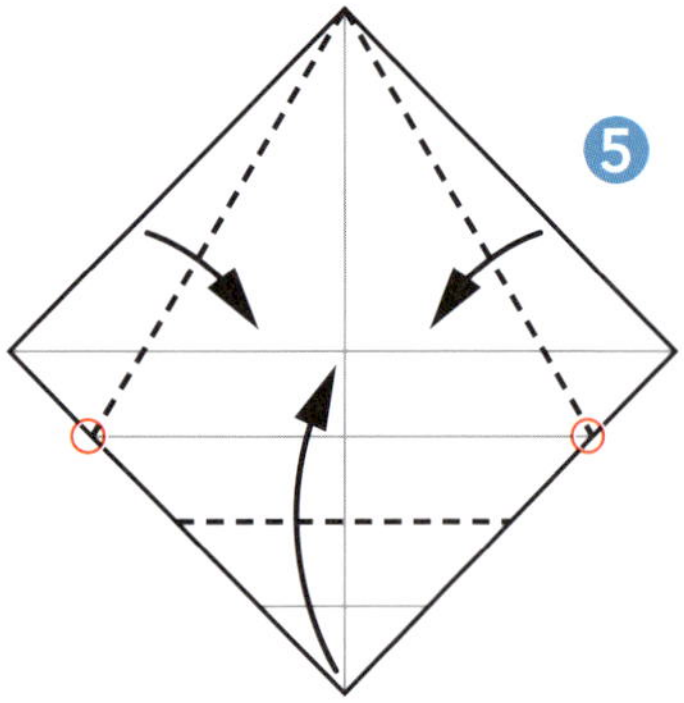

上の角と折り筋の○の点に
合わせて左右を折ったあと、
下の角を中心に向かって折る

6

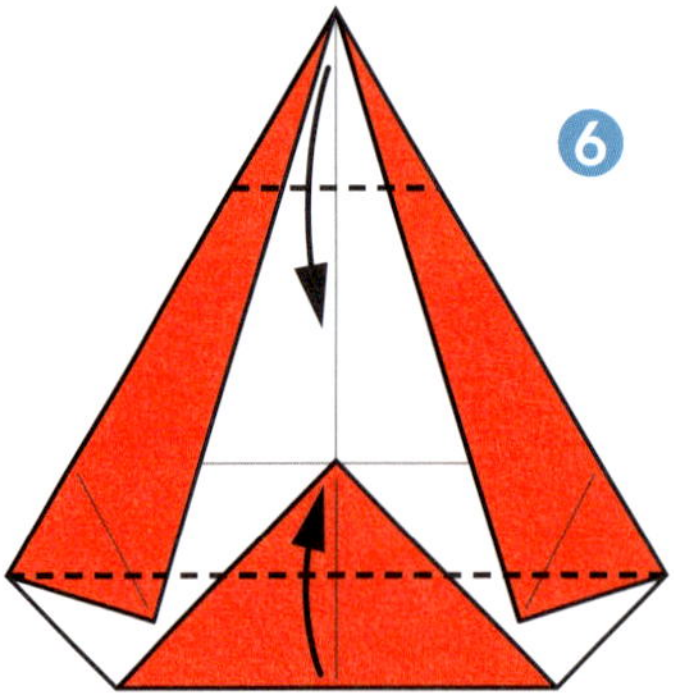

下の部分を折り筋に沿って
折り返したあと、白いスペースが
ある程度残るよう上の角を下に折る

折り方参考
動画はコチラ

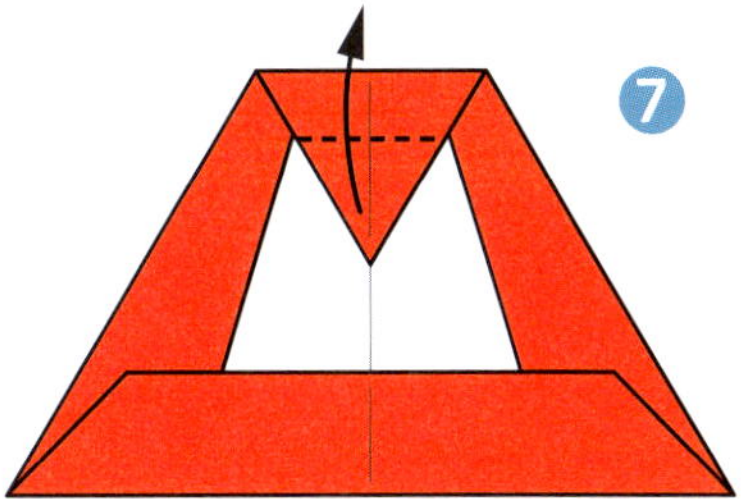

角が上の辺から少し出るように
折り上げる

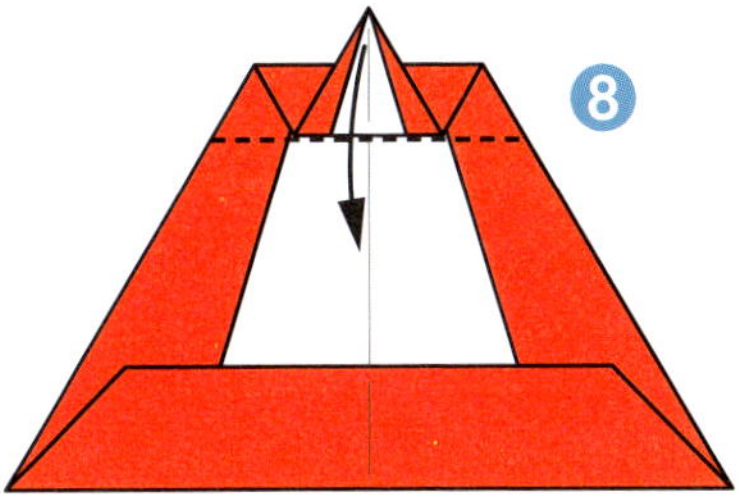

折り上げたラインを目安にして
下に折る

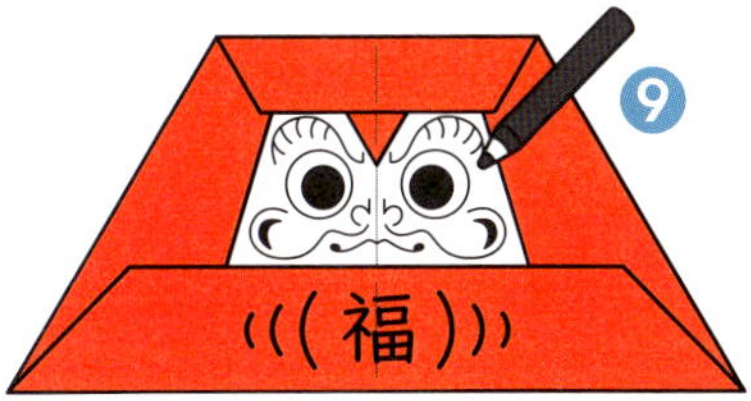

顔と胴の部分を描き込む

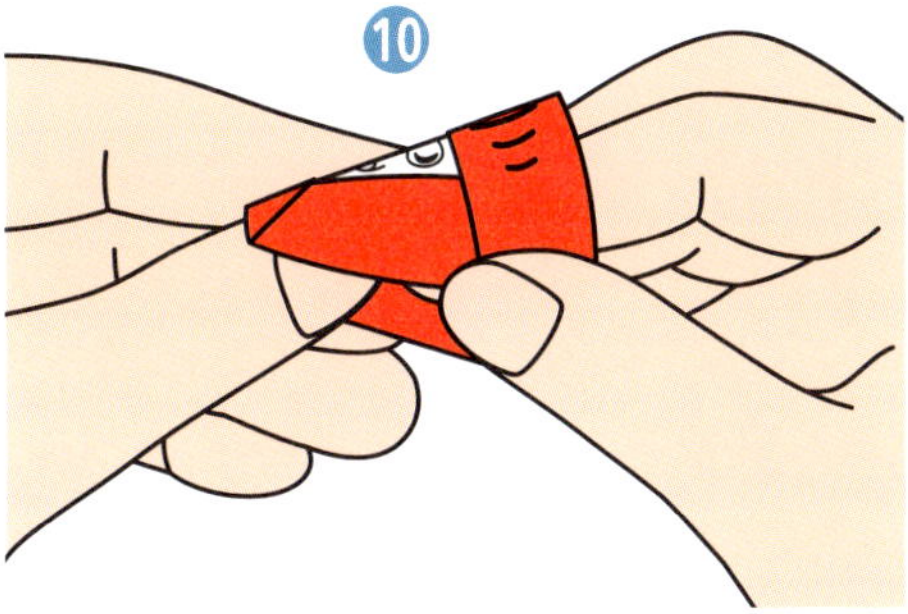

指やえんぴつなどで
丸みをつける

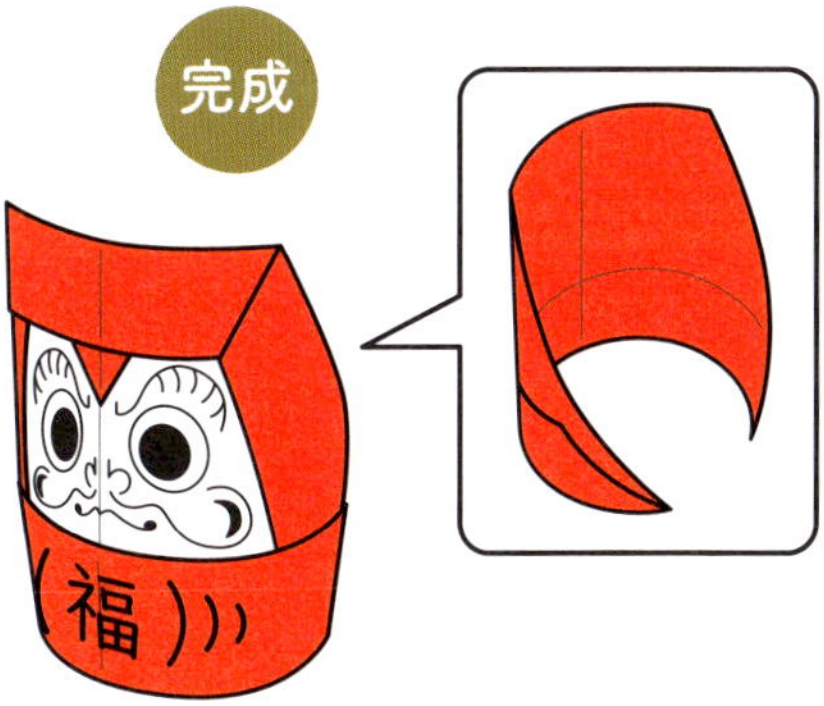

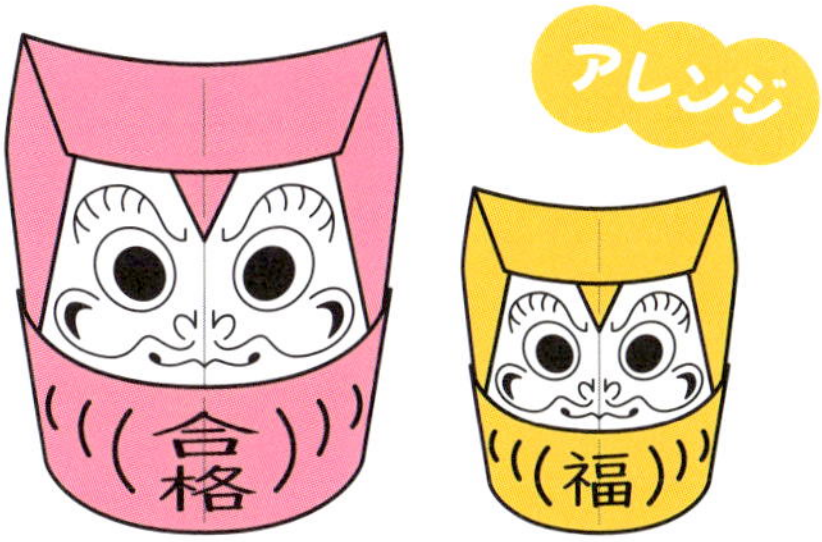

色や大きさ、お腹の文字を変えたりして
いろんなダルマを作ってみよう！

お雛さまとお内裏さまの折り方

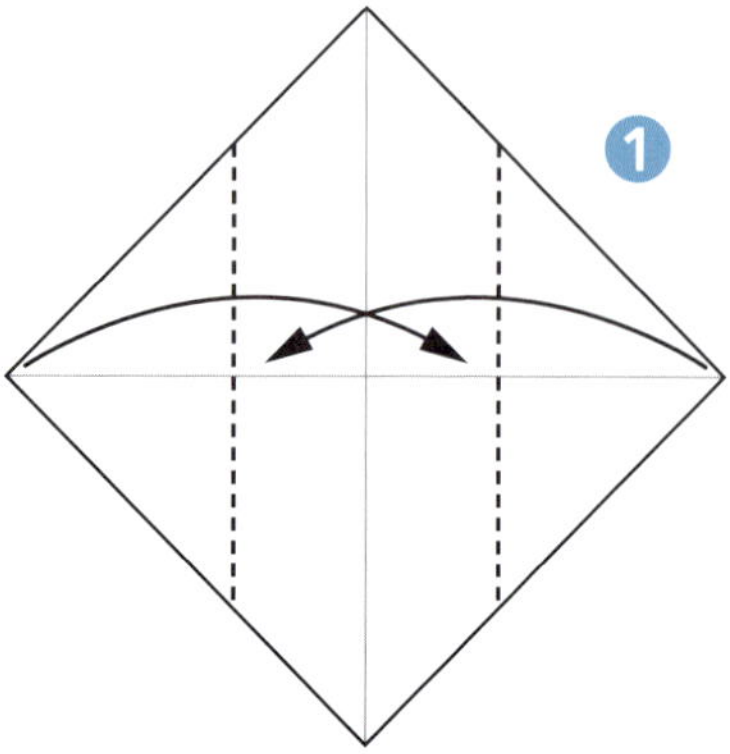

❶
十字に折り筋をつけたあと、
左、右の順に折る
※左と右が中心線で重なるように折るのがポイント

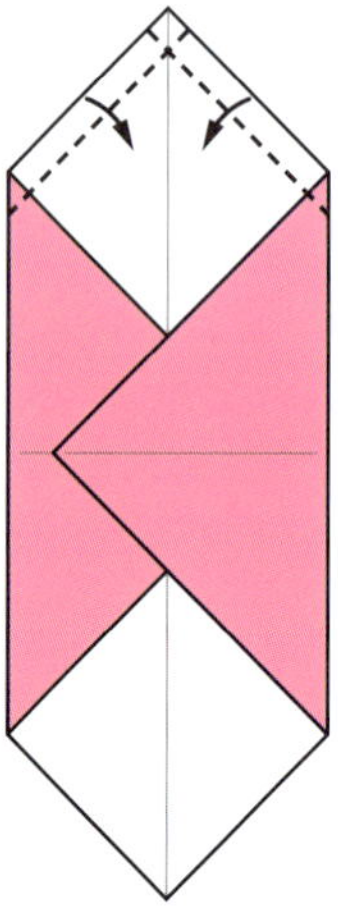

❷
上の2辺をあまり
太くなりすぎない
ように折る

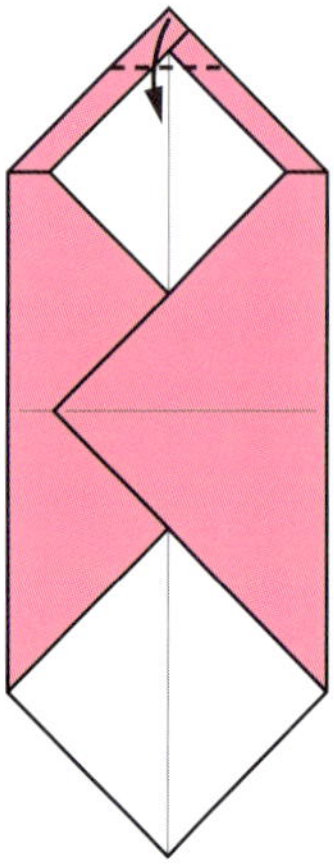

❸
白い部分がハートに
見えるように
上の角を少しだけ折る

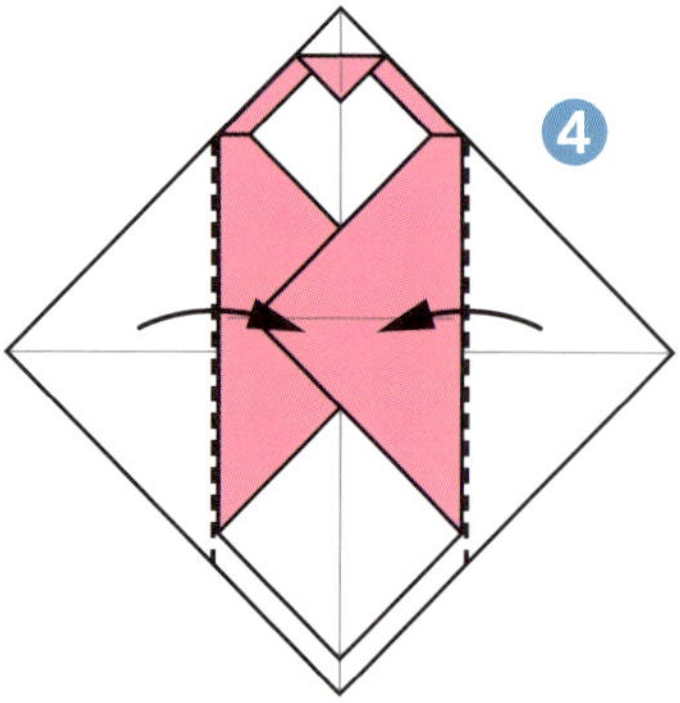

❹
工程❶のように十字に
折り筋をつけた別の色の
紙を当て、左、右の順に折る

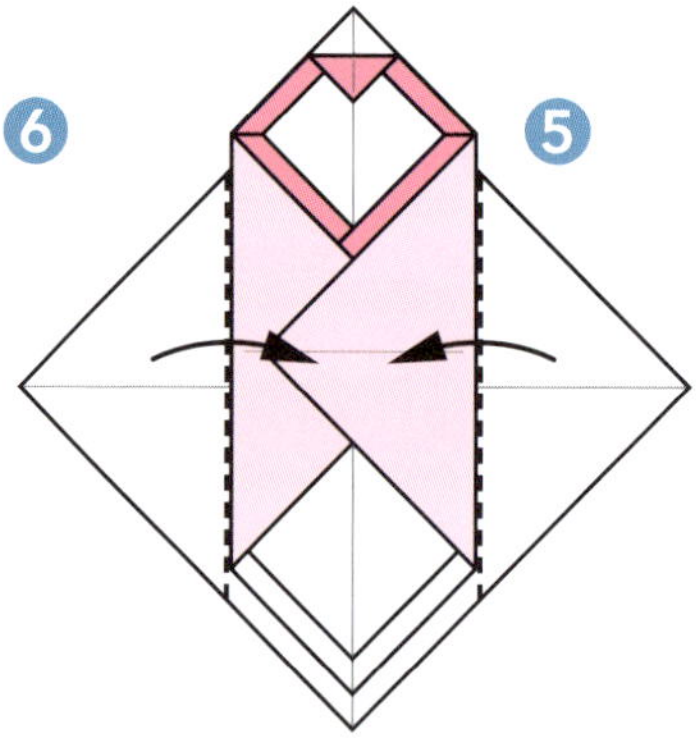

❺
さらに別の紙で
工程❹のように折り
衣を重ねる
※お内裏様のときは
3枚目は重ねない

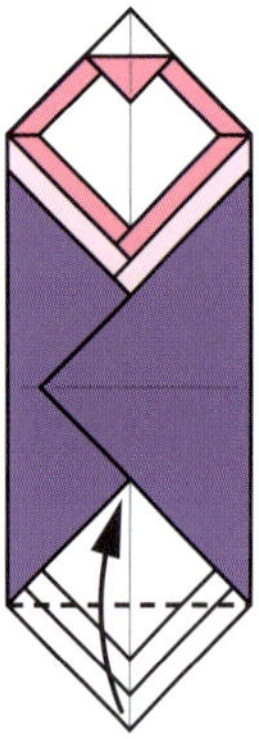

❻
下の部分を
折り上げる

折り方参考
動画はコチラ

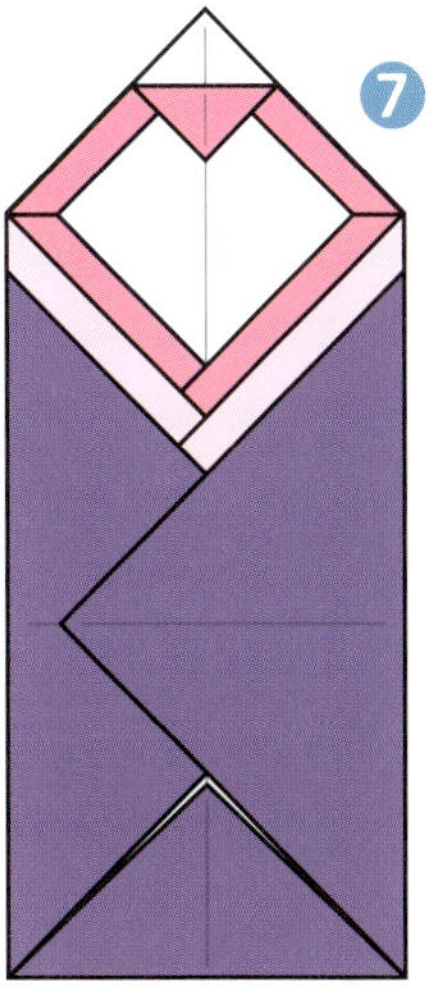

図のようになったら
裏返す

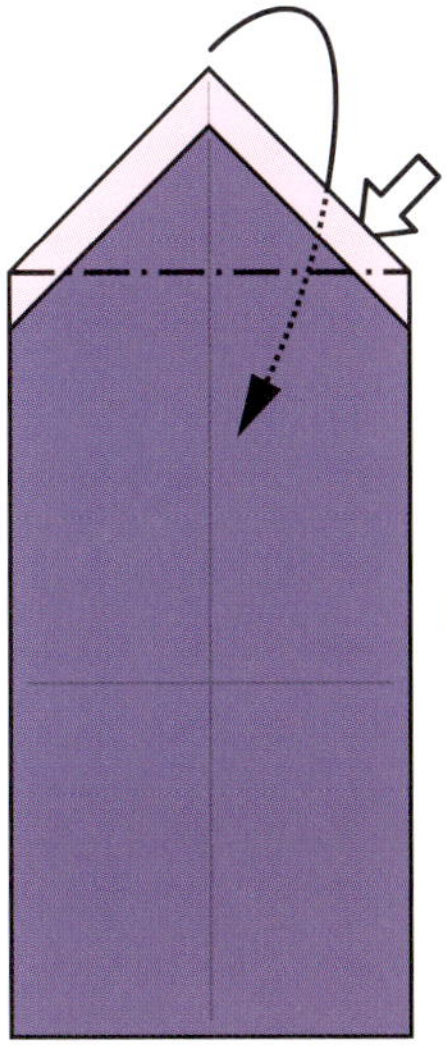

上の角を中に
折り込んだら裏返す

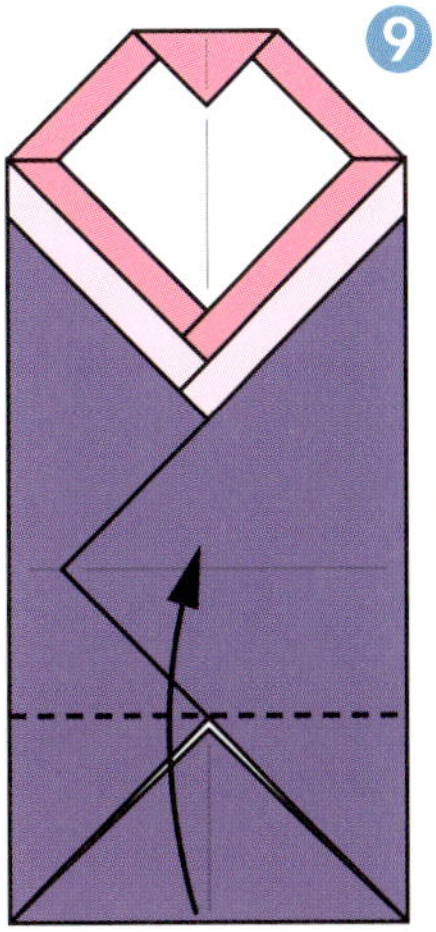

衣についた折り筋
より少し上を目安に
折り返す
※お内裏さまのときは
折り筋に合わせるとよい

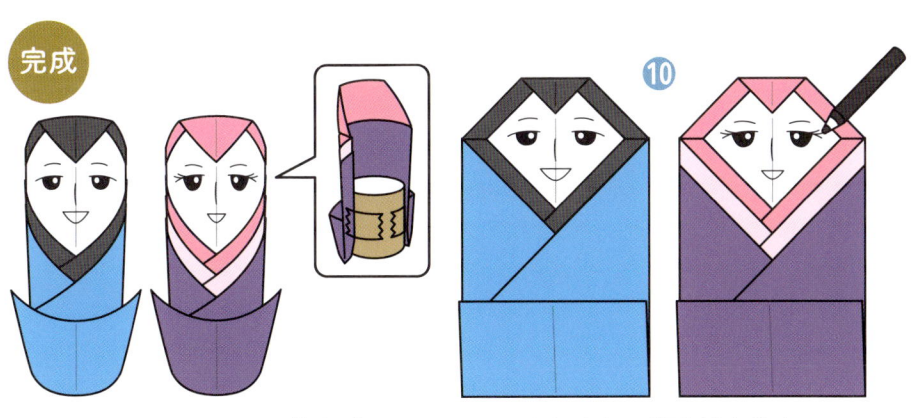

それぞれの顔を描き込む

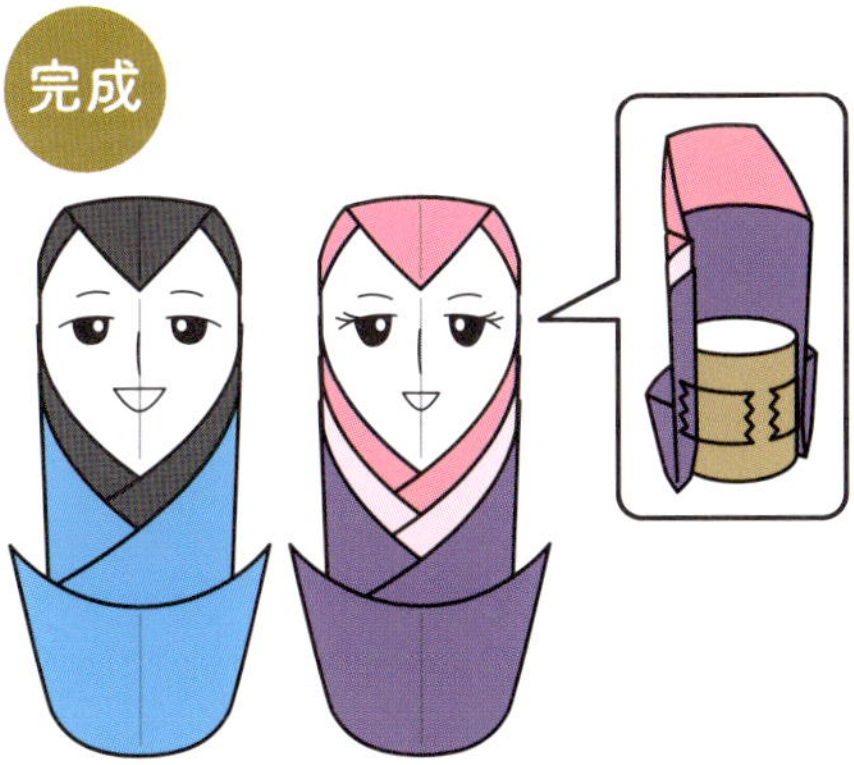

トイレットペーパーの芯などに
巻き、テープやクリップなどで
留めたら完成！

Column

部屋の温度が脳の老化に影響する？

慶応義塾大学の伊香賀俊治教授が行った研究で、冬場のリビングルームの夜の室温がすごく低い家と それよりも5度高い家を比べたときに、暖かい家のほうが、脳年齢が10歳上がったという結果が出ています。

そのほかにも、海外などの研究で、部屋の温度が低すぎると隠れ脳梗塞になるリスクや、呼吸器系や心疾患のリスクが高まるというデータもあります。子どもにとっても、室温が20度より25度のほうが、作業効率が高まるというデータがあります。室温は高めのほうがいいということです。

ただ、暖かすぎても寒すぎても、脳にはよくありません。

暑がりの人、逆に冷え性の人など、個人差がありますので一概にはいえませんが、さまざまな研究結果を精査すると、脳にとってよい推奨室温は、だいたい22～25度ということができます。

また、空間の中に植物（緑）があると創造性がアップすることが数々の研究でわかっています。子どもに緑のある遊び場と、緑のないコンクリートだけの遊び場で遊んでもらった実験では、前者のほうが子どもの遊びのレパートリーが増えました。

そのほかにも、オフィスに観葉植物を置いておくと、女性の場合、問題の捉え方が柔軟になることがわかっていますし、緑の木々が写った写真を見るだけでも、集中力が4～8倍アップするという実験結果もあります。

おりがみだけでなく、室内で何かの作業をするときは、観葉植物を置いて、室温に気を付けてはいかがでしょうか？　きっと、創造性が高まり、意欲も湧いて、集中もでき、作業効率が上がることでしょう。

第3章

いろんな作品へのチャレンジで脳が喜ぶ脳活おりがみ

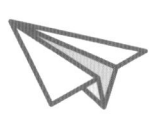

現役時代と異なる目標設定で人生がもっと楽しくなる

できないことは別のことで補う

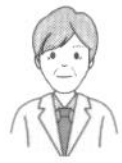

西先生、私はこれからもずっとおりがみを楽しみたいと思っています。長く続けるために気を付けたほうがいいことはありますか？

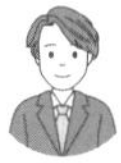

ありますよ。何かに取り組むときに、難しいことにチャレンジするのは決して悪いことではありません。でも、**現役世代とは異なる、新しい目標設定をすると、人生をもっと楽しめる**んです。難しい言葉でいうと、ＳＯＣ理論（選択的最適化補償理論）といって、心理学者のバルテスという人が提唱しています。

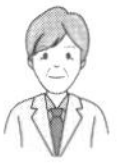

新しい目標設定ですか。

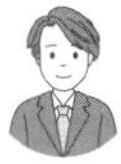

そうです。有名な話のひとつに、95歳で亡くなった国際的ピアニストのルービンシュタインの逸話があります。彼は89歳まで現役のピアニストで、昔からすごい速さで演奏する「速弾き」で有名だったのですが、加齢とともに指を速く動かせないようになってきたんです。そこで、若い頃と同じような練習や高い目標を変えていったところ、ピアノを楽しめるようになったんです。

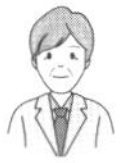

目標を変える？

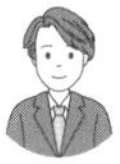

そうです。速く弾くことを目標にするのではなく、曲全体のスピードを抑えて、ここぞという場面だけ速く弾くようにしたんです。すると、曲に抑揚がついて、周囲からは、以前よりも素晴らしい演奏になったといわれるようになったんです。

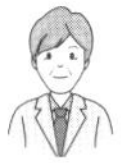

若いままの目標だと、当然達成できないことが増えていきますよね。私の周りでも、年を重ねて以前できていたことができなくなった、という人は多いで

す。身近なことだと、ペットボトルの蓋が開けられないとか。

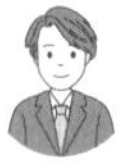

誰でもそうですよ。私も若い頃と同じようにはできないことがあります。だから、「目標を変えたり、できないことは何かで補ったり、周囲の人に助けてもらいながら、生きていきましょう。そのほうが人生は楽しいですよ」というこの理論が大事になってくるんです。

たとえば、

- **社交ダンスの教室に週4回通っていたのを2回にする**
- **旅行はハワイではなく、沖縄のリゾートに行く**
- **記憶だけで覚えようとするのではなく、手帳やノートにメモしておく**
- **耳が聞こえにくくなったら、補聴器をつけたり、相手に文字で書いてもらったりしてコミュニケーションを取る**

ことが大切なんですね。

自分なりの工夫で人生を楽しむ

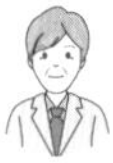

補うことの大切さは私も実感しています。私も人と話をするときなど、補聴器を使っ

ています。補聴器があるからこそ、いろんな人とコミュニケーションが取れて、生活を楽しめます。

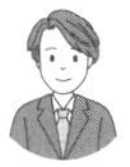

その考え方こそ、伊達さんの若々しさの秘訣かもしれません。

以前、両足を失った若い男性のドキュメンタリー番組を見たことがあります。その方は義足を使うことで、自由自在に楽しそうに走っていた。その姿がとても印象的でした。「足を失ったからといってまったく不自由は感じていません」ともコメントしていました。**何かを失うことは高齢期では避けて通れないことです。しかし、うまく補っていきながら最適化（自分のもっている力でできることをする）していくことが、高齢者の幸せの実現に大切なのだ**と心から感じました。

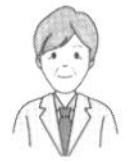

私は、おりがみはいかに簡単に折り出すかにおもしろさがあると思っています。自分なりにできる工夫で、これからもいろんな作品にチャレンジし、人生を楽しみたいと思います。

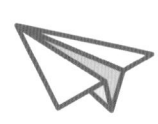

新しいことにチャレンジすると脳は活性化する

創造性を高めたいなら新しいことにオープンな態度で

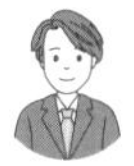

金色キツネにウサギ、スワンと、今回も伊達さんならではのオリジナル作品が満載ですね。

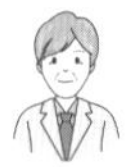

おりがみを折り始めると、つい、のめり込んでしまうんです。「こうやったらどうかな」「ここを逆さに折るとどうなるかな」っておりがみと格闘して、新しい作品を生み出すのが、いつも楽しくて仕方ありません。

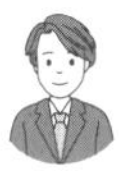

本当に楽しそうですね。

前作でもお話ししましたが、その発想が、脳の老化を遠ざけているんです。「創造性には、新しいことに対してオープンな態度と、柔軟な思考が不可欠」ということがわかっています。

保守的な人は新しいものを作り出すのが苦手です。たとえば、電化製品で新製品に興味がない人は、創造性が乏しい傾向にあることがわかっています。

しかも、**新しいことに挑戦すると記憶力がよくなる**ともいわれています。

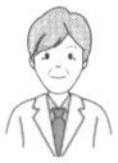

記憶力ですか……。私のこれまでの人生は「記憶力のよさでもってきた」と思っていましたが、最近「めっきり衰えてきた」と感じています。

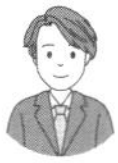

大丈夫です。新しいことに挑戦することで、脳の「側頭頂部《そくとうとうちょうぶ》」というところが活性化します。この部分は脳でイメージをつかさどる場所の近くにあるので、ここが活性化するとイメージする部位もつられて活性化します。

伊達さんの脳も活性化しているはずですので、自信をもってください。

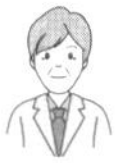

ありがとうございます。

先生にそういわれると、なんか自信がついてきました。

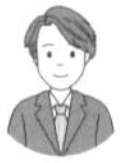

私たちは記憶をするときにイメージをしています。おりがみの初心者は、イメージしやすいものから作っていくと、いいと思います。

孫や子どもと折るときも、普段おりがみを折っていない友人と折るときも、そのほうが興味をもってもらえそうですね。

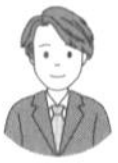

そうですね。しかもそのほうが覚えるのが早いですしね。

自分なりの作品で幸福感を味わう

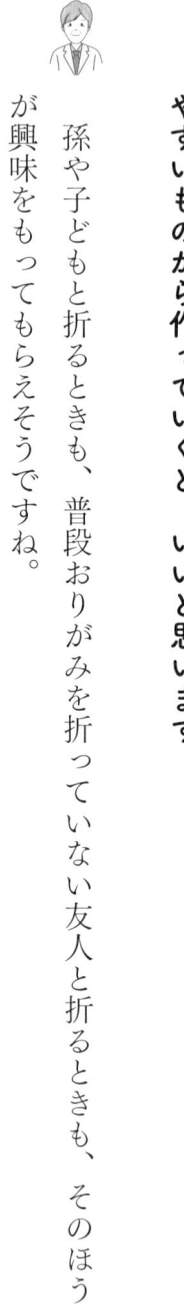

そうしていろんなものが折れるようになると、今度はオリジナル作品ができるようになる。これがまた楽しいんです。

たとえば、前回の本で紹介したペンギンは、この本の122ページで紹介している恐竜を折っているときにできたんです。

スワン（126ページ）などもみなさんが知っている鶴を折っていて「この羽の折り方を逆にしてみたら？」と、ふと思い立ったときにできあがりました。

この感動がまたいいんです。

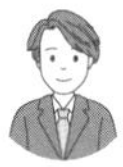

型にはまるのではなく、「自分なりにアレンジして、新しいものができた」という経験は、いうまでもなく脳によい影響を与えます。しかも、自分で考えながら折っていくわけですから、いわば自己決定の連続です。
自ら選んで決定していく人は幸福度も高いということも研究でわかっています。

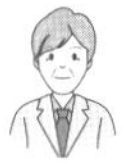

読者のみなさんにも、この感動や幸福感をぜひ味わってほしいです。

基本の折り筋をベースにすれば難しいおりがみも簡単に折れる

折り筋をていねいにつける

ここからは、さらにいろんな作品にチャレンジしてみましょう。

西先生もおっしゃっているように「基本」を身に付けると、新しい作品を生み出せます。

私が創作おりがみを折るときに基本としている「やっこさんベース」と「鶴ベース」の折り筋をご紹介します。この2つが伊達流脳活おりがみのベースです。

※折り筋……おりがみを折る際につける折り目。つけておくと折りやすくなる。

「やっこさんベース」と「鶴ベース」の折り筋が入った紙を使えば、第3章でお伝えするいろんな動物たちが簡単に折れるようになります。また、ご自身のアレンジでオリジナル作品も折れると思いますよ。ぜひ、マスターしてください。

＊基本折り筋A（**やっこさんベース**）

伝承おりがみ（昔からあるおりがみ）のやっこさんが基になっています。複合おりがみ（2枚以上のおりがみでひとつの作品を作ること）で作る、4本足の動物を折るときのベースとなります。

＊基本折り筋B（**鶴ベース**）

伝承おりがみの鶴が基です。鳥類など、とがった形の動物を折るときのベースになります。

私の創作おりがみのほとんどが、この2つの基本形から始まります。

これからご紹介する作品も、この2つがベースです。では、早速、折ってみましょう。

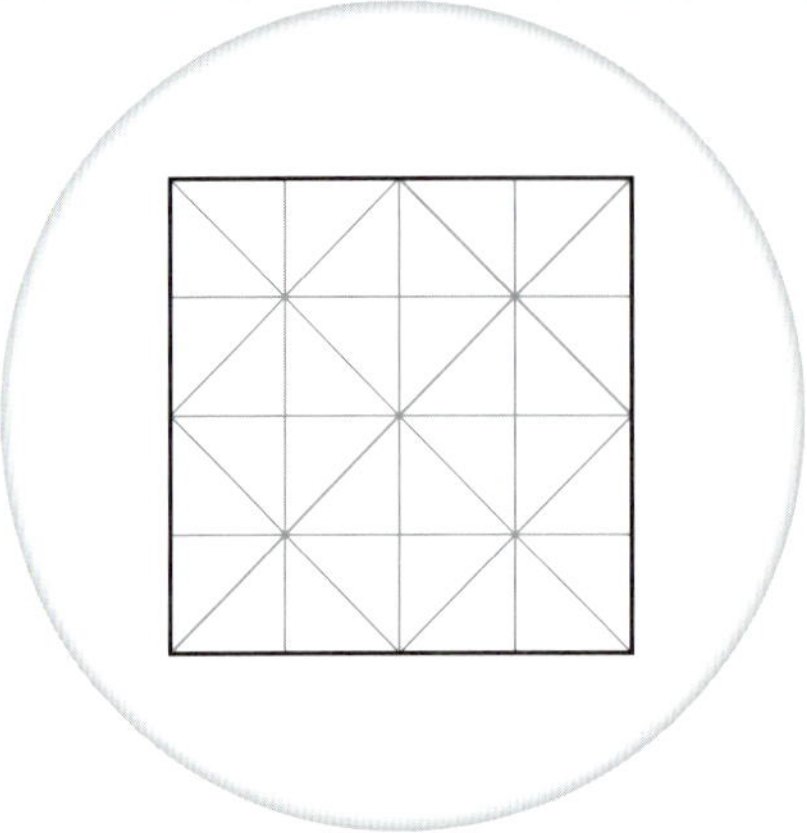

基本折り筋A
やっこさんベース

折り方参考
動画はコチラ

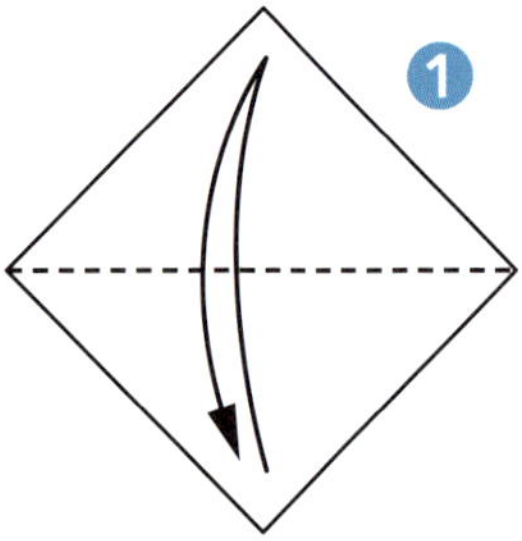

1 点（角）と点（角）を
合わせて折り、開く

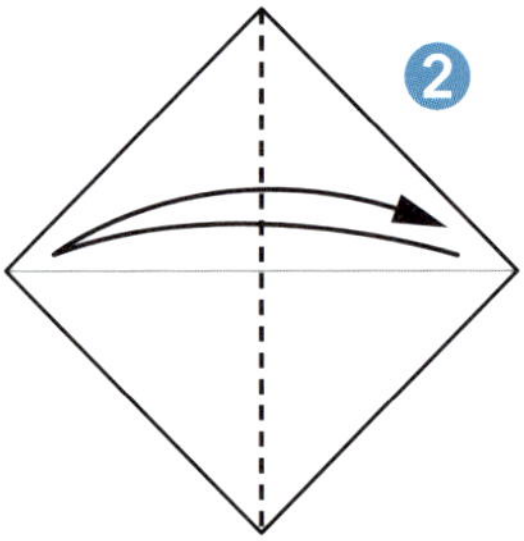

2 点（角）と点（角）を
合わせて折り、開く

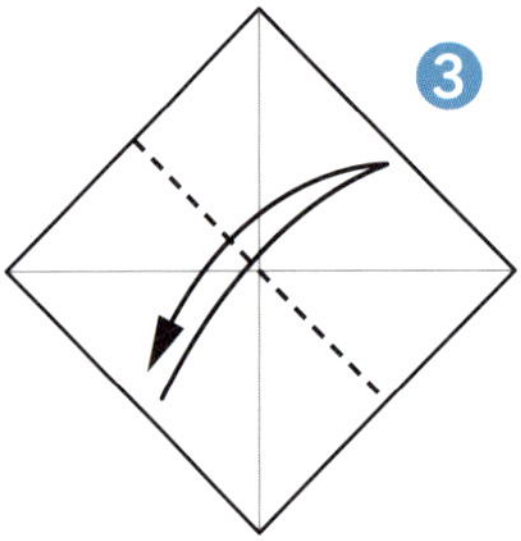

3 線と線を合わせて
折り、開く

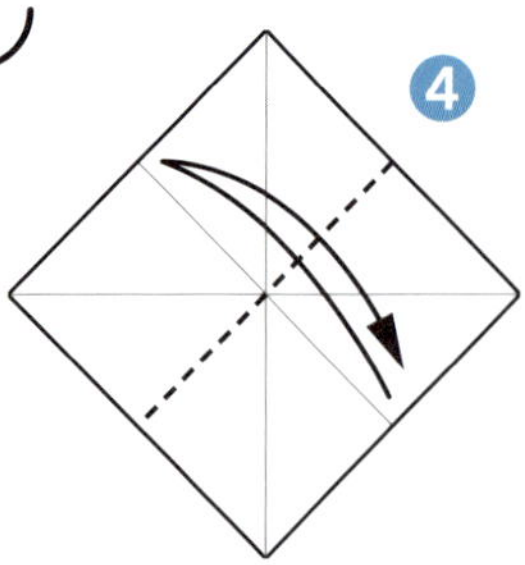

4 線と線を
合わせて折り、開く

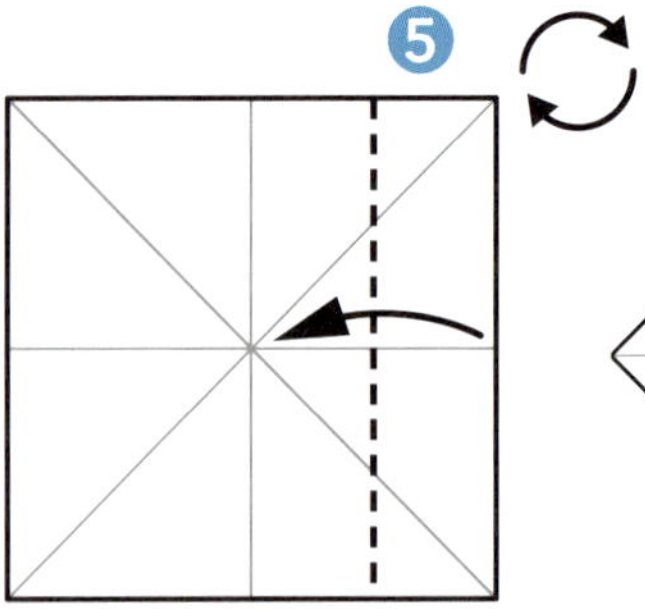

5 中心線に
合わせて折る

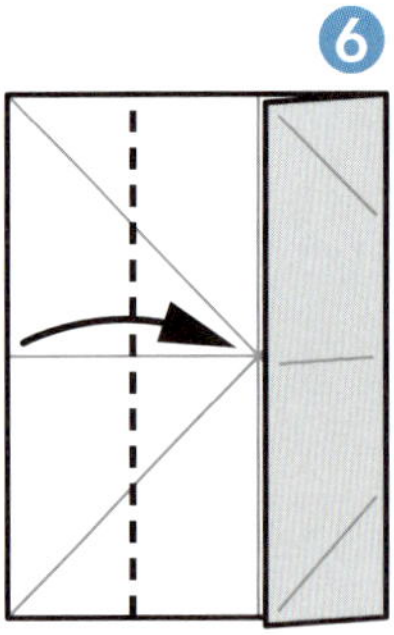

6 中心線に合わせて
折ったら左右に開く

7

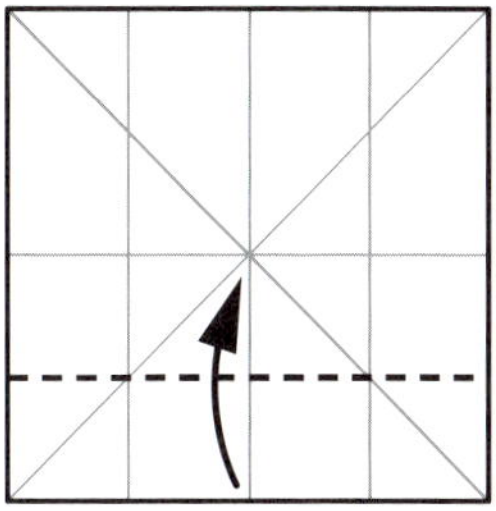

中心線に
合わせて折る

8

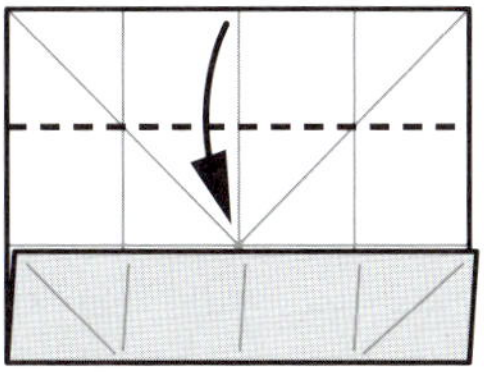

中心線に合わせて
折ったら上下に開く

9

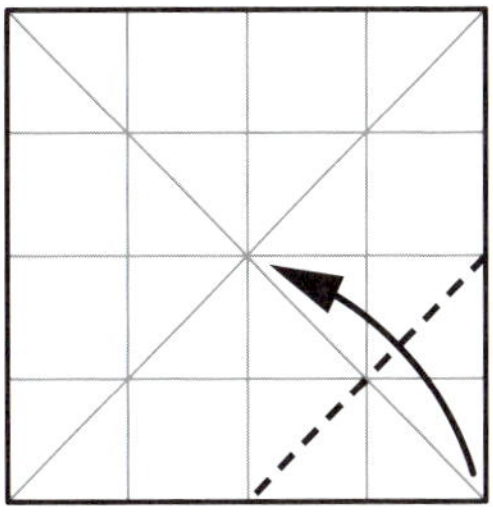

角を中心に
合わせて折る

10

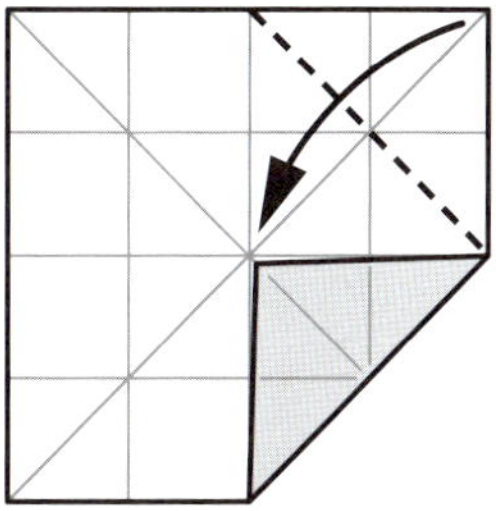

角を中心に
合わせて折る

11

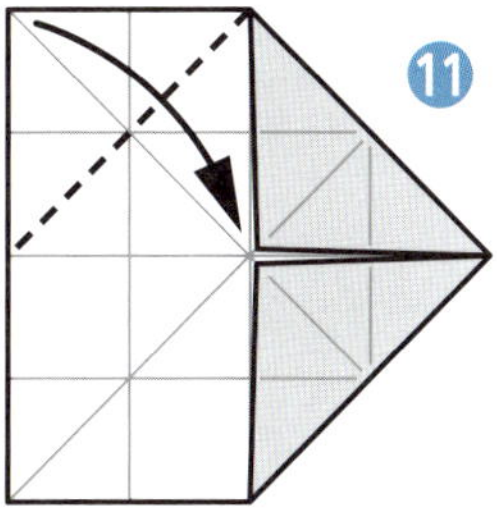

角を中心に
合わせて折る

12

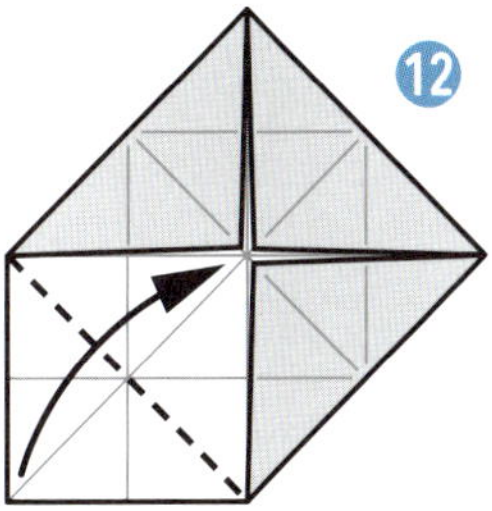

角を中心に
合わせて折る

完成

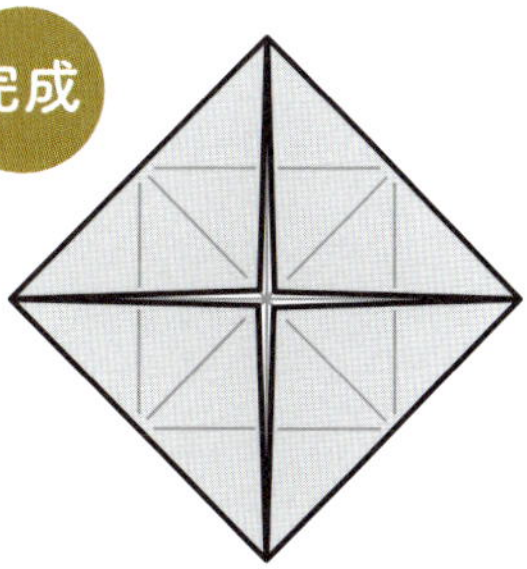

基本折り筋A
（やっこさんベース）
の完成

折り線と記号の説明

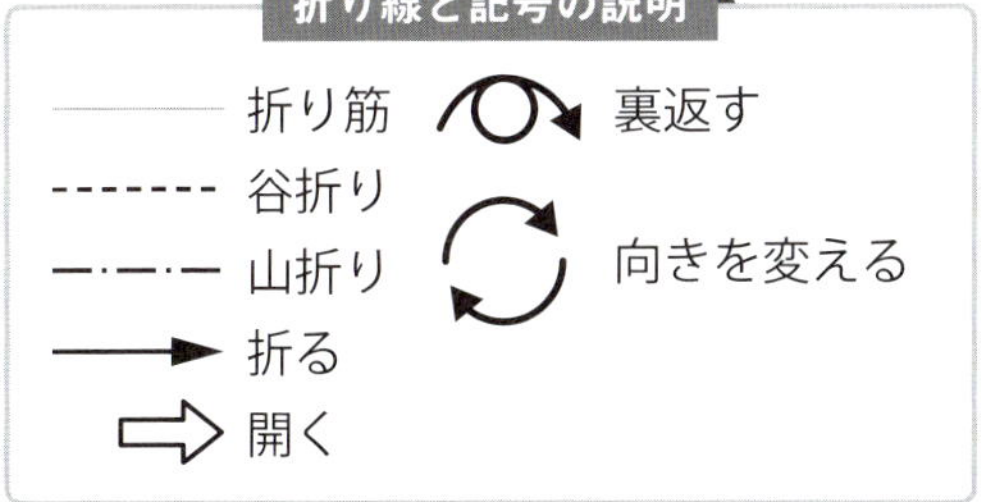

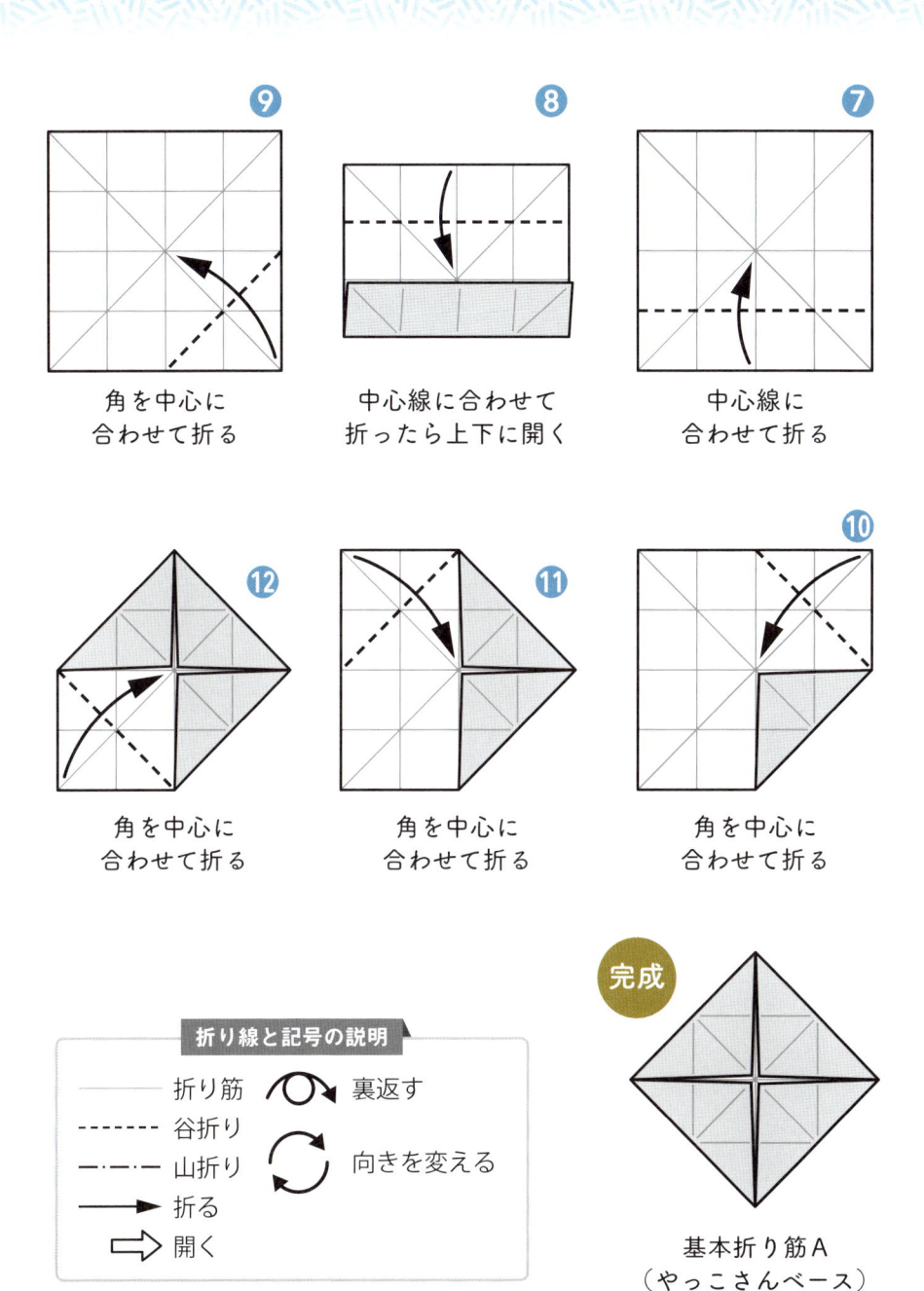

基本折り筋 B
鶴ベース

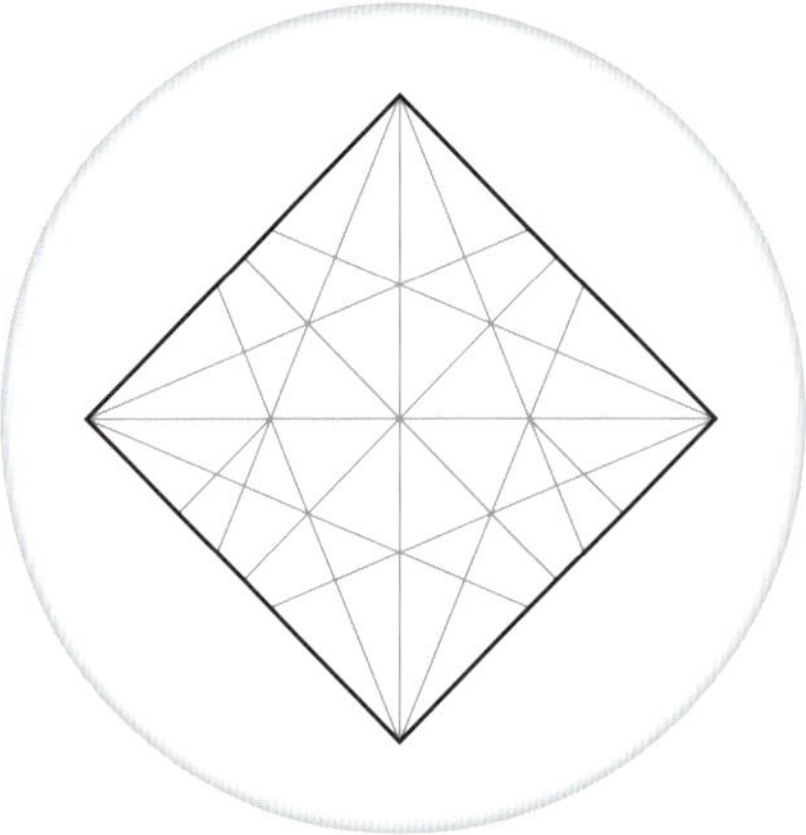

折り方参考
動画はコチラ

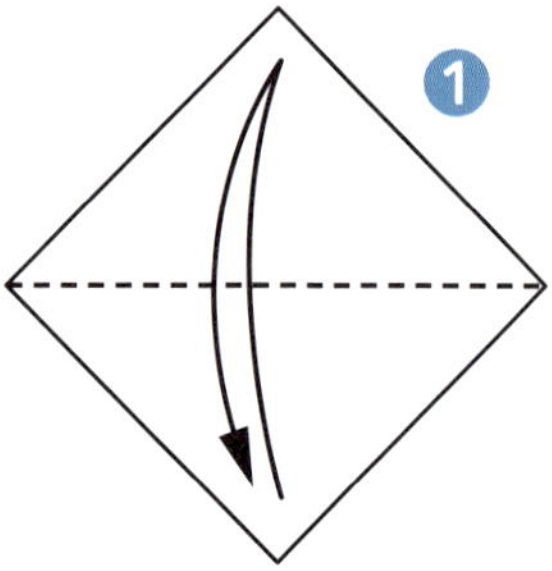

1 点（角）と点（角）を
合わせて折り、開く

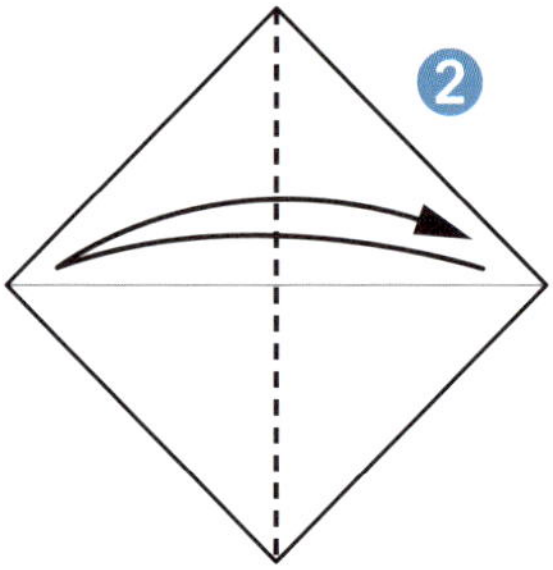

2 点（角）と点（角）を
合わせて折り、開く

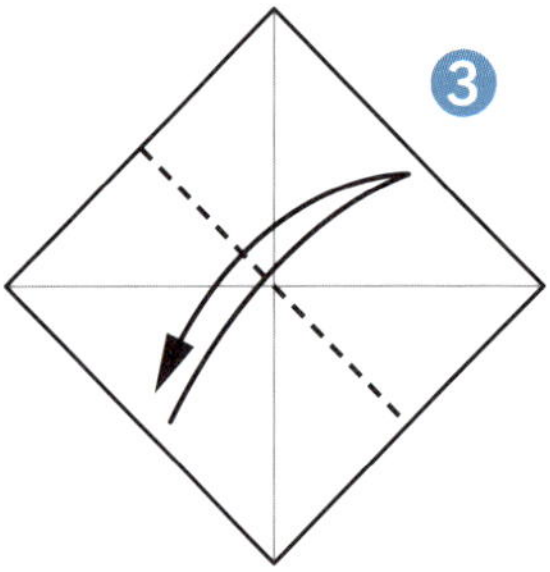

3 線と線を合わせて折り、
開く

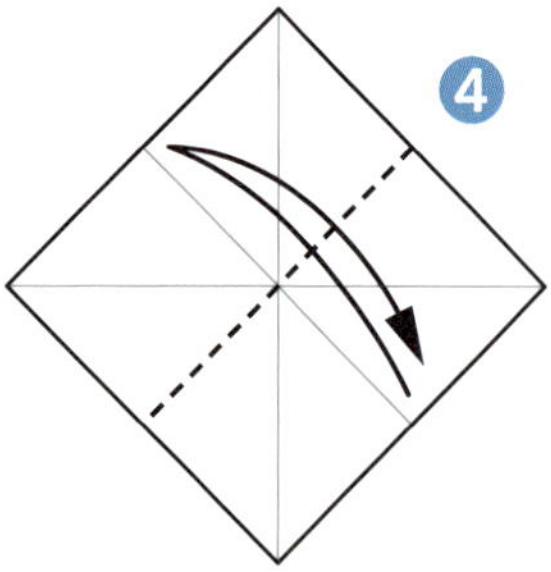

4 線と線を合わせて折り、
開く

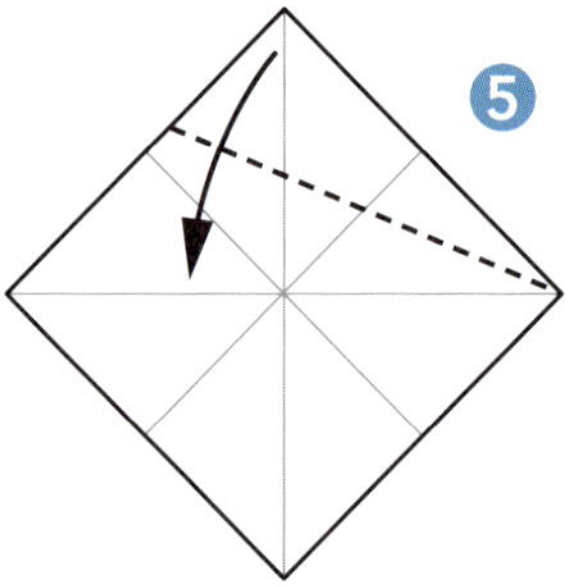

5 中心線に合わせて折る

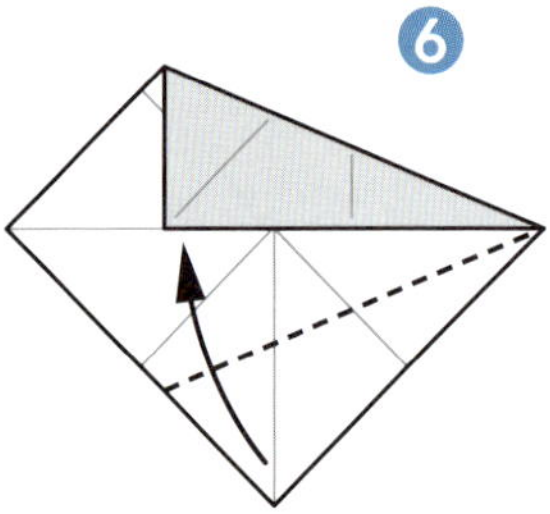

6 中心線に合わせて
折ったら、上下に開く

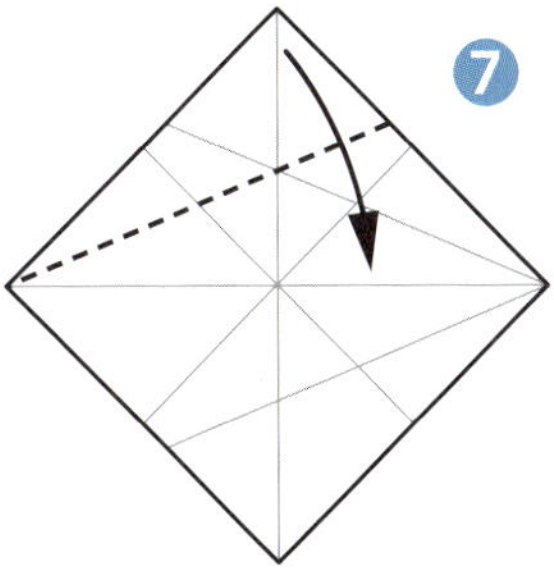

中心線に合わせて折る

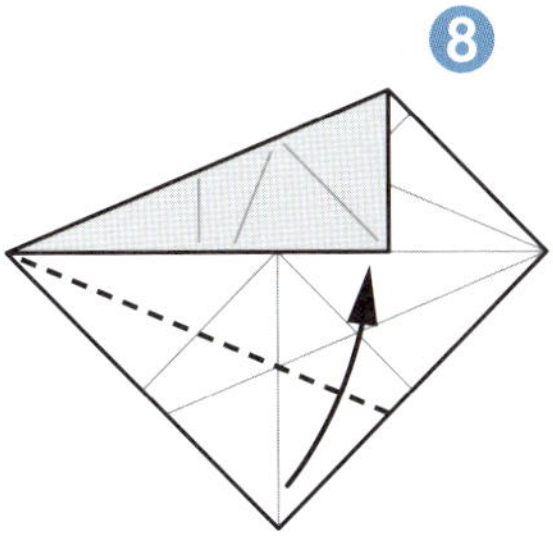

中心線に合わせて
折ったら、上下に開く

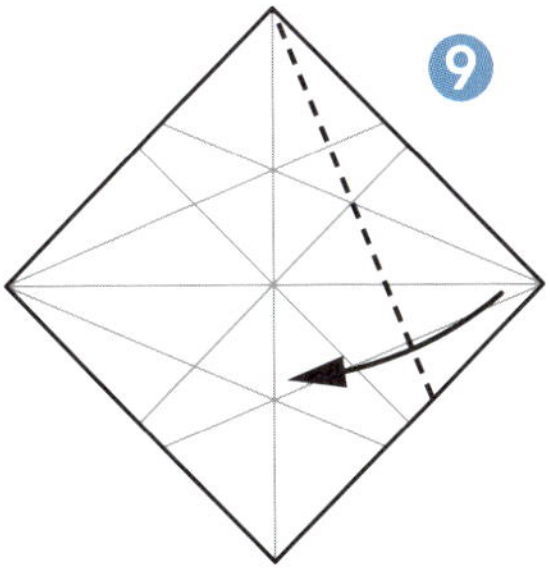

中心線に合わせて折る

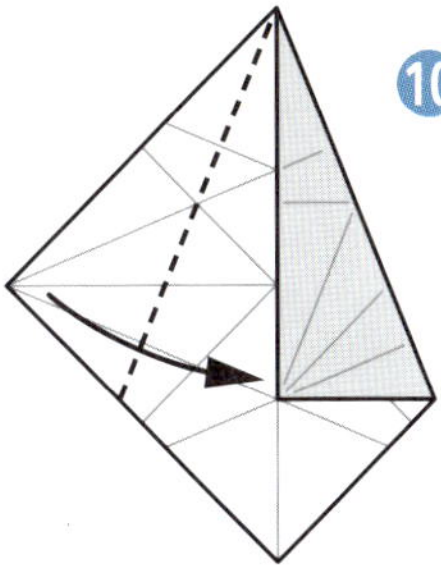

中心線に合わせて
折ったら、左右に開く

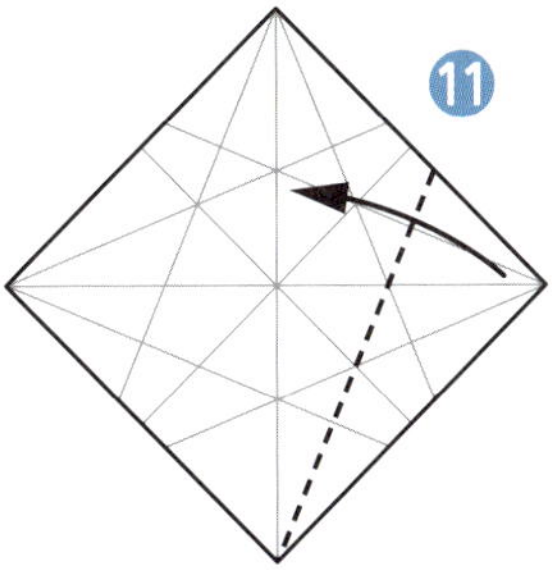

中心線に合わせて折る

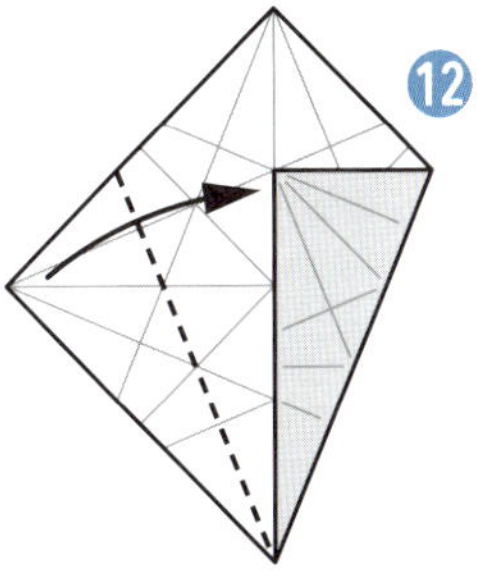

中心線に合わせて折る

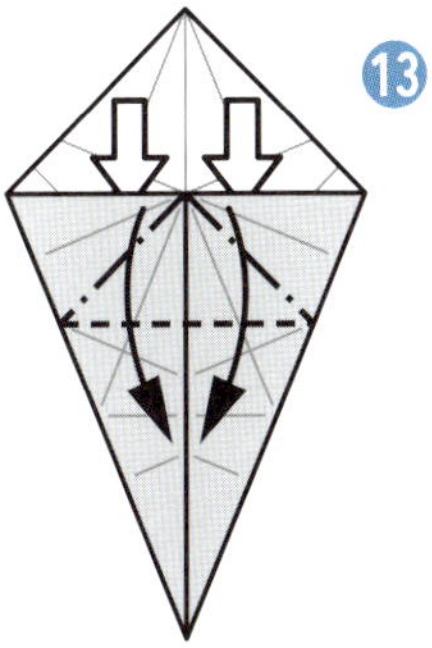

内側を開いて
下につぶすように折る

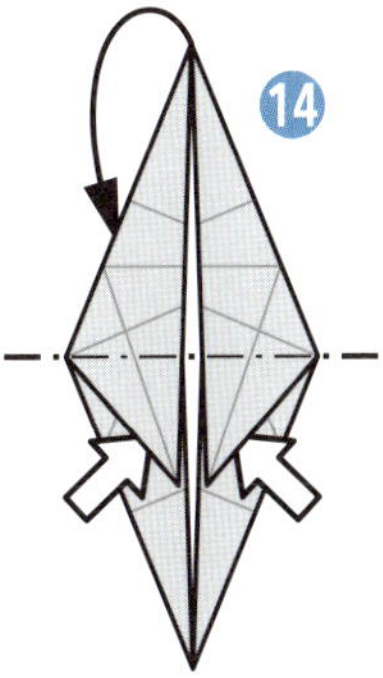

上の部分を外側に折る

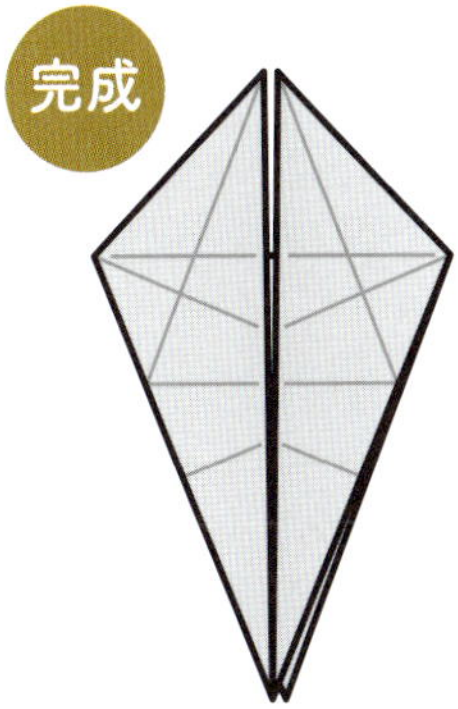

基本折り筋B
（鶴ベース）の完成

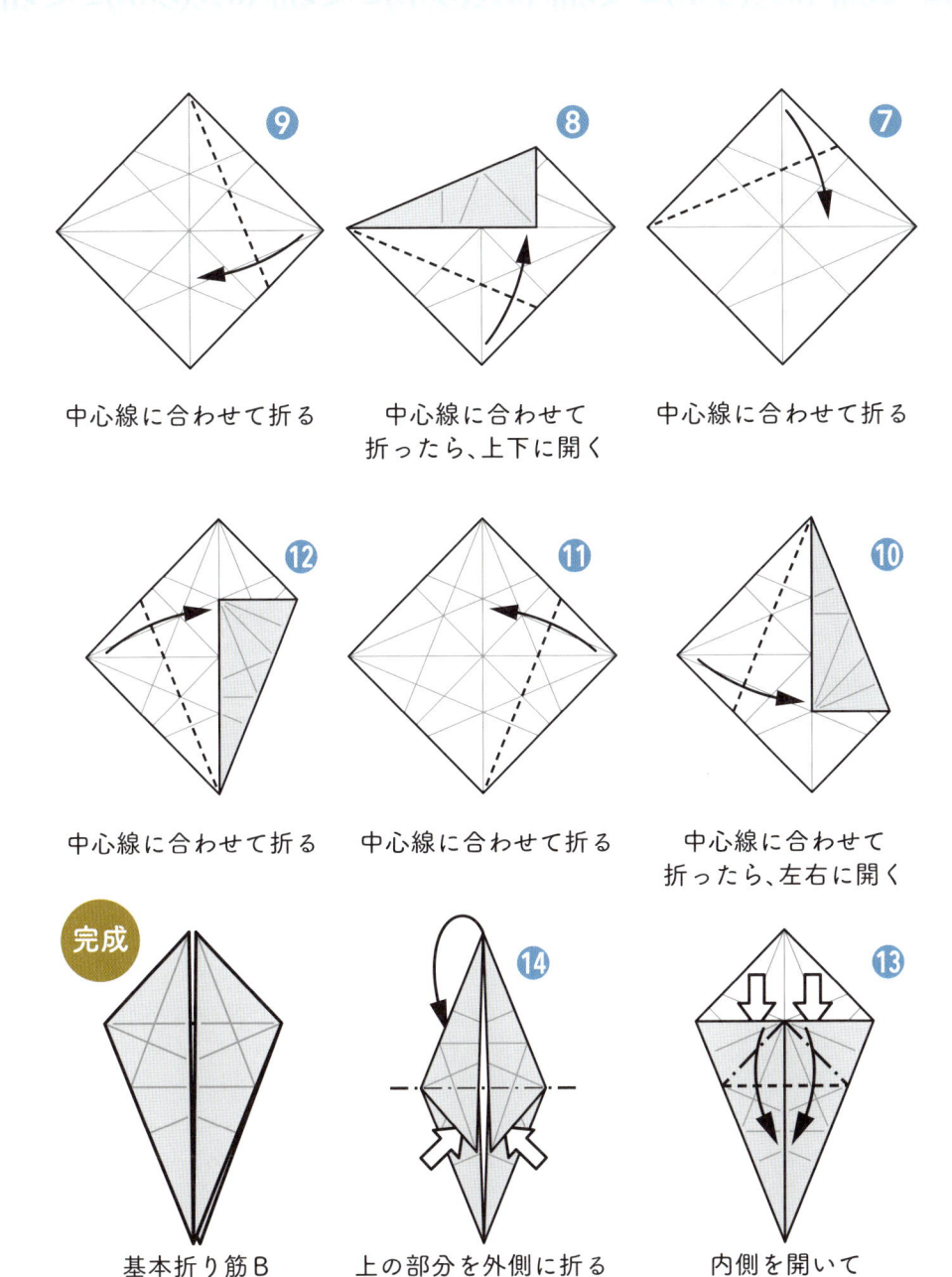

脳活おりがみ 06

おりがみにはまるきっかけになった「恐竜」

前著でも書きましたが、80歳だった私がおりがみにはまったのは、当時4歳だった孫にせがまれて、恐竜を折ったのがきっかけです。

孫がもってきたおりがみの本の折り図があまりにも難しかったので、子どもでも簡単に折れる恐竜を作ろうと試行錯誤。

あれこれ考えるのが楽しくて、すっかりはまってしまい、以来、毎日おりがみを折っています。そんな記念すべき私の創作おりがみ第1号、恐竜の折り方をご紹介します。

当時、せっかく作った恐竜は、すぐに飽きられてゴミ箱に捨てられてしまいました。でも、いまでもときどき恐竜を作って、初心を思い出し、アレンジしてゴジラ（折り方は前著に掲載）を作ったように、さらに何かにアレンジできないか研究をしています。

いま小学4年生になった孫も、おりがみに親しみを感じているようです。

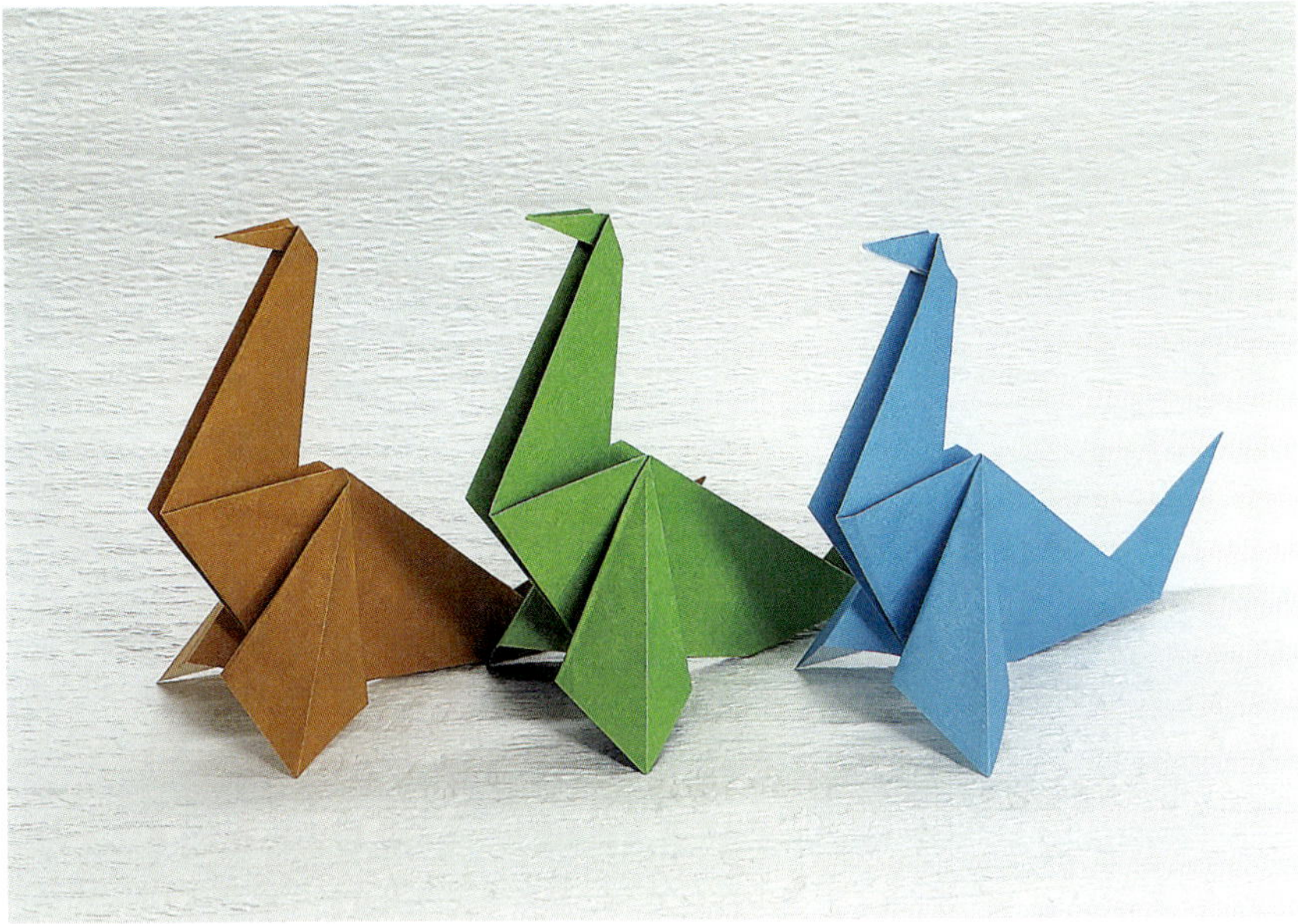

先日「おじいちゃん、いらないおりがみの作品があったらちょうだい。学校のお遊び会で使うから」といって、私が折って家に置いていた牛や犬や恐竜などをどっさり学校へもっていきました。ゴム鉄砲の的にして倒したら景品としてもらえる、という遊びで使うようでした。**おりがみの遊び方は、折るだけじゃないのだと、新しい発見でした。**

子どもたちは発想が柔軟で豊か。目の届くところにおりがみやおりがみの作品がありさえすれば、遊び方は自分で考えます。西先生もおっしゃる通り、おりがみは子どもたちの脳活にももってこいです。おりがみが、もっと子どもたちの身近なものになるといいなと思います。

恐竜の折り方

基本折り筋B

❶

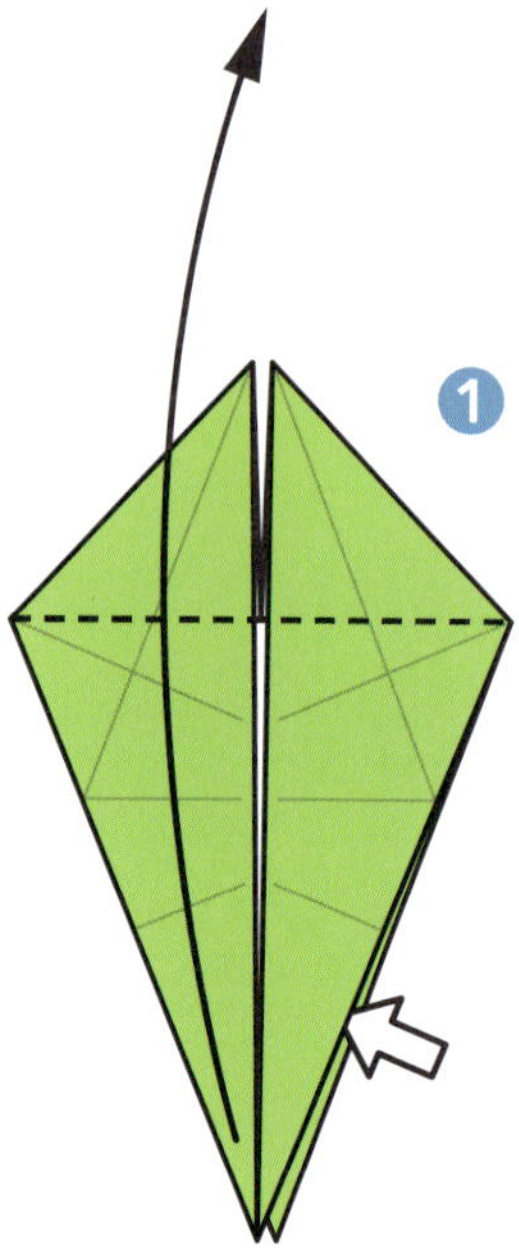

上に開いたら裏返す
（基本折り筋Bの
完成形から始める）

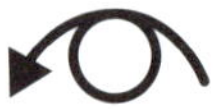

❷

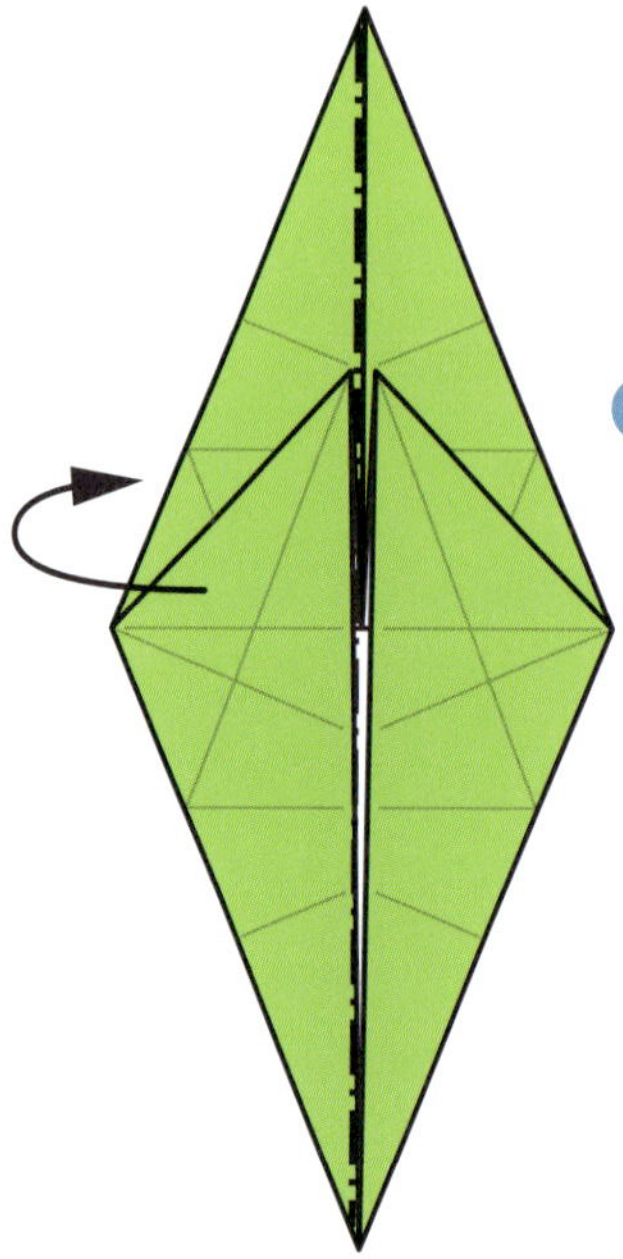

外側に半分に折る

❸

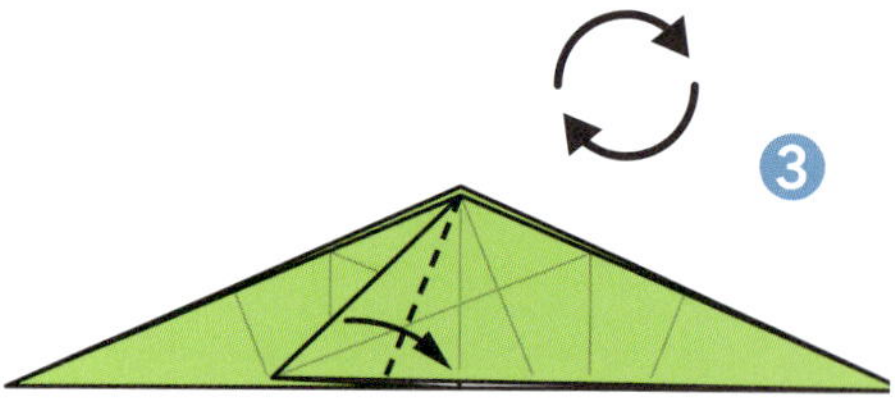

向きを変えたら
中心線に合わせて折る
（反対側も同様）

❹

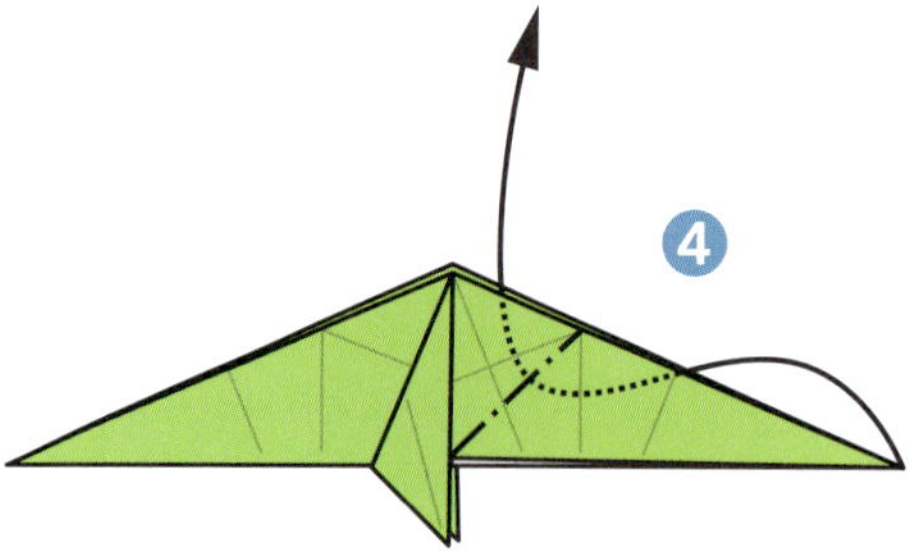

垂直になるように折り筋を
つけてから中割折りにする

折り方参考
動画はコチラ

5

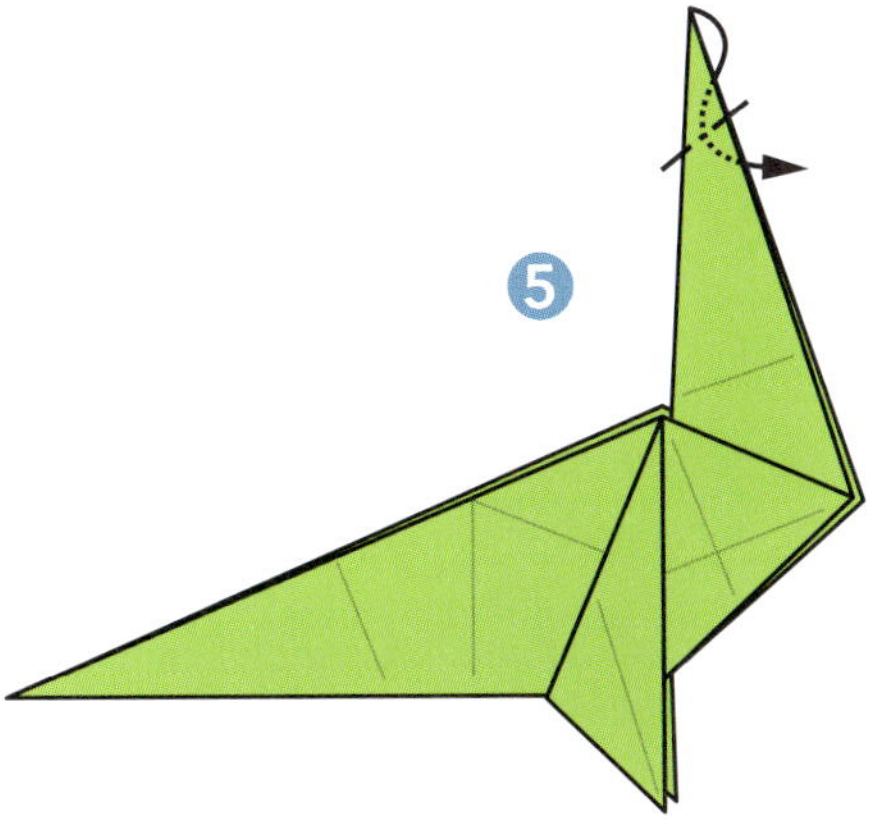

顔の角度を決めて
内側に折り込むように
中割折りにする

6

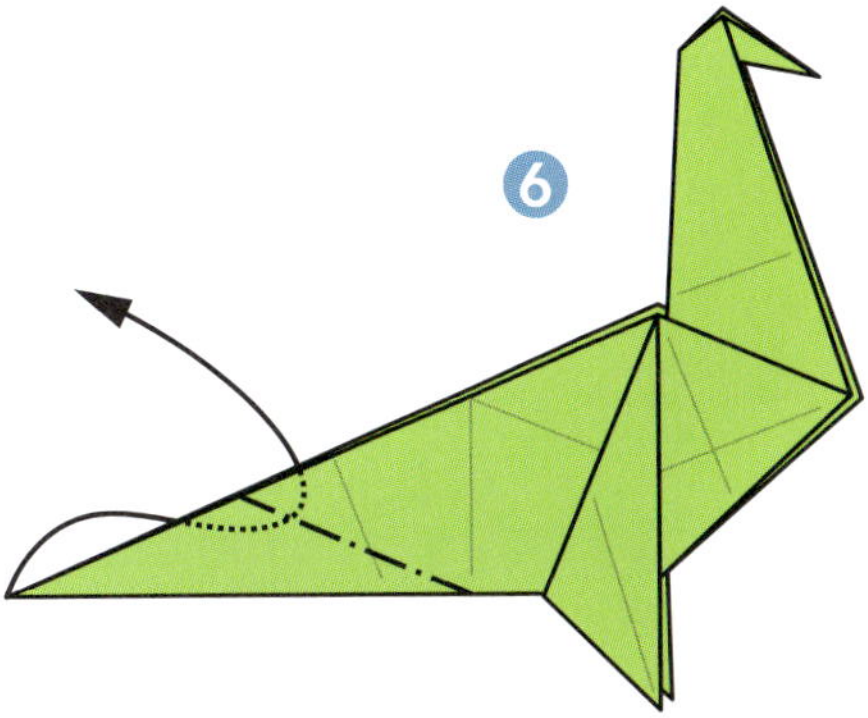

尾の部分の角度を決めて
内側に折り込むように
中割折りにする

7

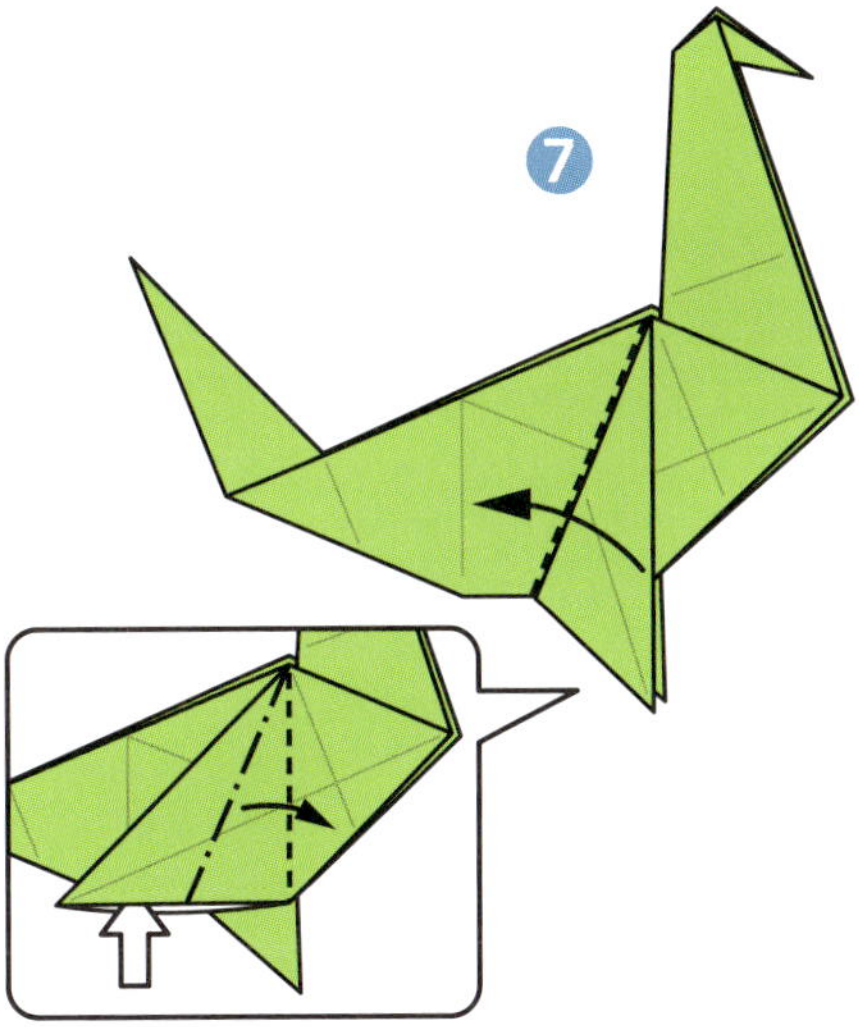

足の部分を開いて
つぶすように折る
（反対側も同様）

完成

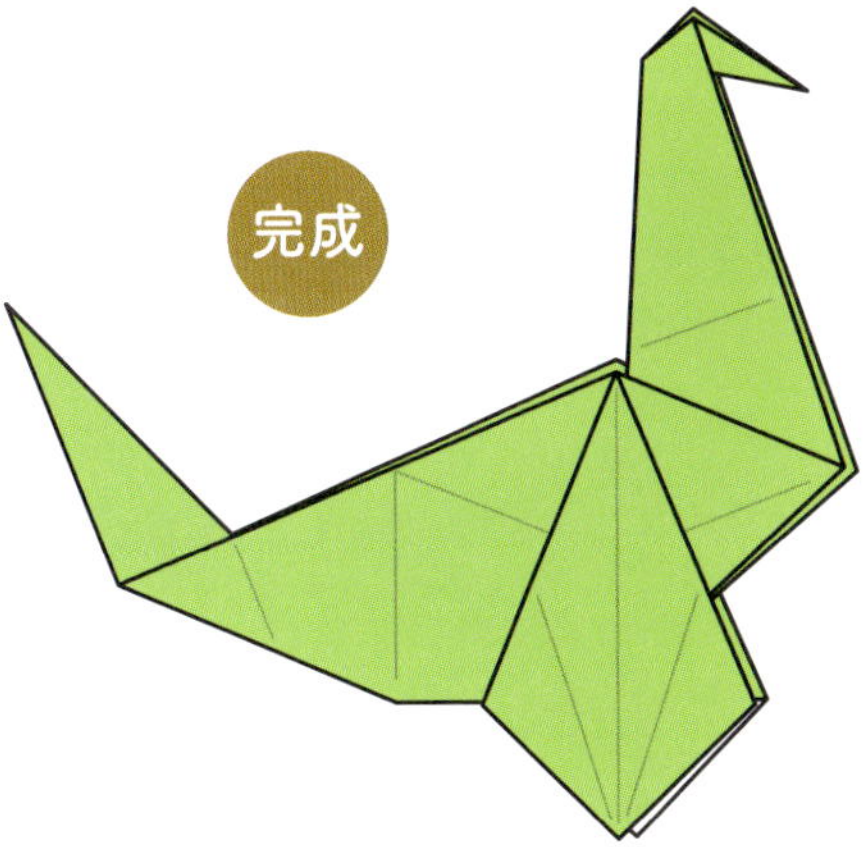

足の部分は少し膨らみを
もたせるのがポイント

脳活おりがみ 07

鶴から七変化「スワン（白鳥）」

鶴の折り方を基本に、途中から少し違う折り方をしたり、折る部分を長くしたり、短くしたりと、少しいじっていくだけで、いろんな鳥にアレンジできます。

鳥は、大別すると、顔（くちばし）、首、胴体、羽、足、尾の6つのパーツからできています。この6つのパーツの特徴をよく観察して、表現します。

普通の鶴から発想を得て、タンチョウヅル（折り方は前著に掲載）を折り、そのあと、もっとほかの鳥も作りたいと思ったときに浮かんだのがスワン（白鳥）でした。

実物も見たことがありますし、「白鳥の湖」はバレエの演目にもなっています。頭の中で、白鳥は鮮明な印象がありました。

私が思う白鳥の特徴は、

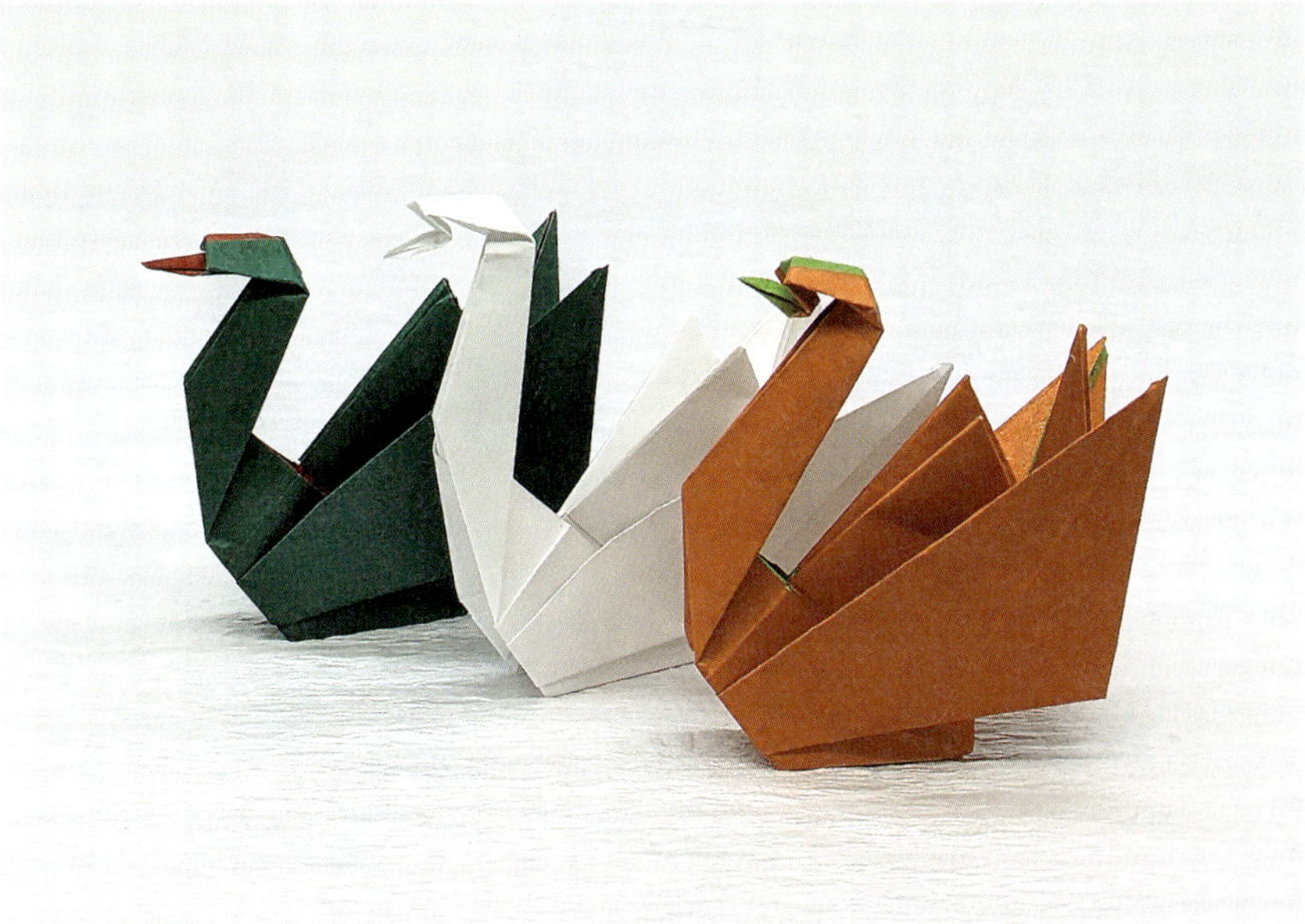

- **全体的に色は純白**
- **くちばしが鋭く黒と黄色になっている**
- **湖で胸（首の付け根のほう）を張って優雅に泳いでいる**

というものです。自分なりの印象を頭に浮かべて、手を動かしていきました。

顔（くちばし）と足を意識して変えるだけでも、カラスにしたり、白鳥にしたり、七変化できます。これがおもしろいところです。

イメージするには観察が大切です。

図鑑やインターネットも見ますが、リアルな動物を見られればそれがいちばんいいでしょう。

そのために「家族で旅行に行く」、なんていうこともよいかもしれませんね。

脳活おりがみ 08

鳥を作ると飛ばしたくなる「飛ぶ白鳥」

おりがみで、鶴などの「鳥類」を折っていると、むくむくと湧いてくるのが、「飛ばしたい」という気持ちです。空を飛んでこそ鳥（飛ばない鳥もいますが）。やはり飛んでいる姿を折ってみたいと思ってしまうのです。白鳥もしかり。湖に浮かんだ姿をイメージしながら折ったあとは、飛ばしてあげたくなりました。

鳥は、当然ですが、種類によって飛んでいる姿も異なります。

サギは首をS字型に曲げていますし、鶴も少し首を曲げて飛びます。

鳥や動物を折るときは、それぞれの部位の特徴をつかむことを大切にしています。飛ぶ白鳥も、おりがみを手にして、インターネットで白鳥が飛ぶ画像をあれこれ見ては、折ってみて、特徴を捉えて完成させました。

折るときには、7割ほどは湖に浮かんだ白鳥と同じで、首や足を作るときに工夫して

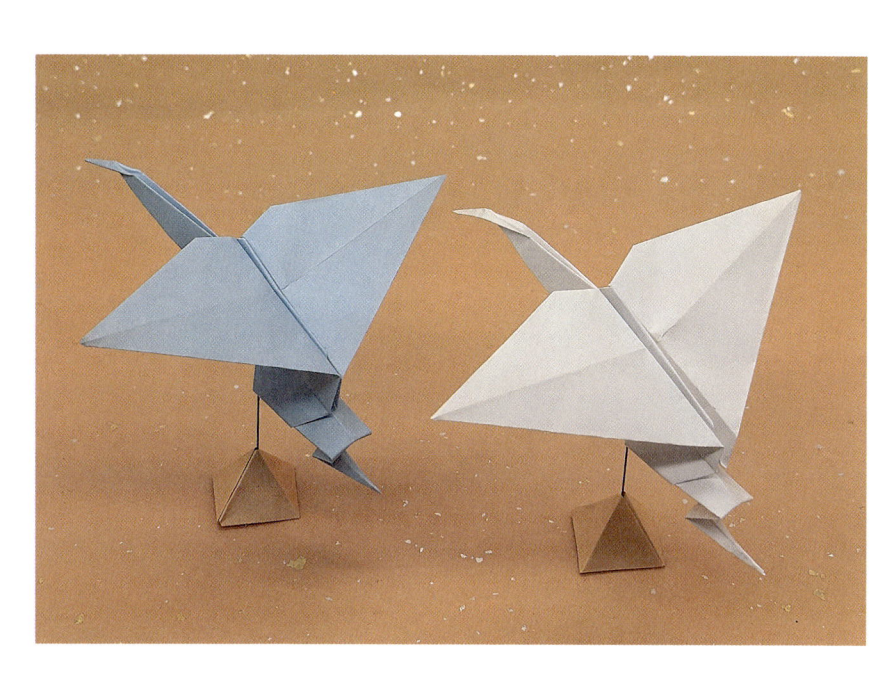

白鳥らしさを出します。
　飛ぶ白鳥の特徴のひとつは首です。数千キロを飛ぶ渡り鳥の代表格だけあって、いかにも「前へ、前へ」と進むように首をピンと伸ばしています。
　くちばしは心持ち曲げつつも前方に向けます。首からくちばしまでほとんど水平に近いです。折るときには、できるだけ首を細くシュッとさせると、「前へ」進む勢いを表現できます。
　もうひとつの特徴は短めの尾と短めの足です。鶴であれば、尾のほうもピンと伸ばしますが、白鳥は尾の部分を折り込んで短くします。そして、**短い尾の下に足がちょこんとぶら下がった形にする**。そんなイメージで折りました。

スワン（白鳥）の折り方

基本折り筋B

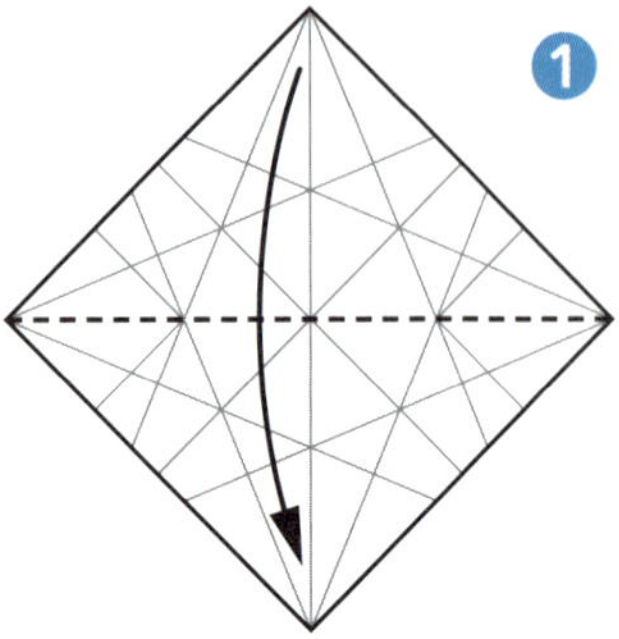

三角に折る

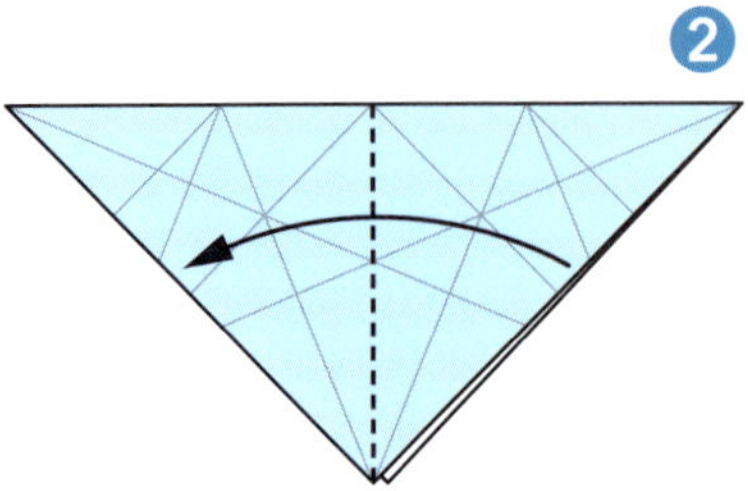

三角に折る

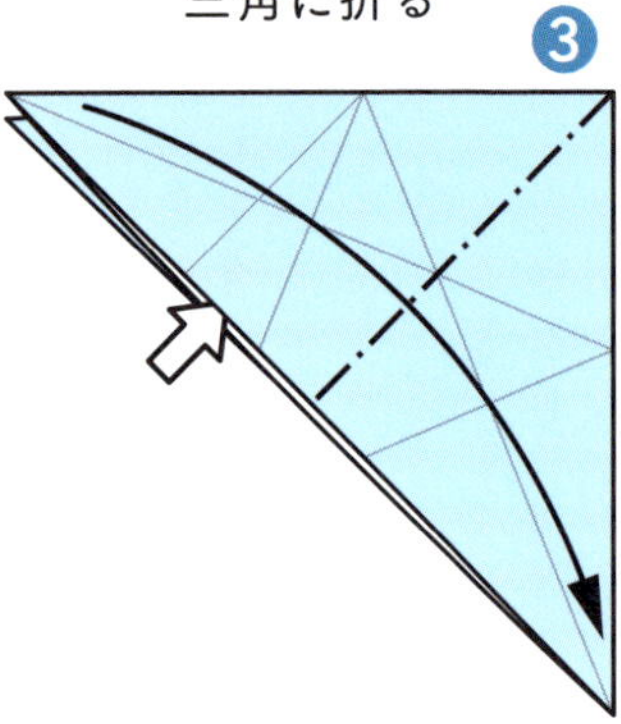

内側を広げ、つぶすように折る

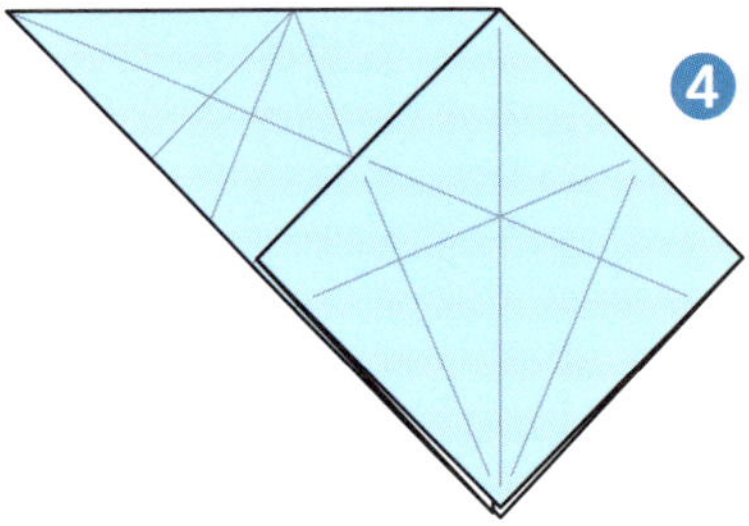

反対側も同様に折る

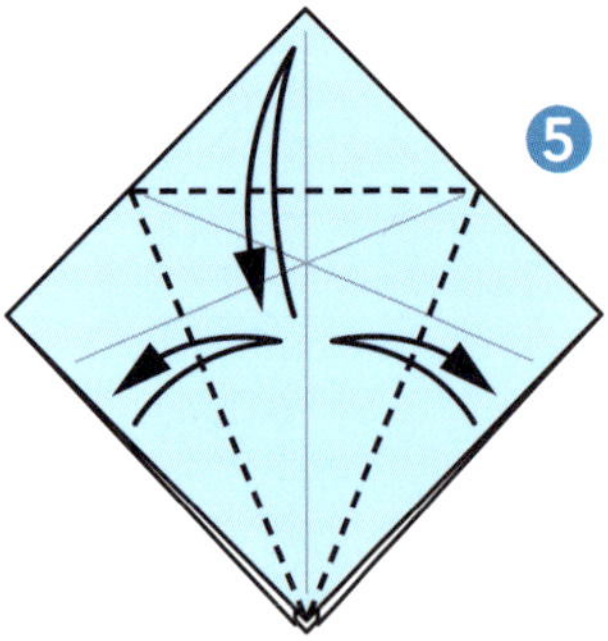

折り筋を目安に
しっかり折り、戻す
（あらためて折り筋をつける）

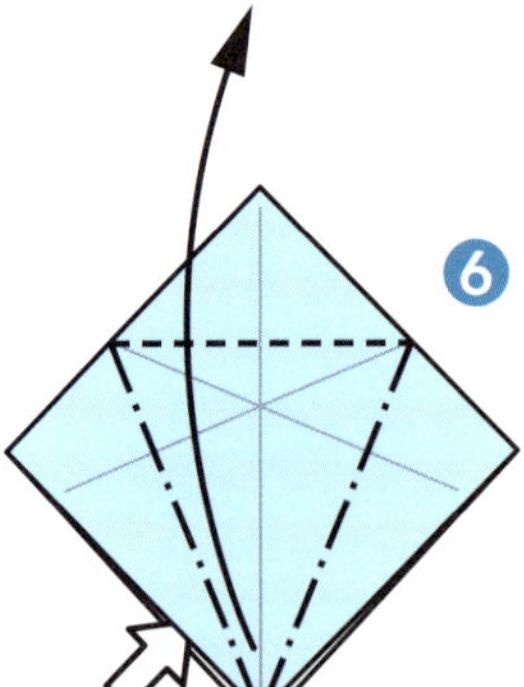

内側を広げ、つぶすように折る
（反対側も同様）

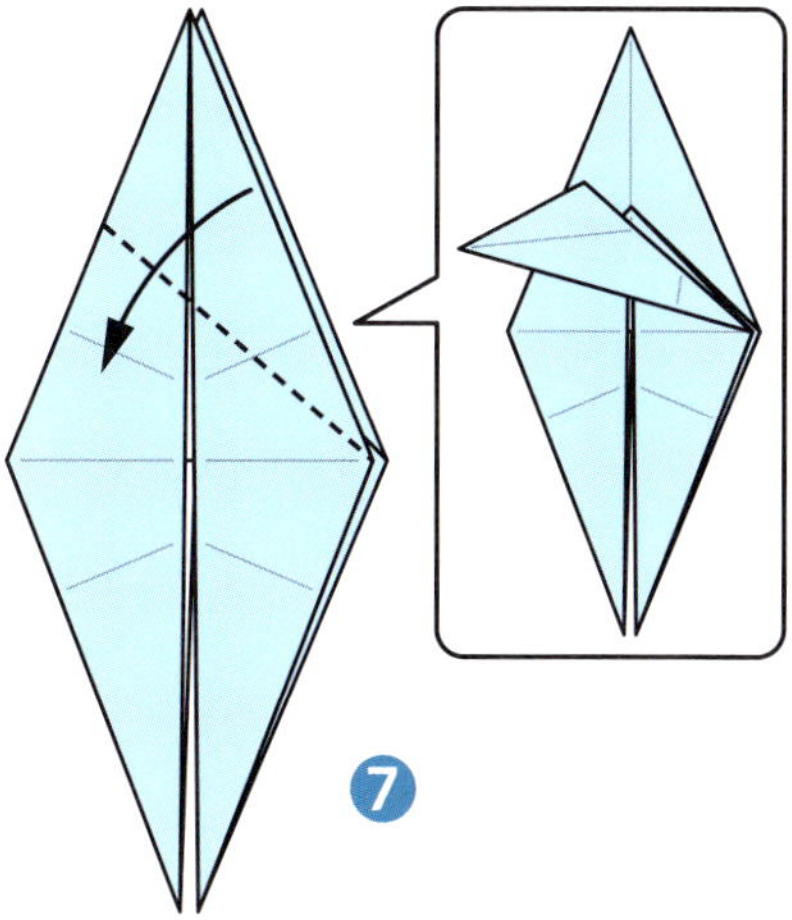

内側の三角の部分が
少し出る位置で折り、羽を作る
（反対側も同様）

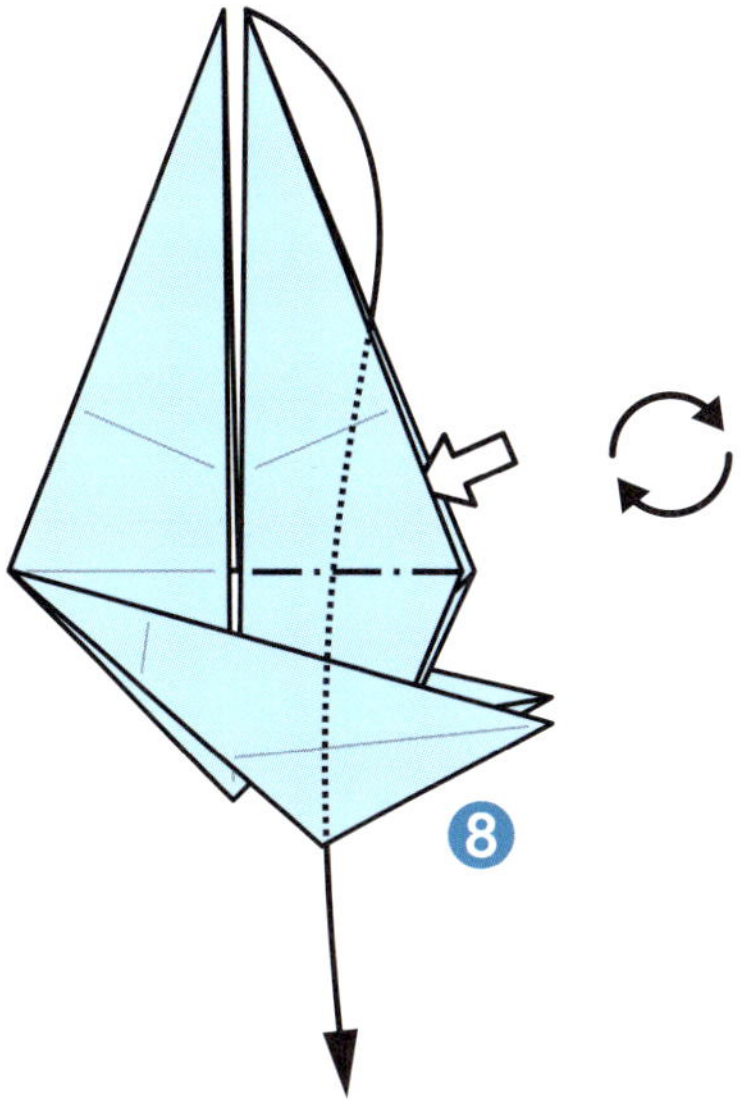

向きを変えて中割折りで
折り下げる

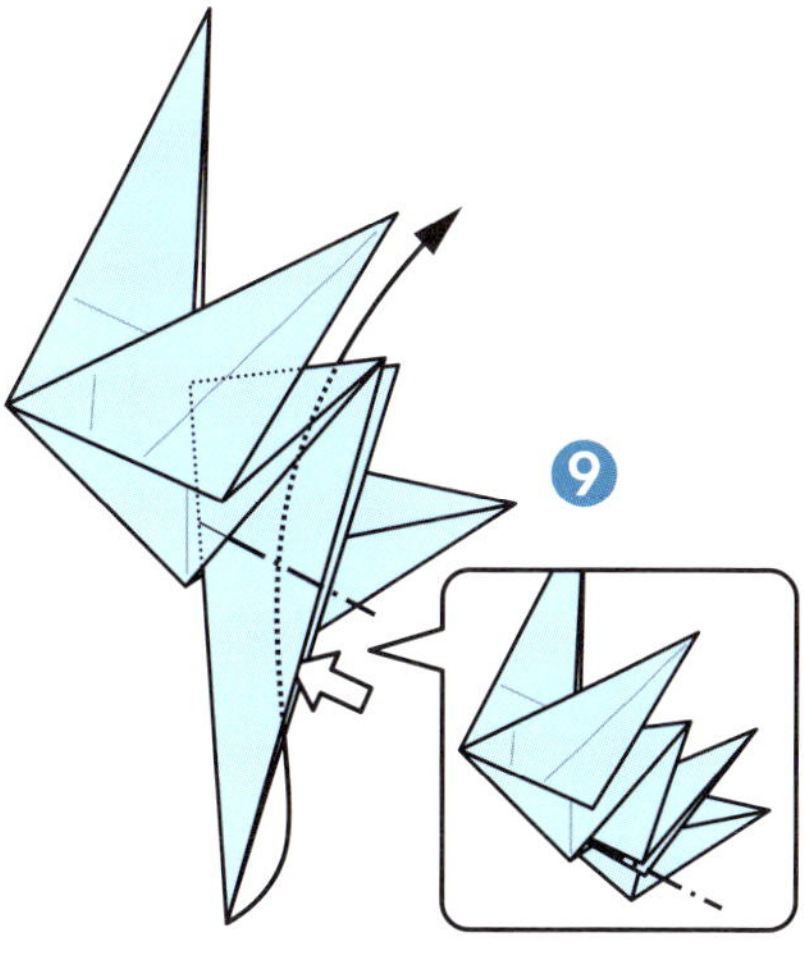

先端が羽の間から
少し出るように折り、尾を作る

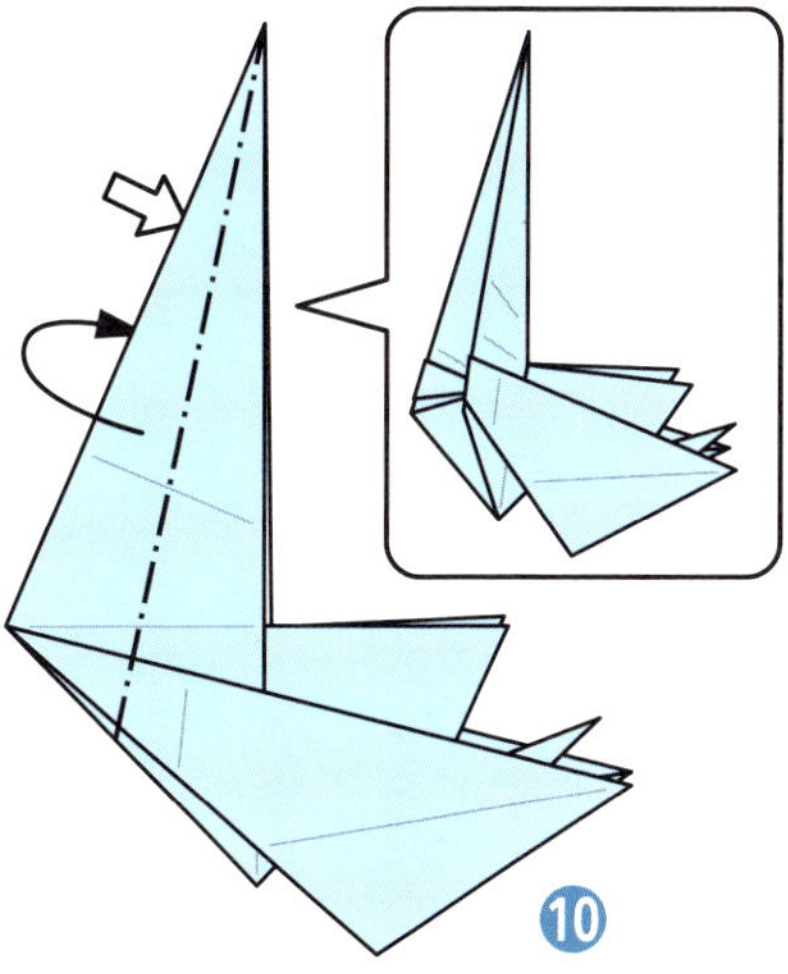

前の部分を内側に折り込む

11

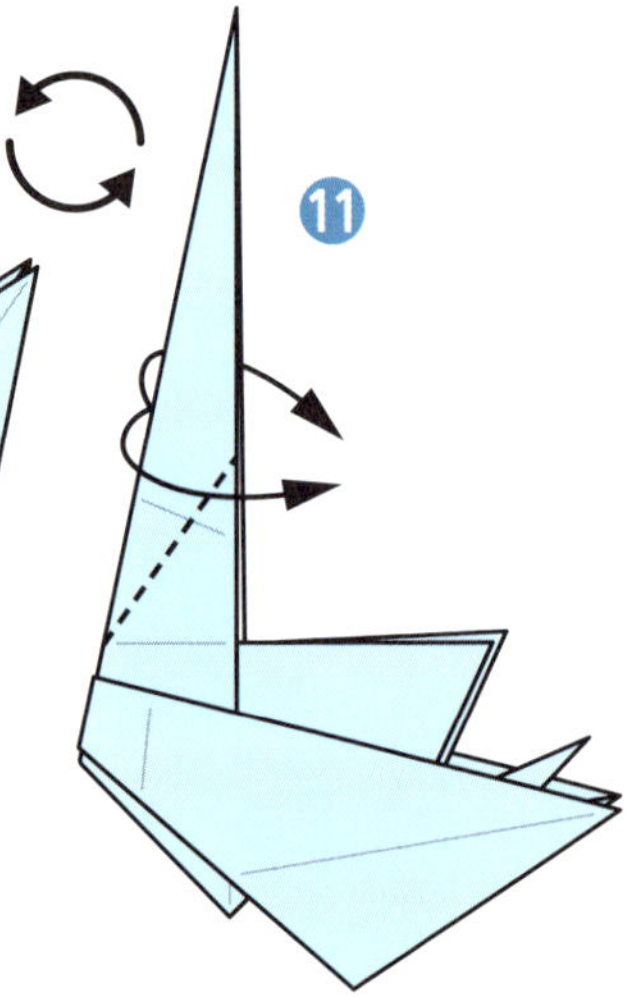

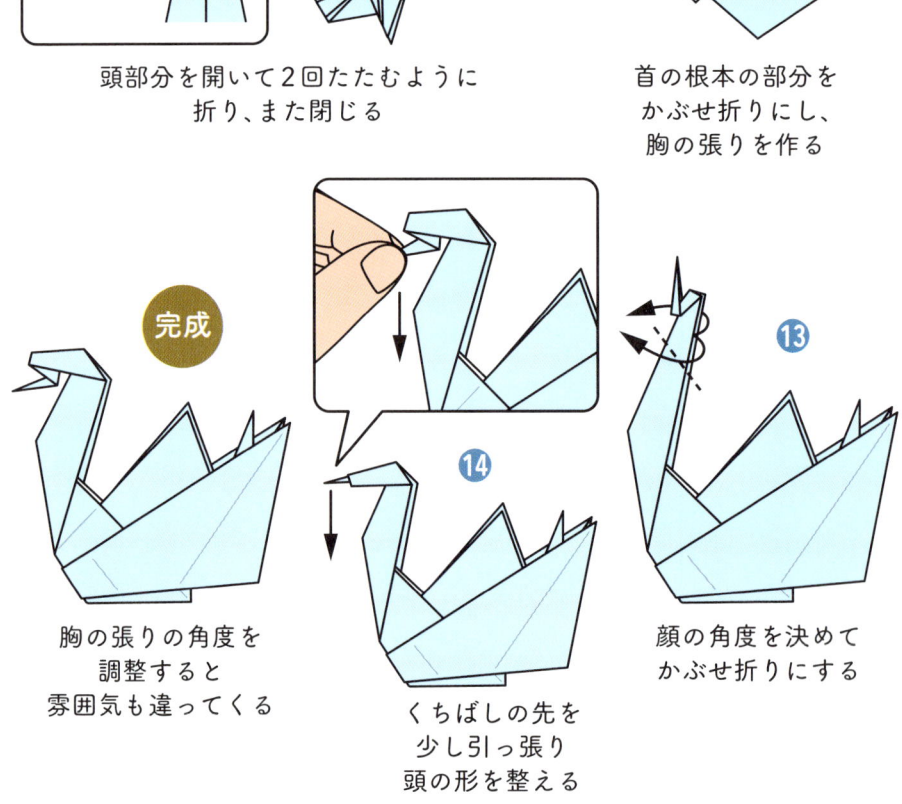

首の根本の部分を
かぶせ折りにし、
胸の張りを作る

12

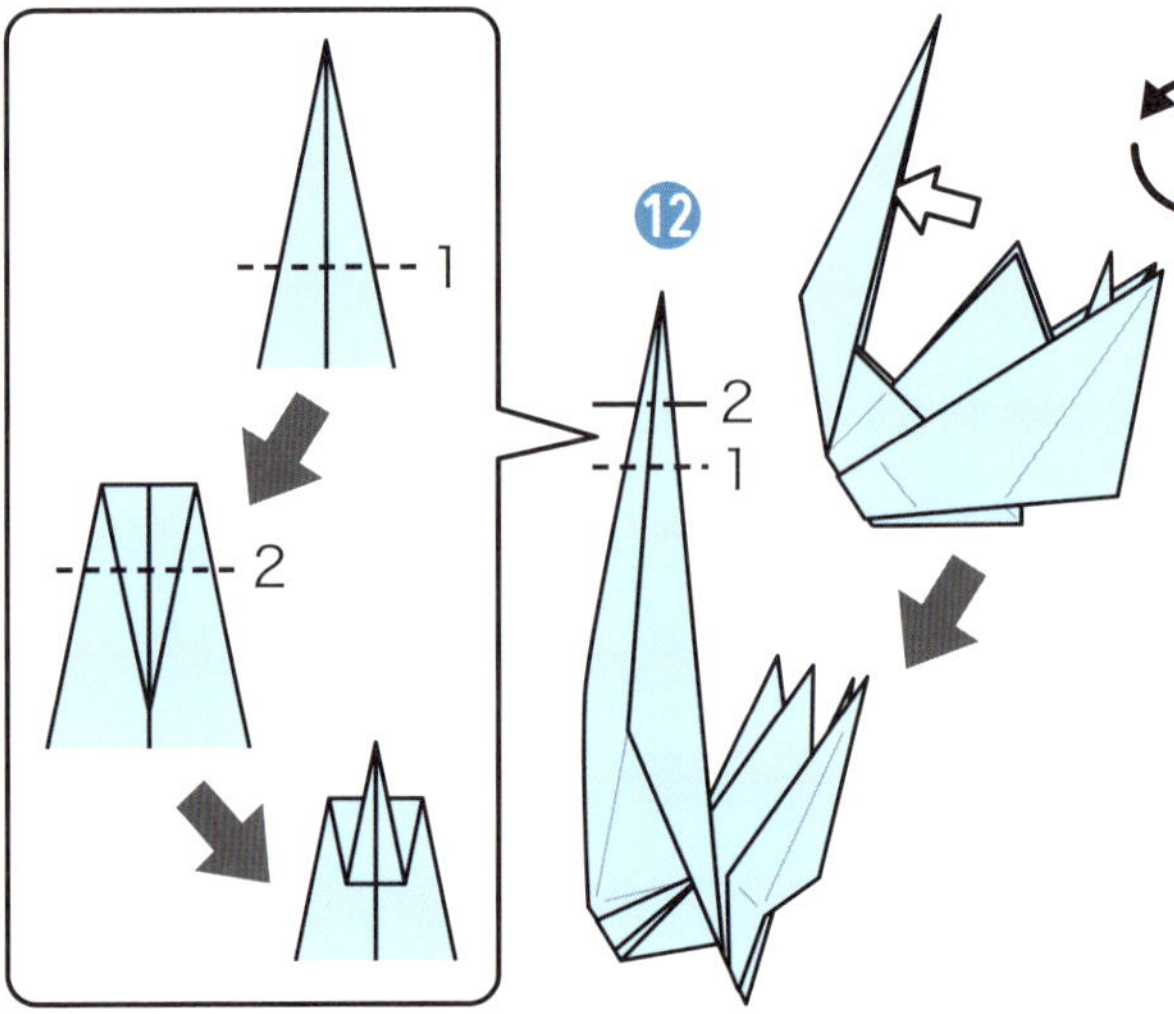

頭部分を開いて2回たたむように
折り、また閉じる

13

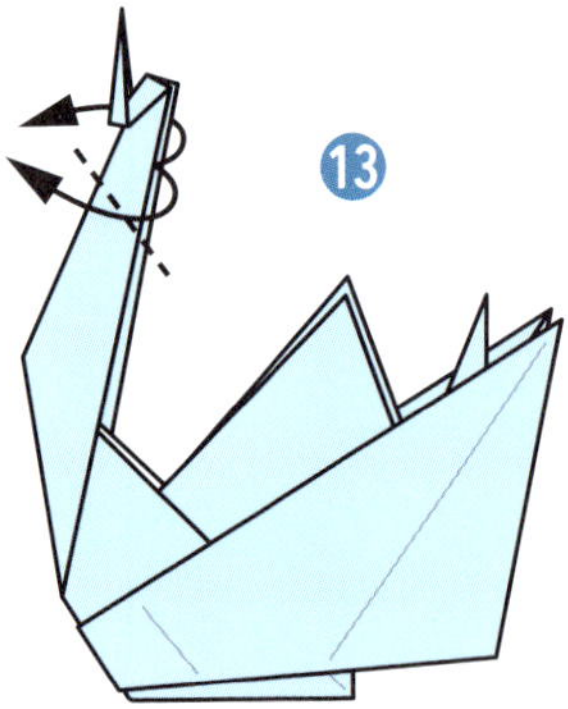

顔の角度を決めて
かぶせ折りにする

14

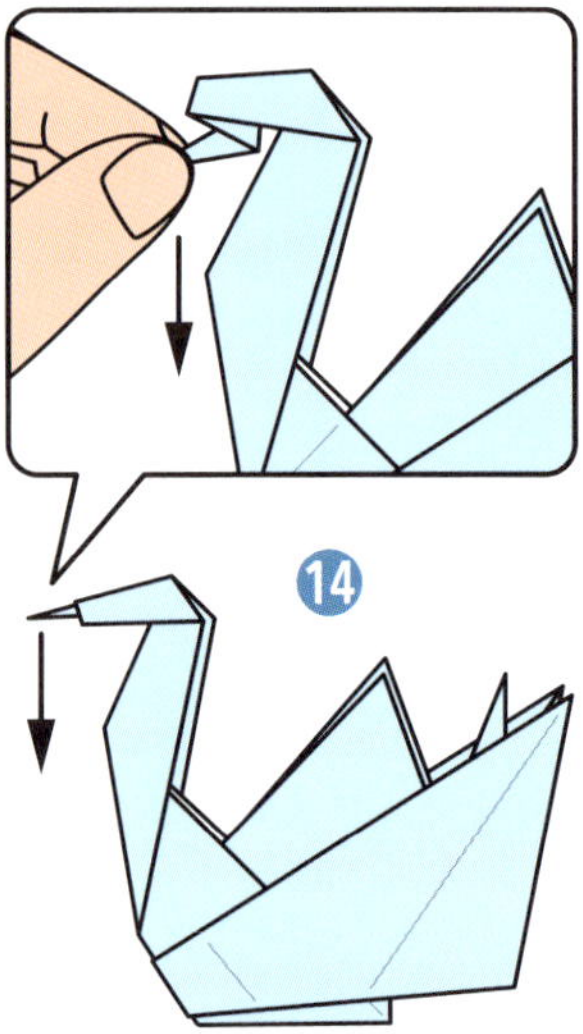

くちばしの先を
少し引っ張り
頭の形を整える

完成

胸の張りの角度を
調整すると
雰囲気も違ってくる

折り方参考
動画はコチラ

飛ぶ白鳥の折り方

基本折り筋B

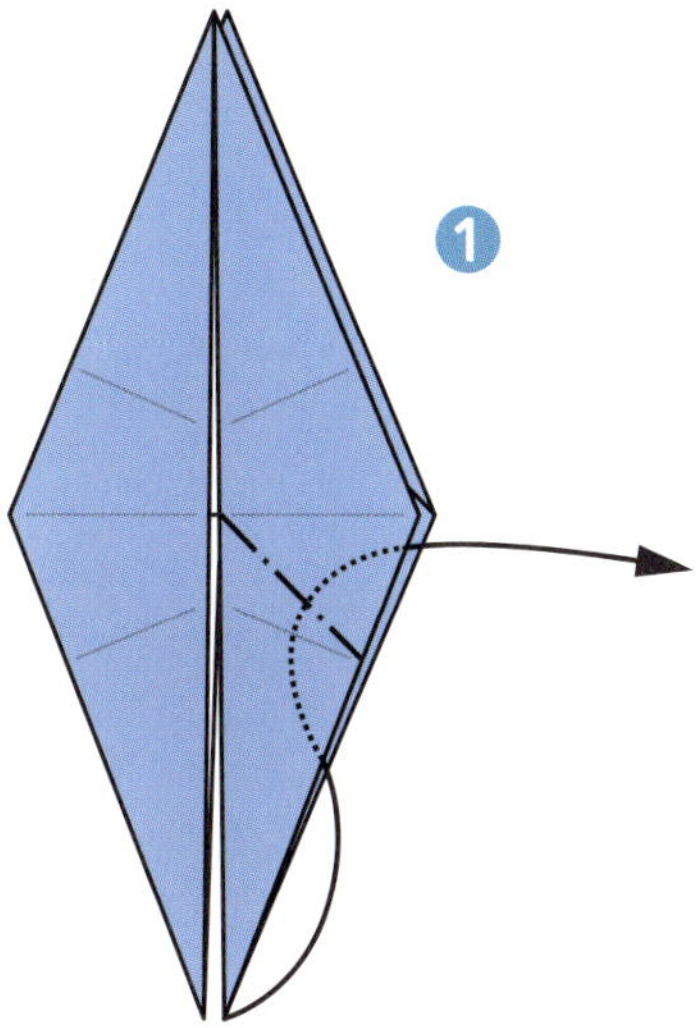

❶ スワンの工程❶～❻の要領で折ったあと、垂直になるよう中割折りにする

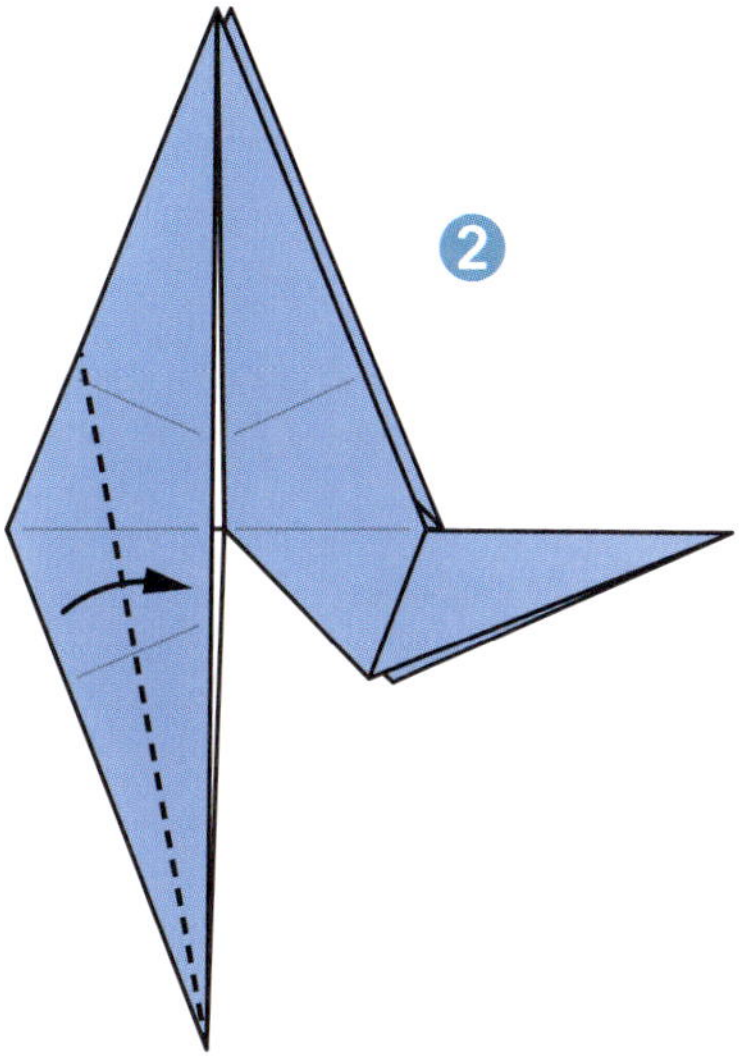

❷ 中心線に合わせて折る（反対側も同様）

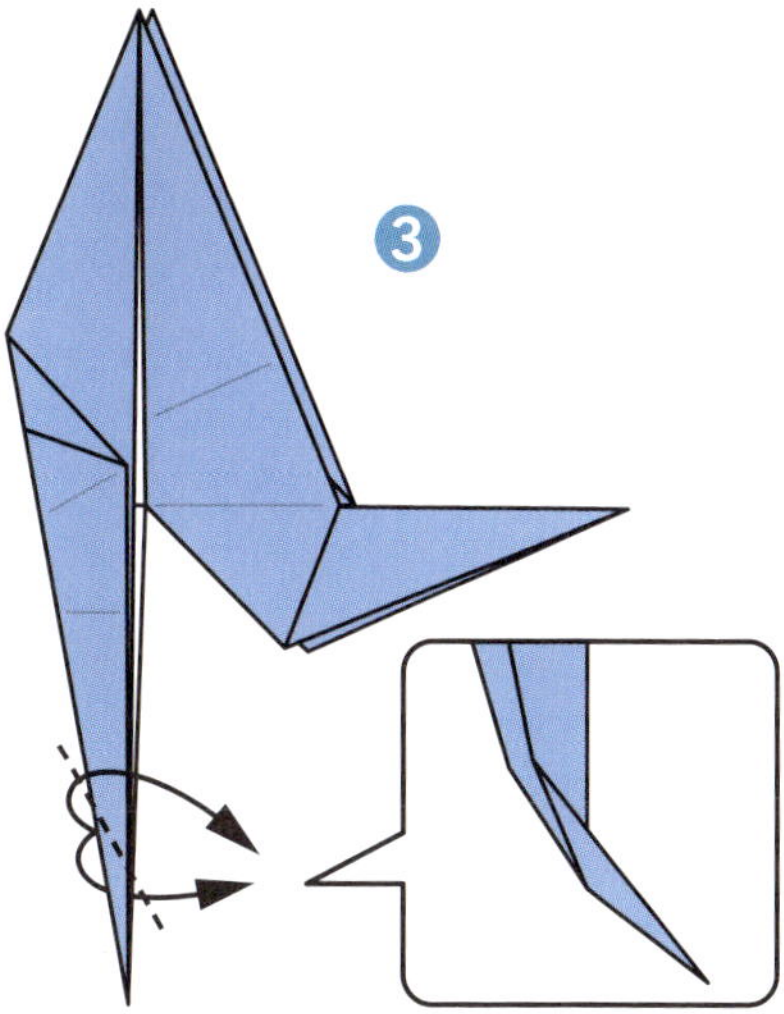

❸ かぶせ折りにして顔を作る

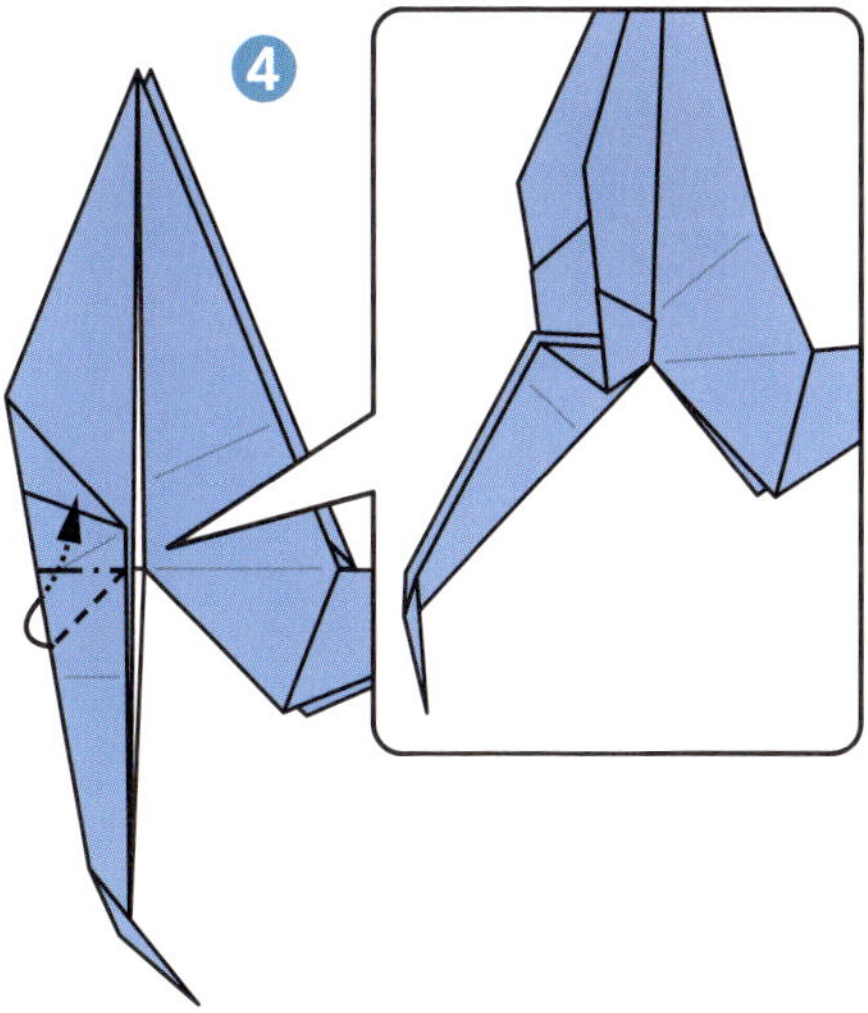

❹ 斜めに折り筋をつけた部分をつまみながら内側に折り込む

5

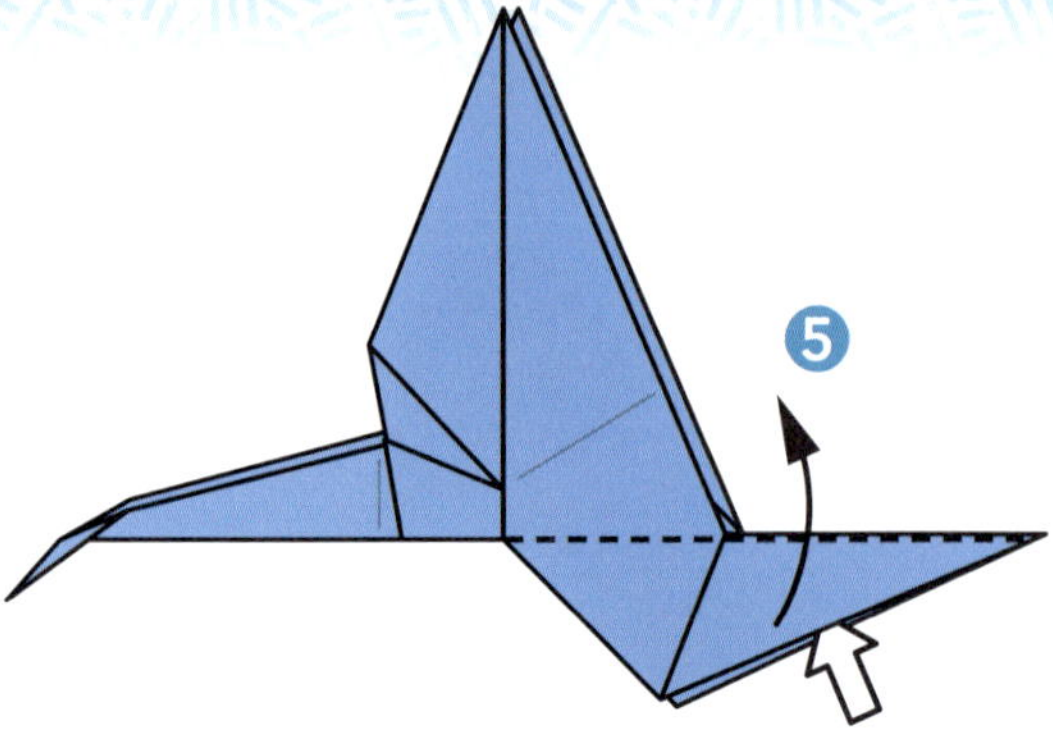

上に開く

6

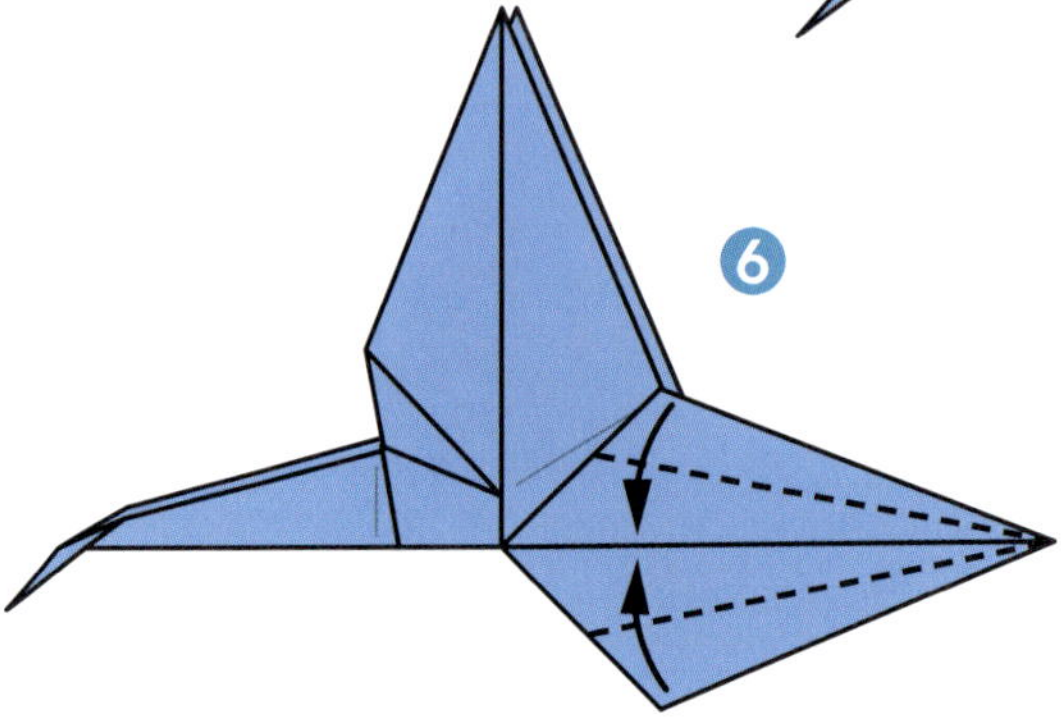

中心線に合わせて折る

7

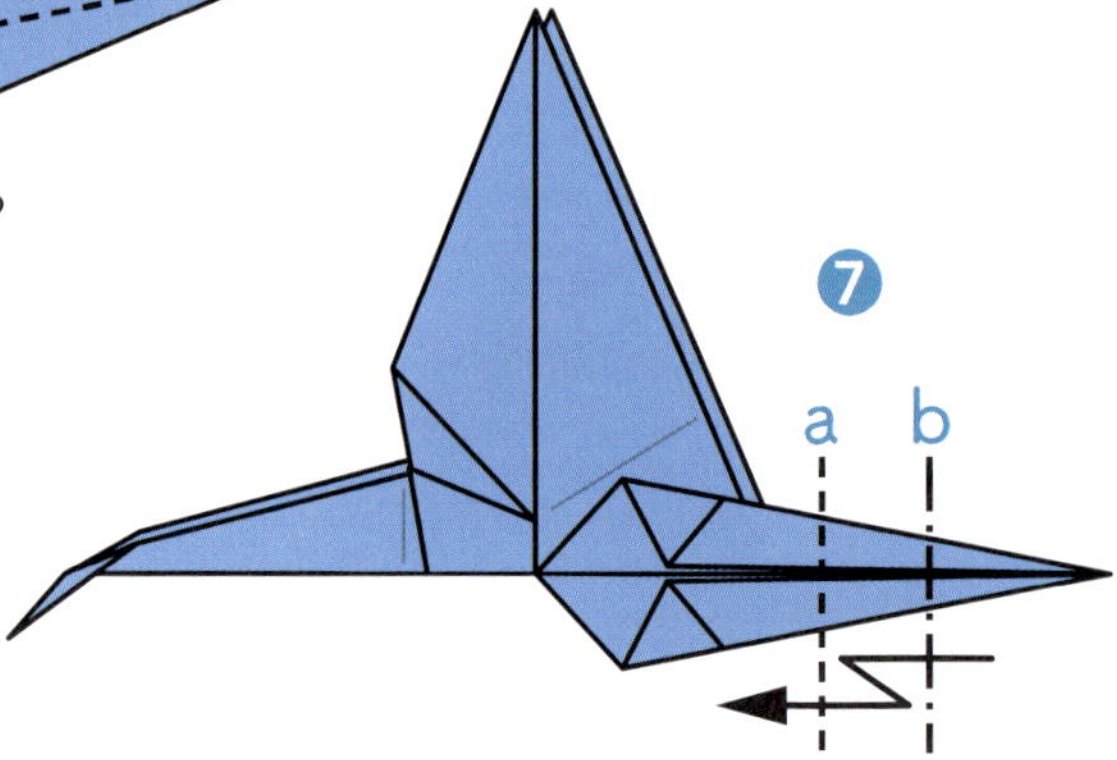

a（谷折り）とb（山折り）の
位置で折りたたむ

8

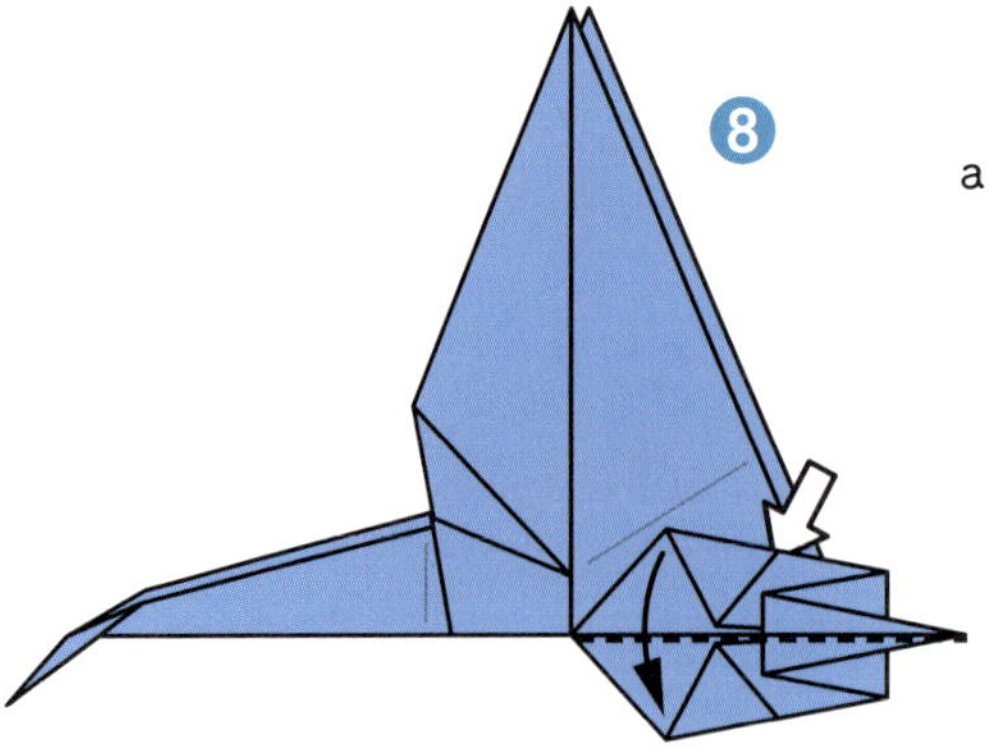

真ん中から半分に折る

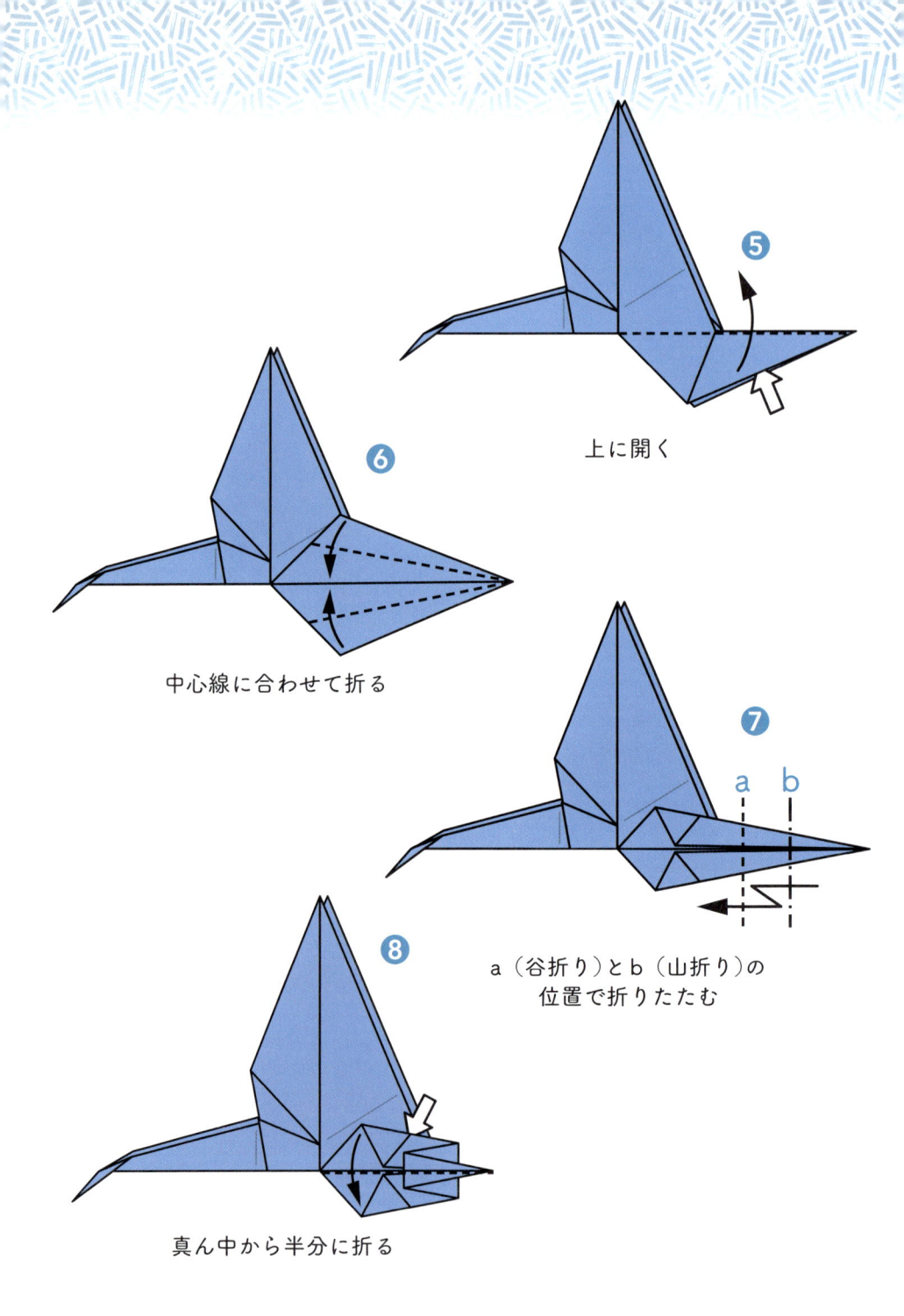

折り方参考
動画はコチラ

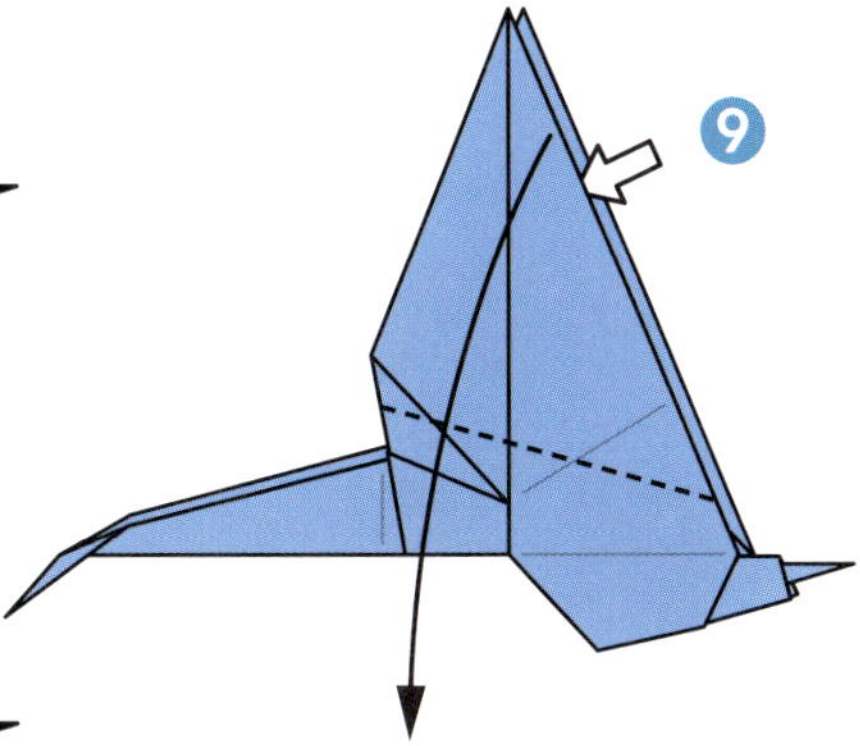

羽の角度を決めて折る
（反対側も同様）

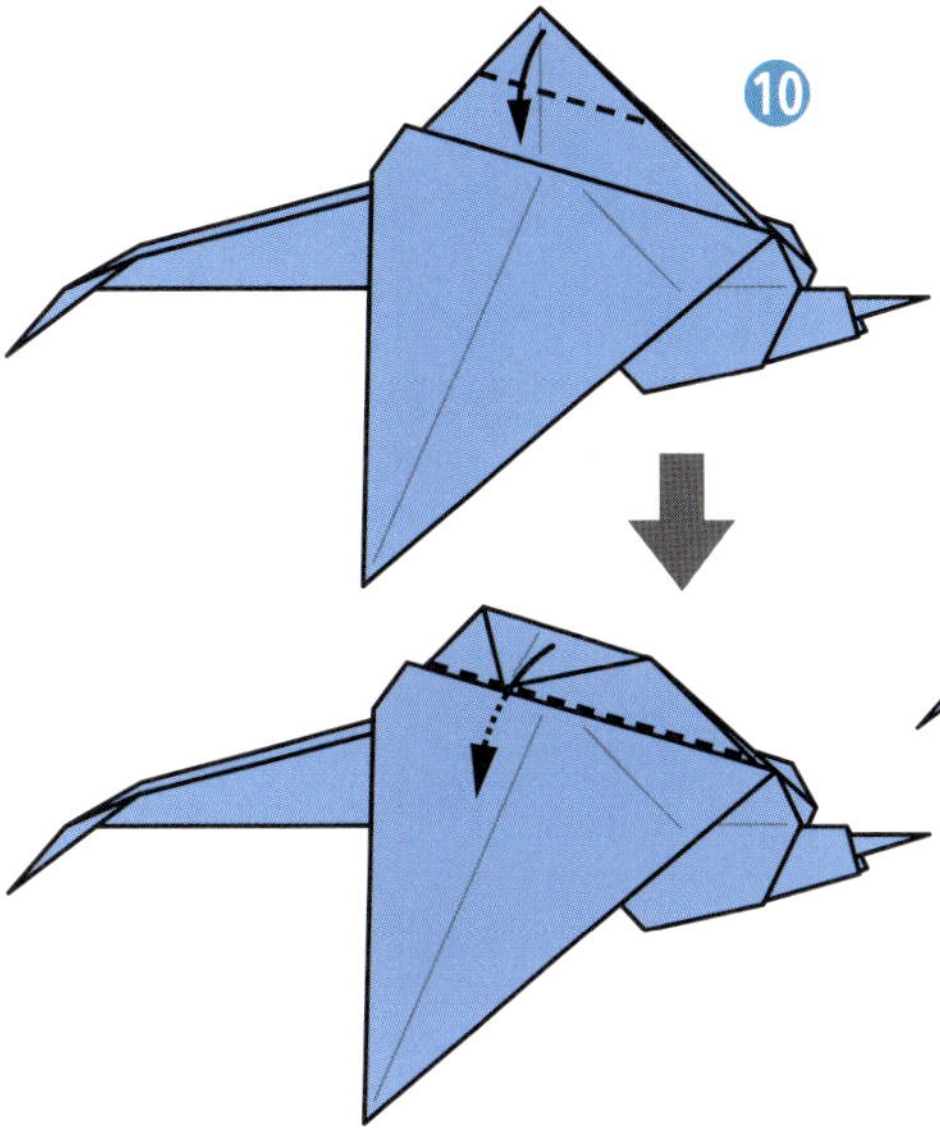

背の部分を羽の間に
たたむように折り込む

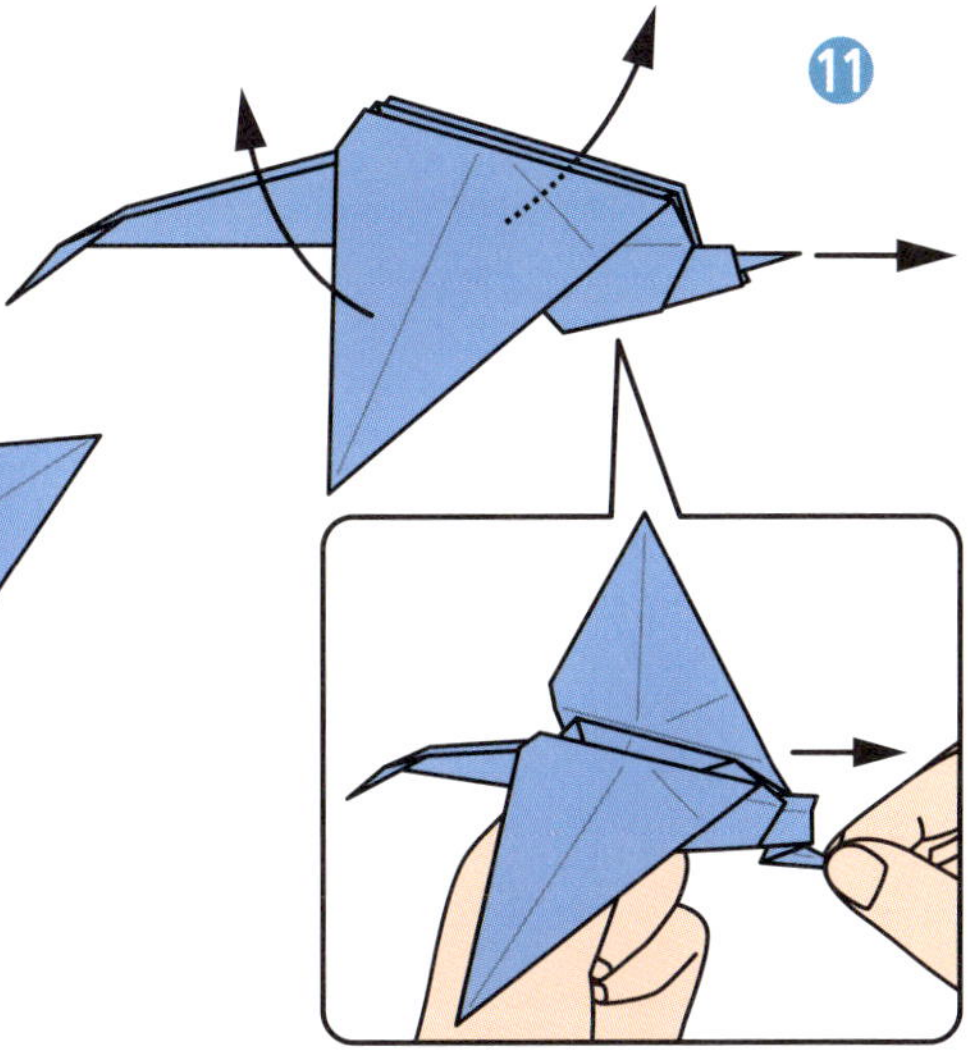

両方の羽を広げ、足の部分を
少し引っ張り出す

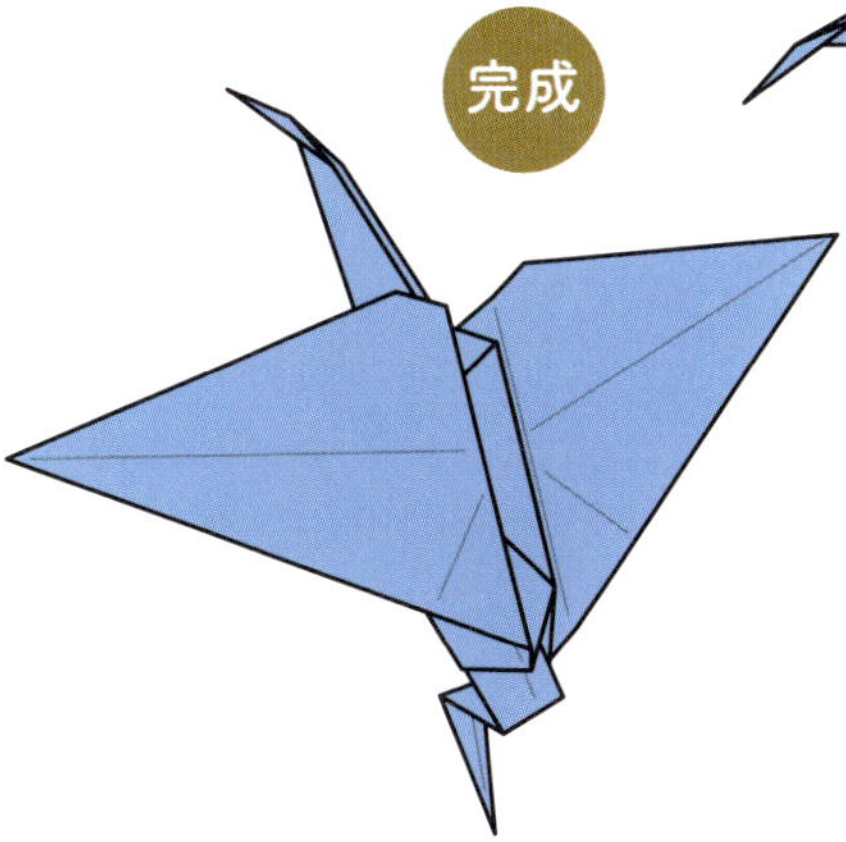

足の部分が少しぶら下がって
いるような雰囲気を出すのが
ポイント

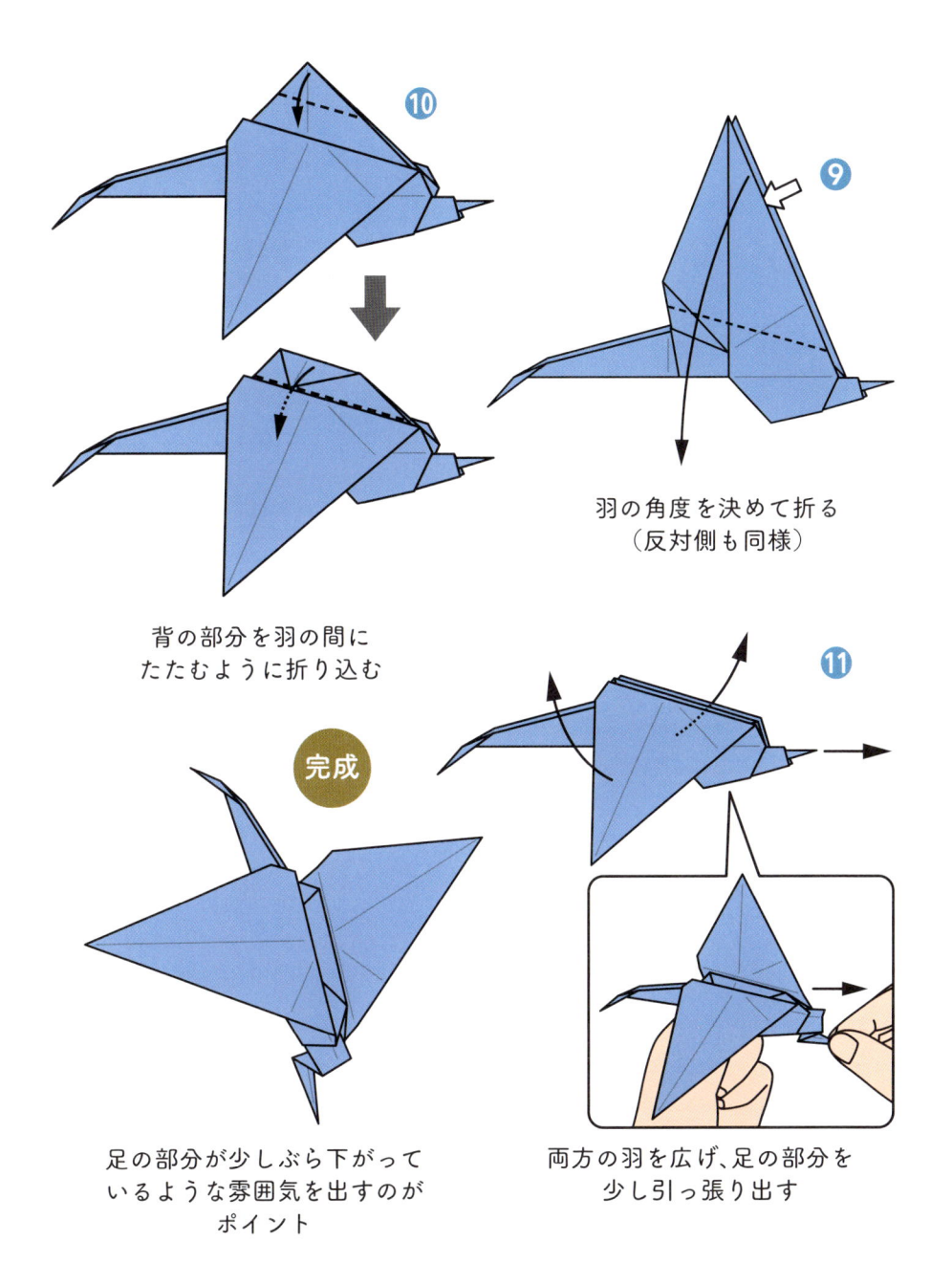

脳活
おりがみ
09

縁起のよい「金色キツネ」はシャープなイメージで

お伝えしてきたように、どんな動物もだいたいやっこさんベースと鶴ベースでできます。作り始めるとおもしろくなり、手当たり次第に動物を作っていたときに、犬（折り方は前著に掲載）のアレンジでできあがったのがキツネです。

キツネは稲荷神社に祀《まつ》られていることからもわかるように縁起のよい動物。風水では「黄色」や「金色」が富や繁栄をあらわすと聞くので、黄色や金色の紙で折りました。縁起のよい「金色キツネ」のできあがりです。

キツネは、「いかにシンプルに雰囲気を折り出すか」といった、私の目指すおりがみの中の代表といえます。

大事なのは「とがっている」「シャープ」「細い」というイメージ。なので、折るときに耳や顔、尾をとがらせます。おりがみでは、丸みを作るのは少し複雑ですが、とがらせるのは難しくありません。その点からいってもキツネは簡単です。

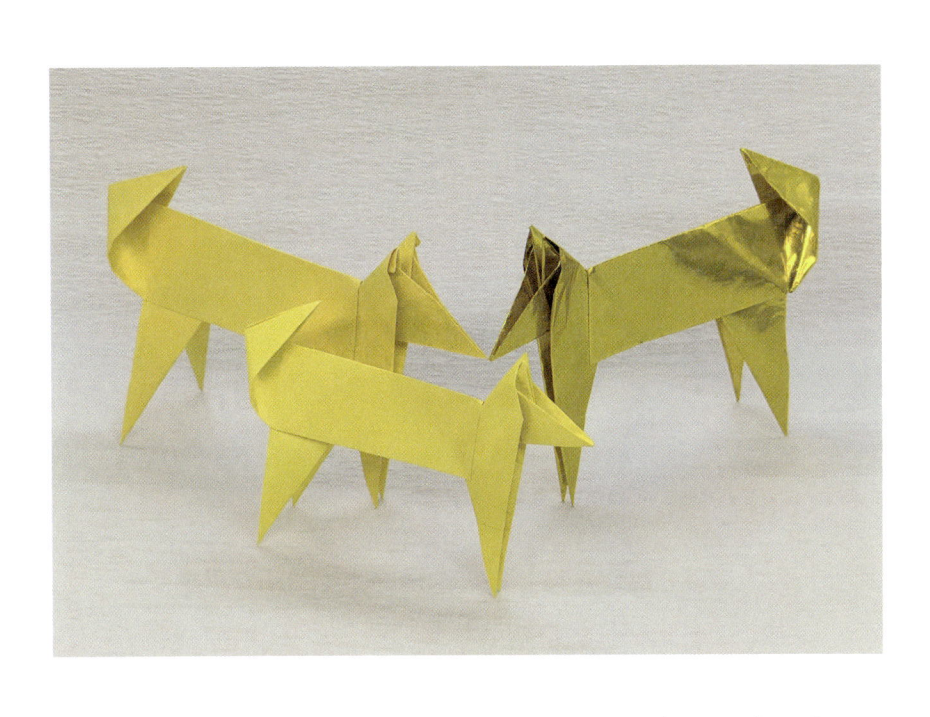

犬はペットとして飼われていて種類も多いですから、人によっていろんな表情が思い浮かぶと思います。おねだりしているような表情や、ちょっと振り向いたときの愛嬌のある顔とか。だから、犬を折るときは自分なりにアレンジして鼻の部分をへこませたり、耳を折ってみたりして、顔の表情を作れます。

でも、キツネは犬ほど身近な動物ではありません。

アレンジが不要な分、簡単に折れるのです。フェイスブックのグローバルな公開グループ「Origami Help」に載せたら、海外の方から「シンプルですごいね」というコメントをいただきました。

自分が意図したところでもあり、うれしかったです。

キツネの折り方

基本折り筋A

1

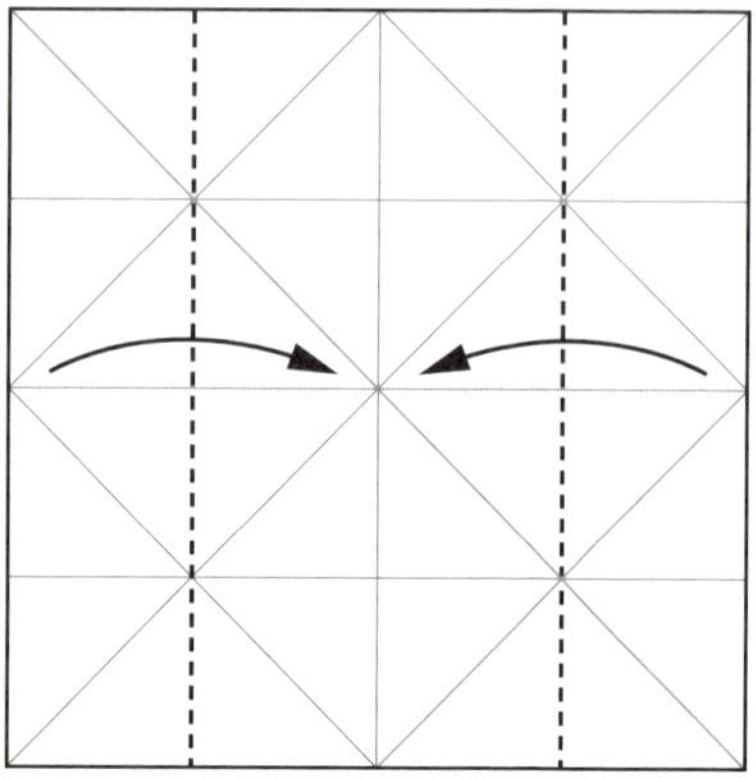

中心線に合わせて折る

2

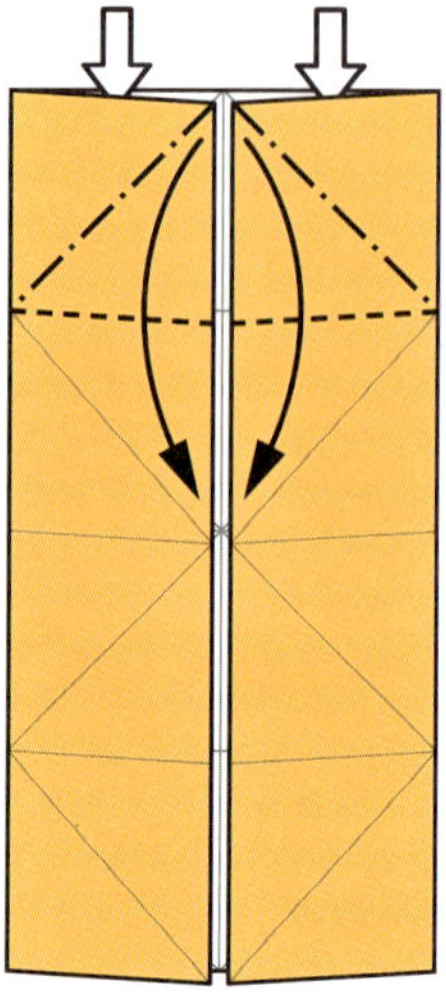

内側を広げ、下につぶす
ように折る

3

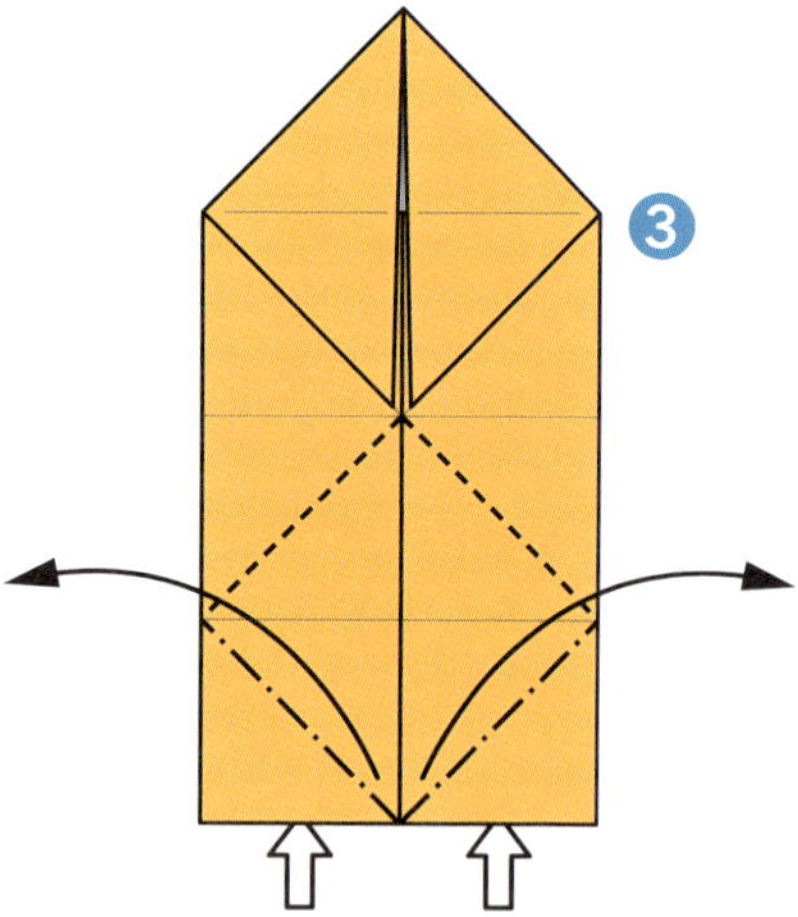

角をつまみ左右に
広げるように折る

4

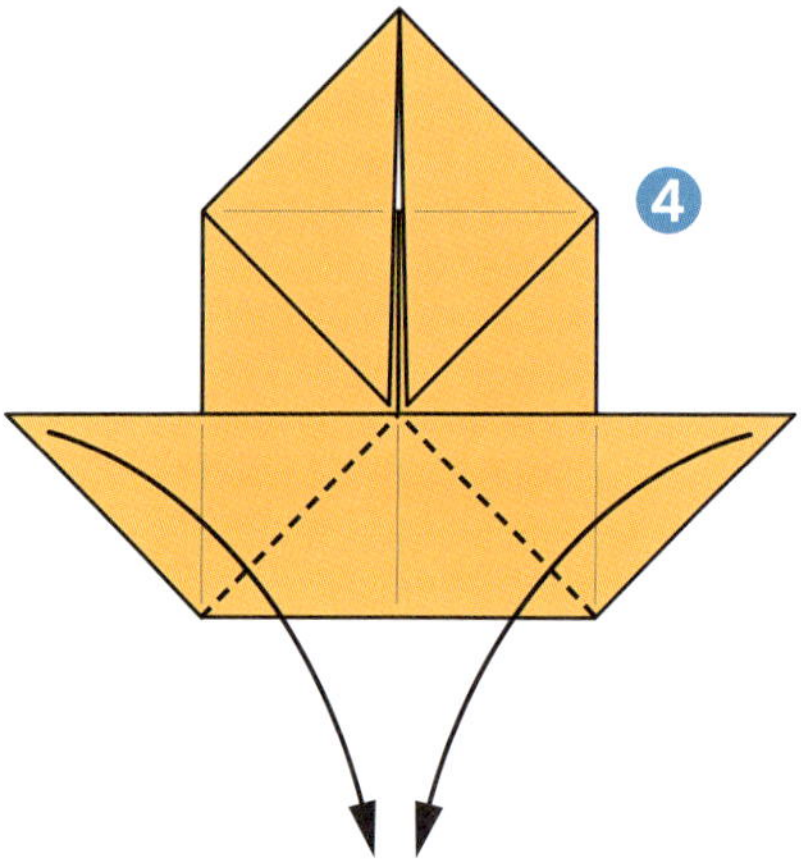

折り筋に沿って折る

折り方参考
動画はコチラ

5

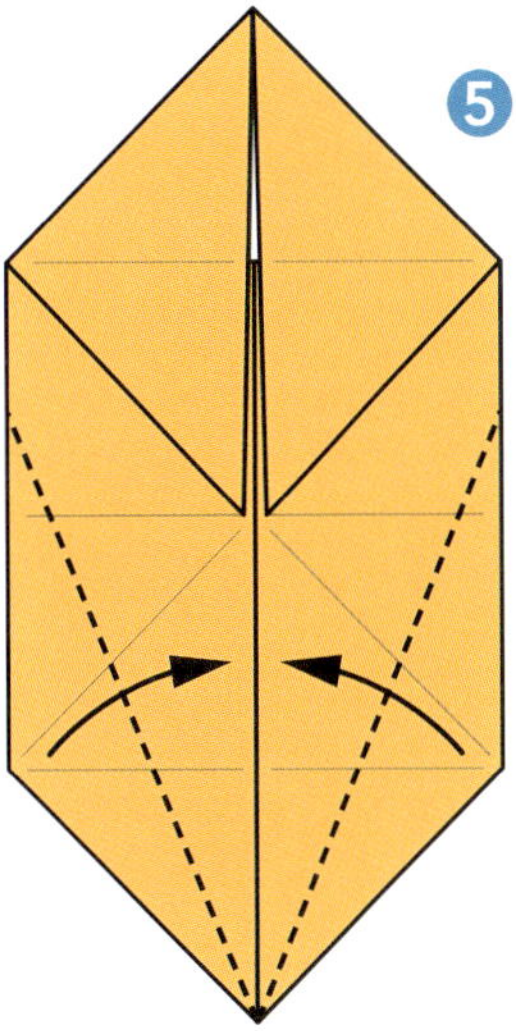

角を中心線に合わせる
ように折る

6

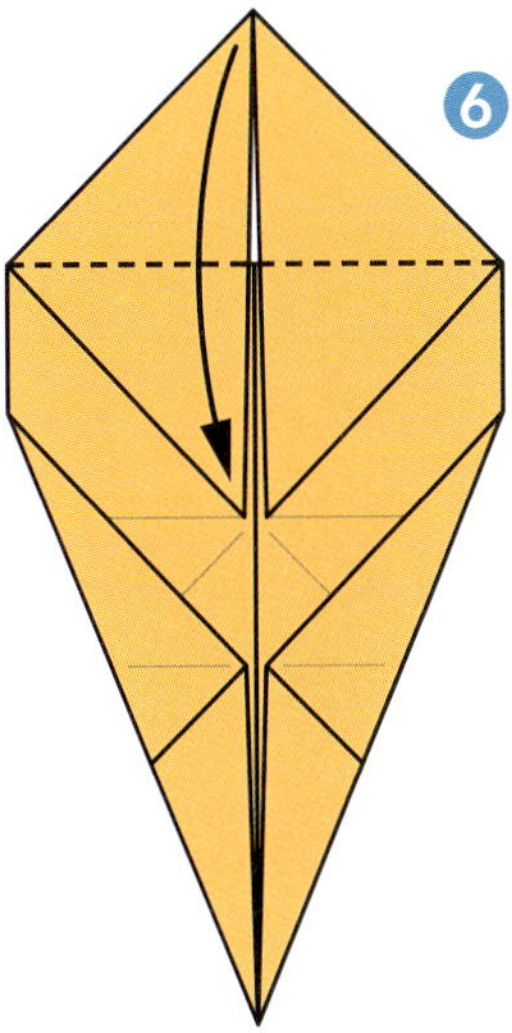

下に折る

7

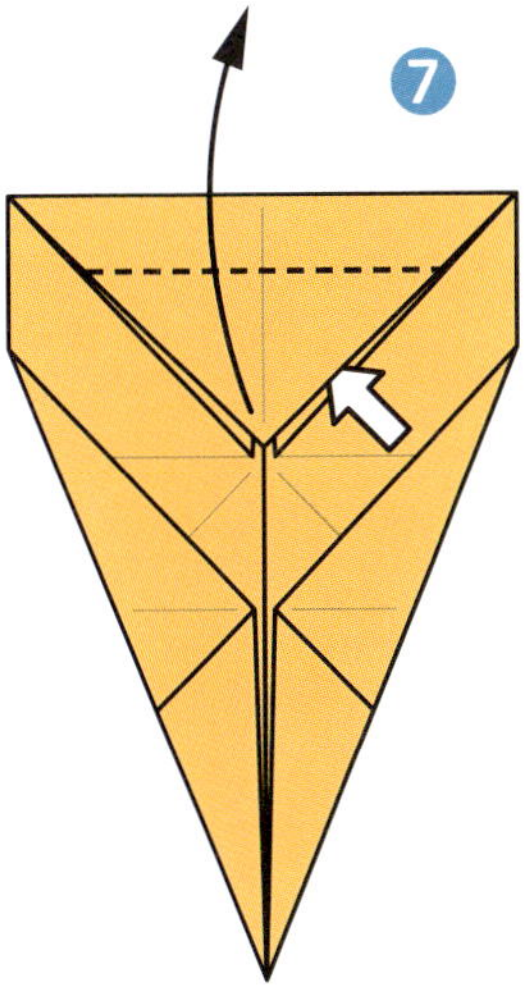

折った部分の
4分の1程度の幅を
目安に折り上げる

8

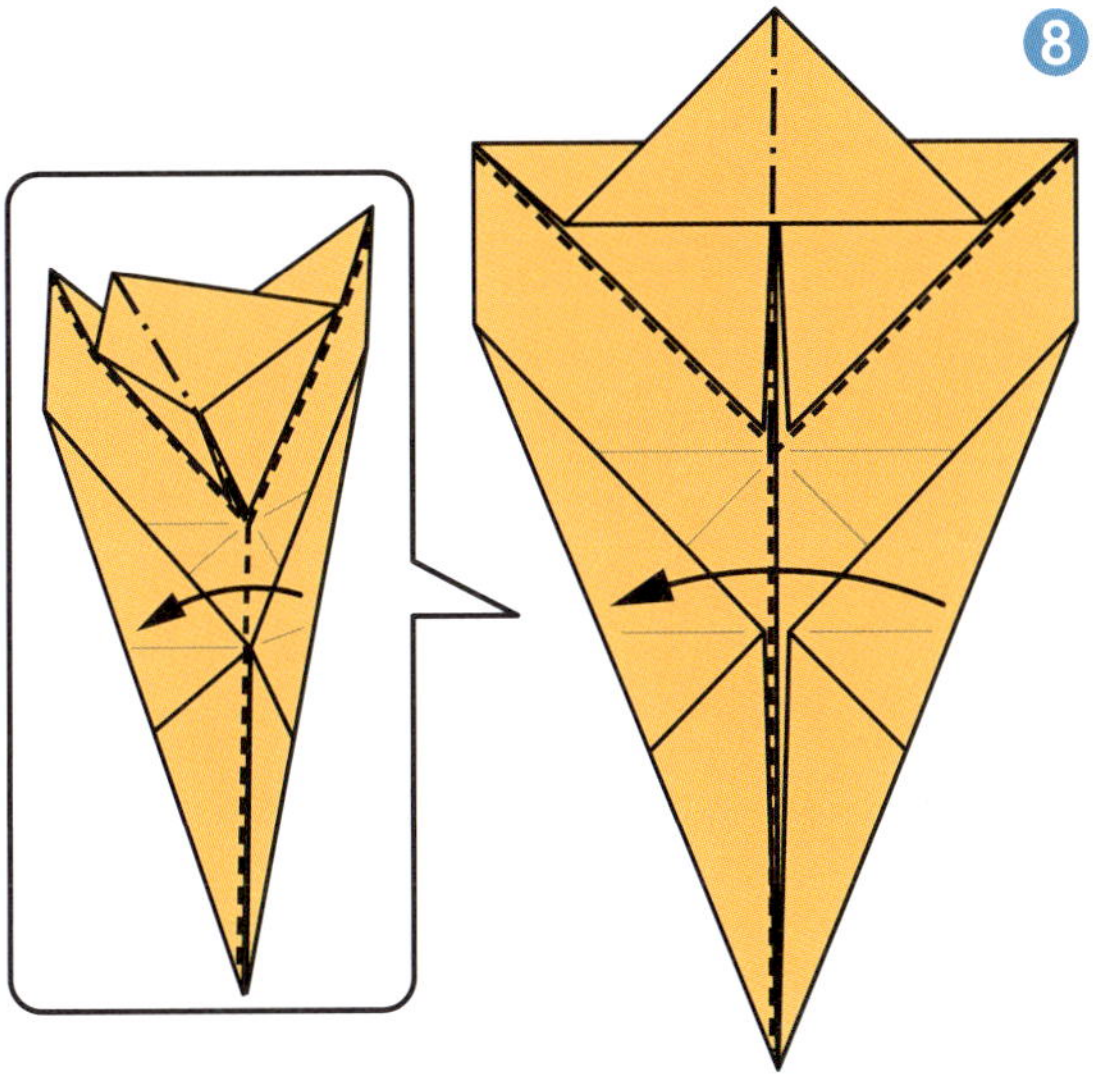

上部を折り筋に沿って手前に
倒しながら内側に半分に折る

9

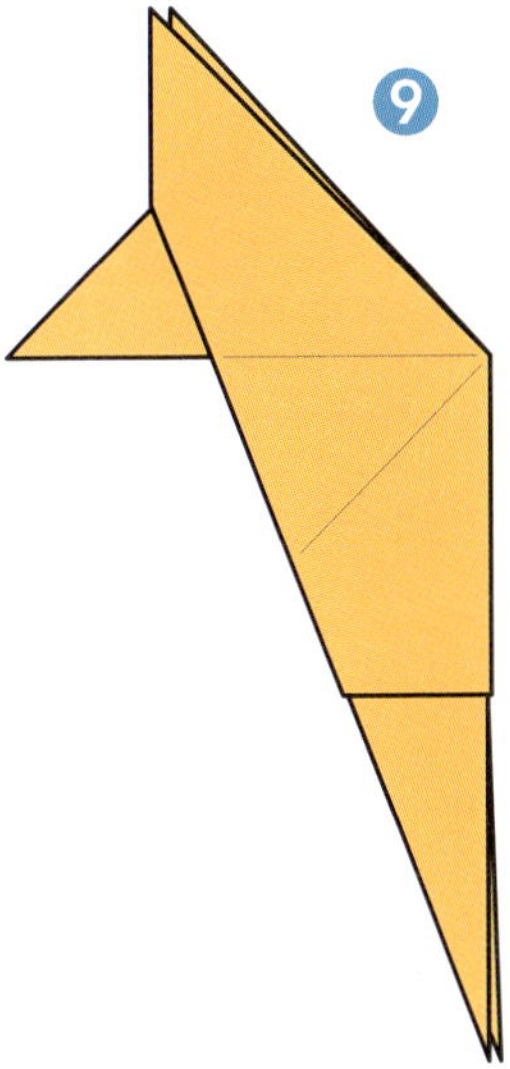

上半身の完成

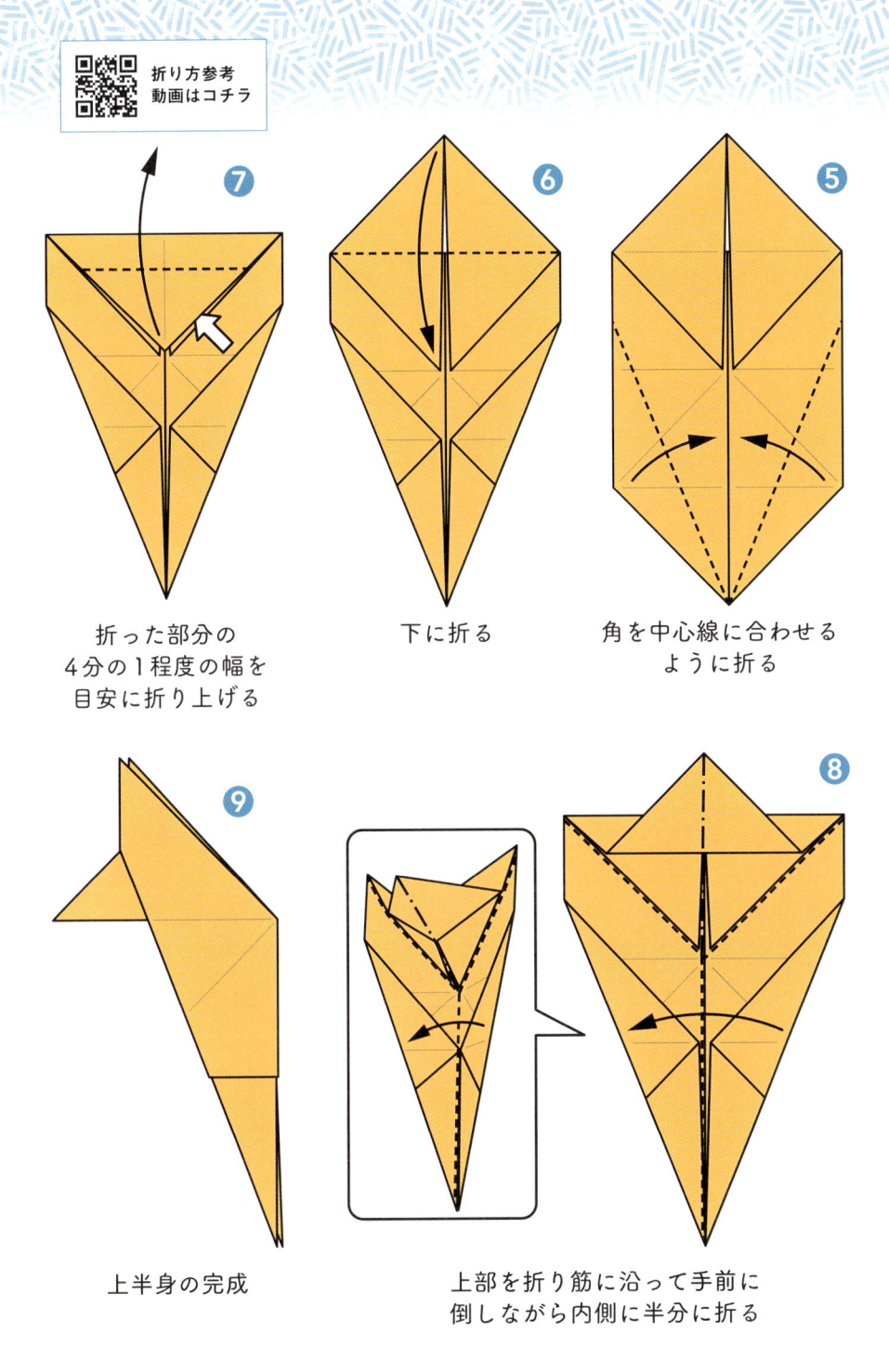

基本折り筋A

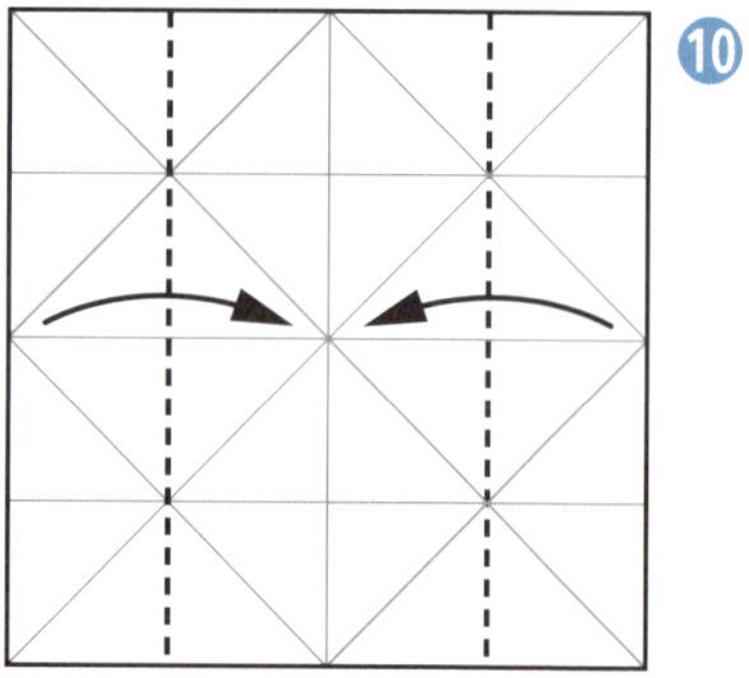

中心線に合わせて折る

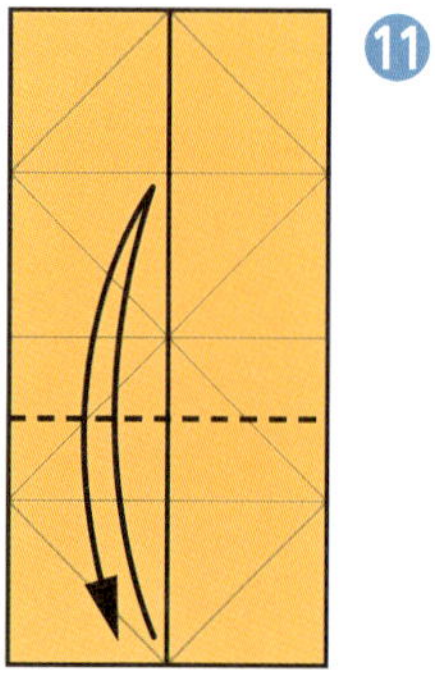

いちばん上の折り筋に
合わせて折り、開く

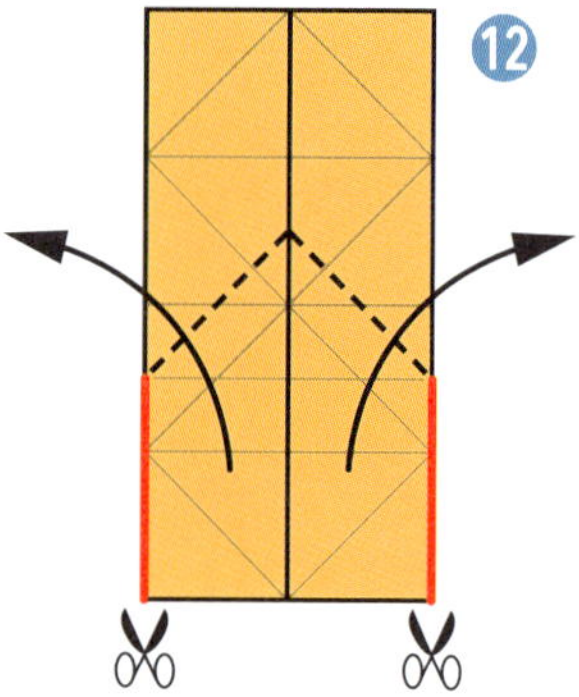

新たに折り筋がついたあたり
まで切り込みを入れ、開く

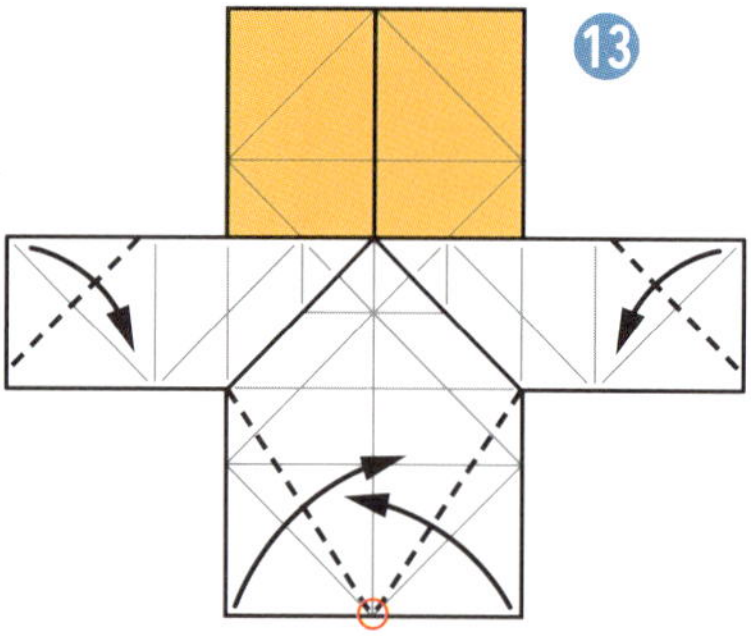

上）先端を少しあまらせて折る
下）中心線を起点に重ねるように折る

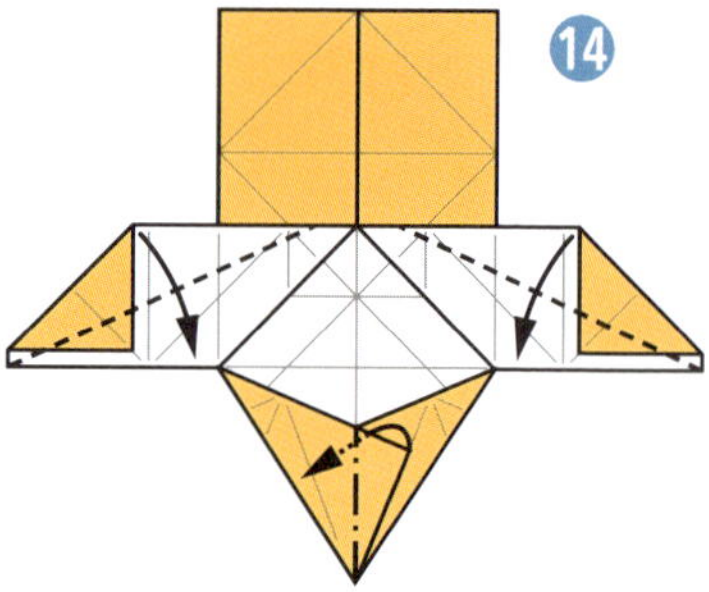

上）先端をとがらせるように折る
下）重なった部分を内側に
折り込む

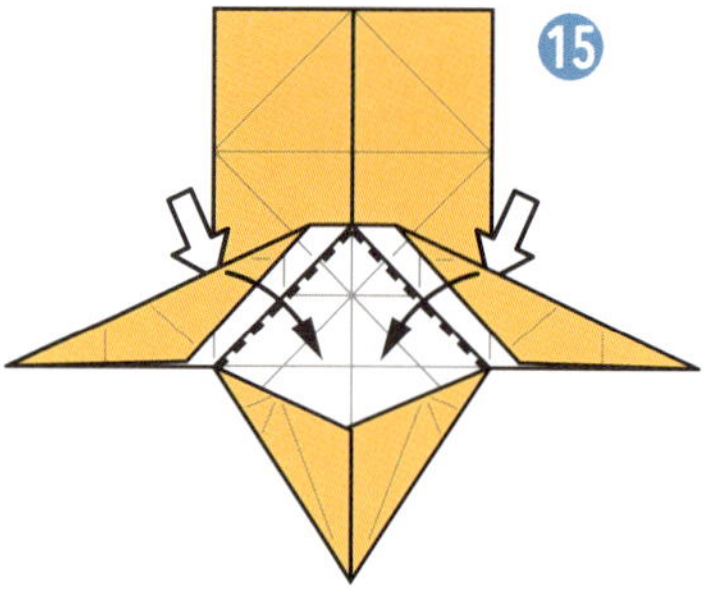

左右に開いた部分（足）を
閉じるように折る

折り方参考
動画はコチラ

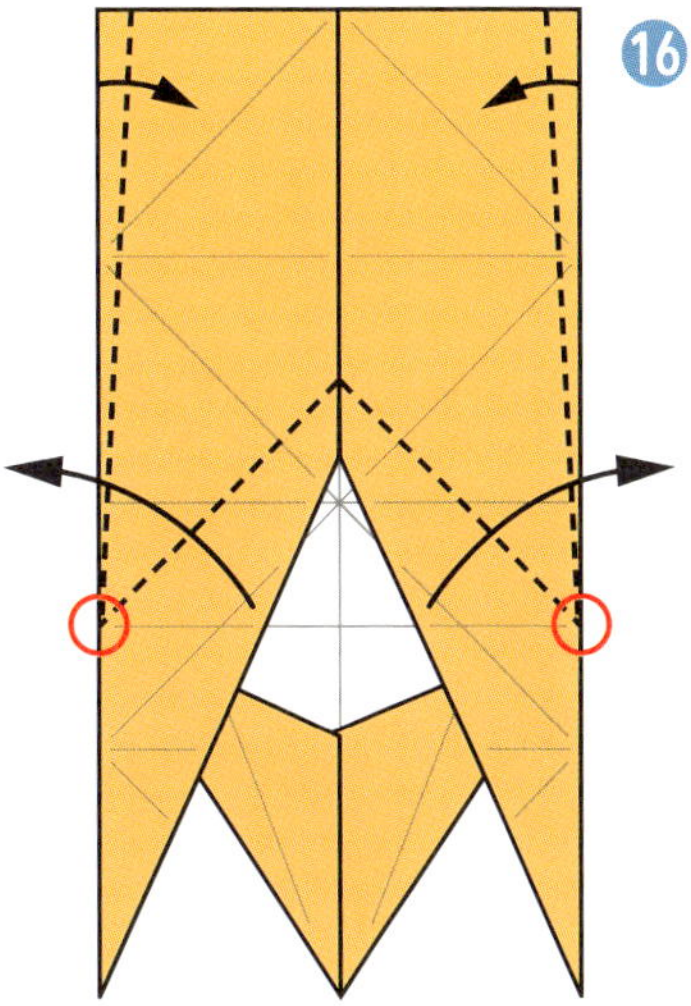

○を起点に胴になる部分を
少しだけ折り込んだら、
再び足を左右に開く

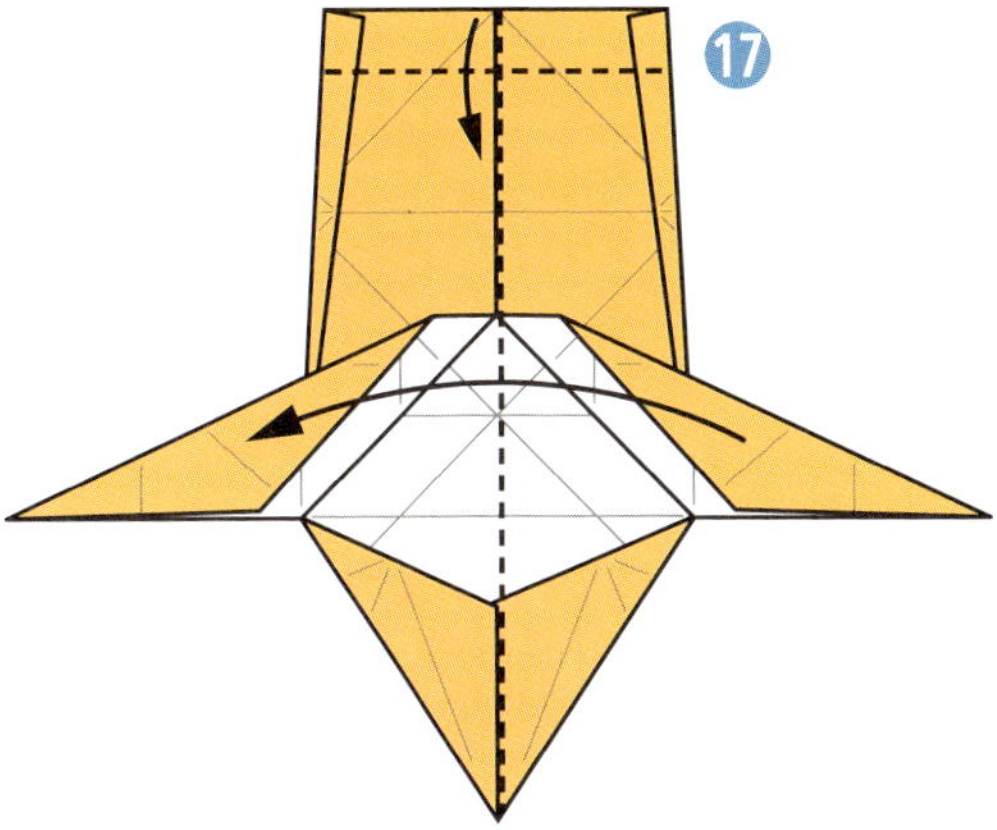

上を少しだけ折り込んだら、
内側に半分に折る

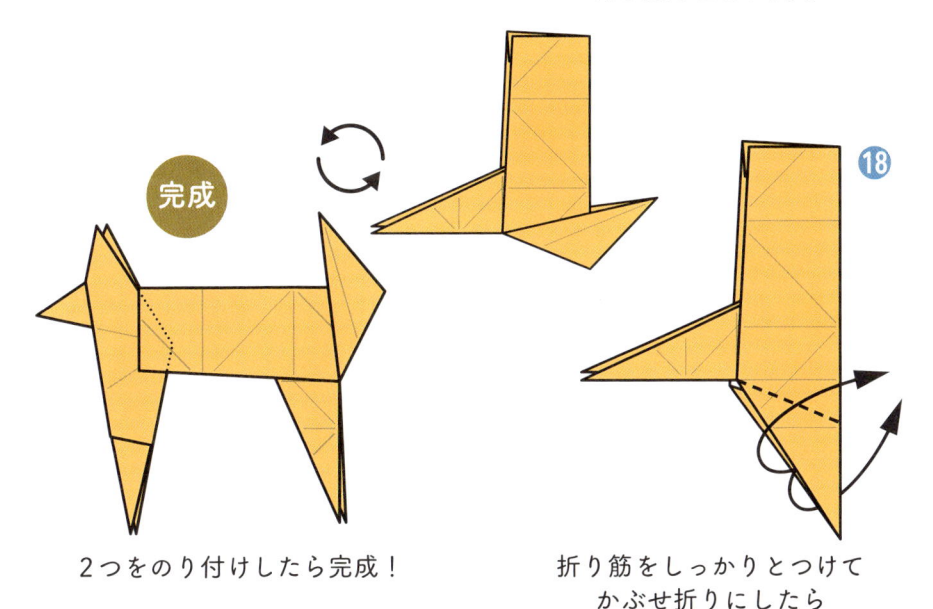

折り筋をしっかりとつけて
かぶせ折りにしたら
下半身の完成

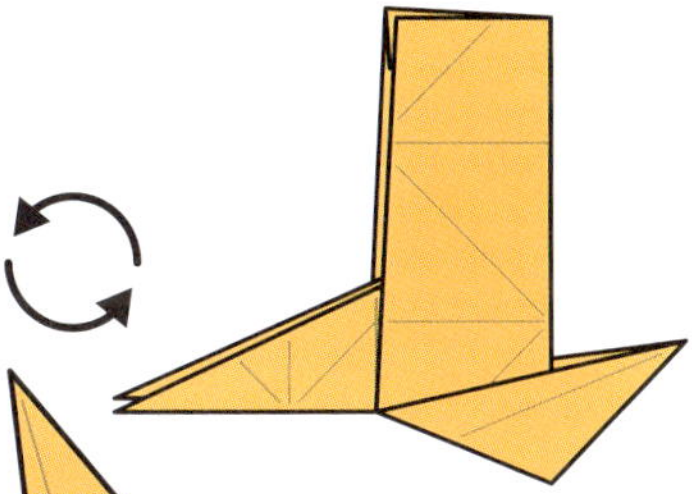

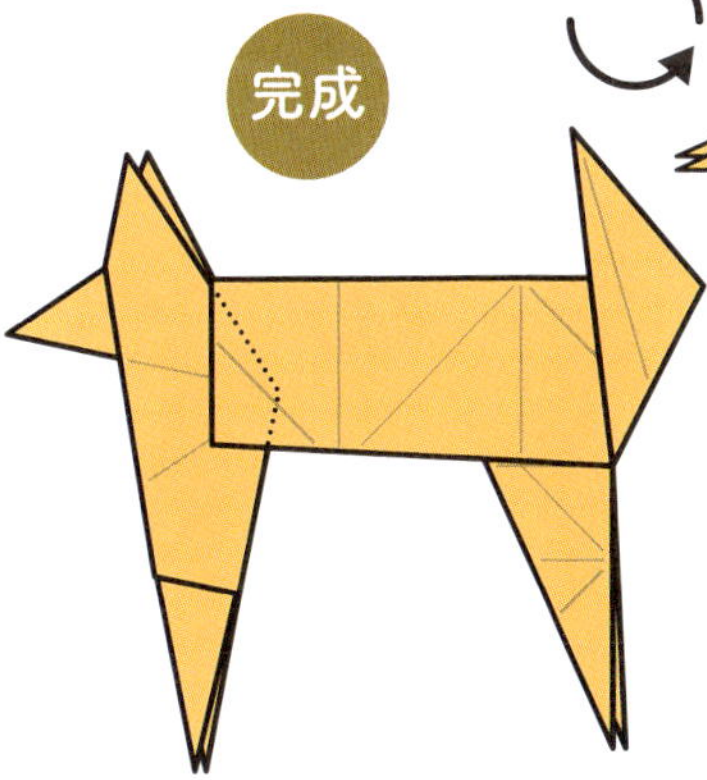

2つをのり付けしたら完成！

脳活おりがみ 10

小さいおりがみで折るとかわいらしさが増す「ウサギ」

ウサギは飼育する小学校もあるほど、子どもたちにもなじみのある小動物です。身近な動物を自分で折れたら、子どもたちの喜びもひとしおでしょう。

ぜひ、チャレンジしてください。

ウサギは背中が丸まっていますので、前著で紹介した猫と同じ折り方で作れます。

特徴のひとつは耳が大きく長い点。耳を折るのではなく、切り込み（144ページ工程2）を入れて作りました。**表がピンク色で裏が白いおりがみを裏返しに使う**（体が白になるように折る）ことで、**耳の内側にピンク色が出るようにし、少し膨らませて丸みをもたせたのも工夫ポイントです。**長い耳に丸みがあることでやさしい印象になります。

もうひとつの特徴は「ウサギ跳び」という跳び方もあるように、ぴょんと飛び跳ねるところです。いまにも跳びそうな躍動感を出すために、前足を少し曲げて、前傾になる

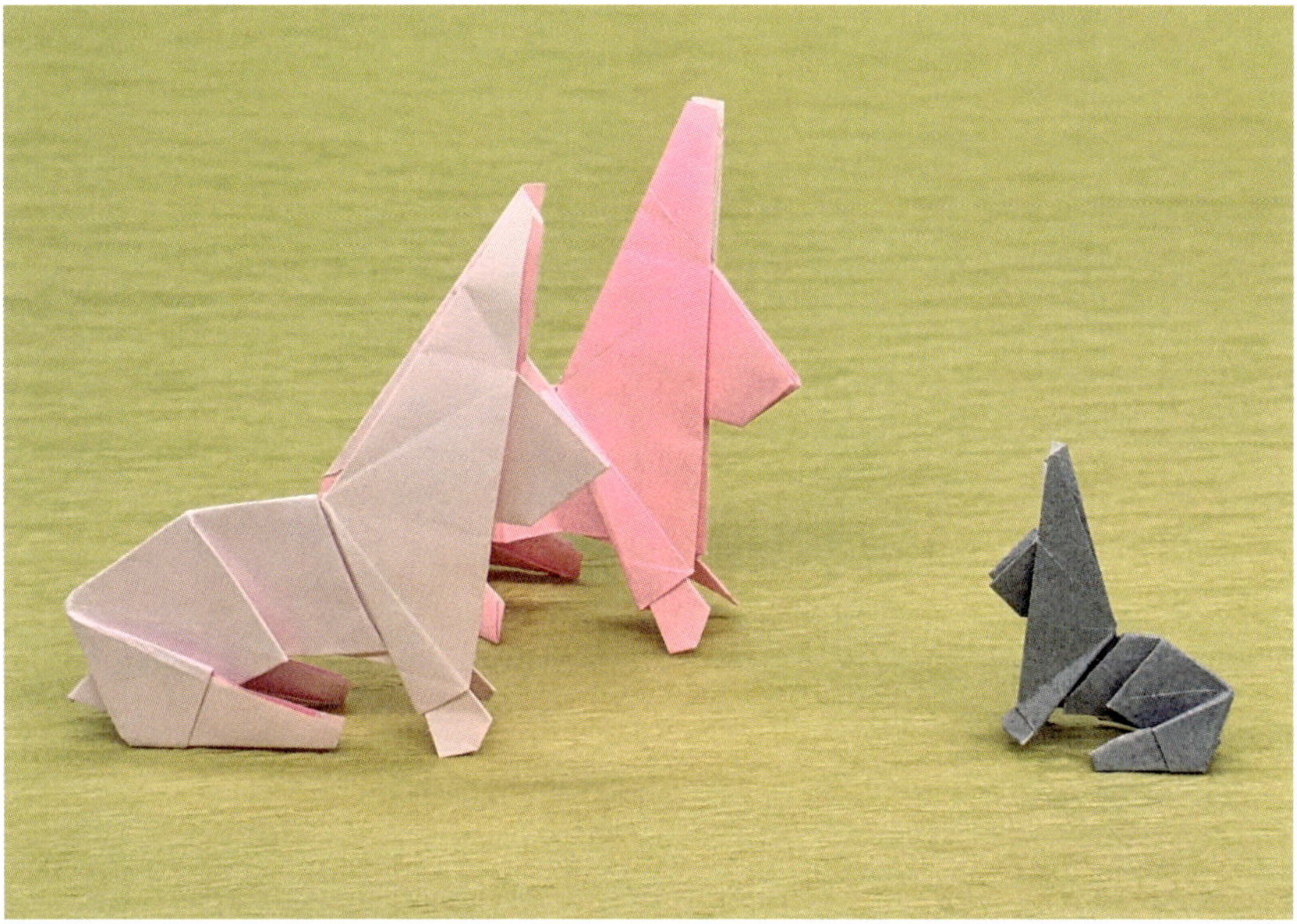

よう意識しています。前足に力を入れていざ跳ぼうとする瞬間を表現したつもりです。人によっては着地したところをイメージするかもしれません。いずれにしても「動き」を感じてもらえたらいいと思います。

ウサギのような小動物は、5〜7・5㎝四方の小さい紙で折ると、仕上がりも小さくてかわいらしさが増します。

中秋の名月（十五夜）のときに、ウサギのおりがみを複数個作ってお団子やススキと一緒に飾ると楽しいです。

手間はかかりますが、少し硬めの紙で作って箸置きにするのもおしゃれです。

ウサギの折り方

基本折り筋A

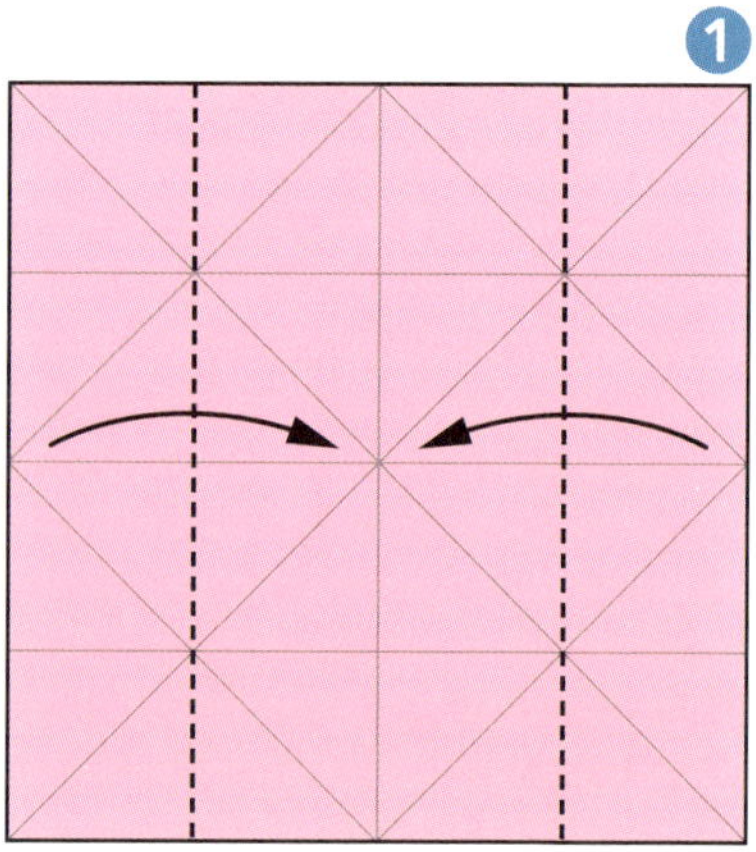

ピンク色のおりがみで色が
内側になるように左右を折る

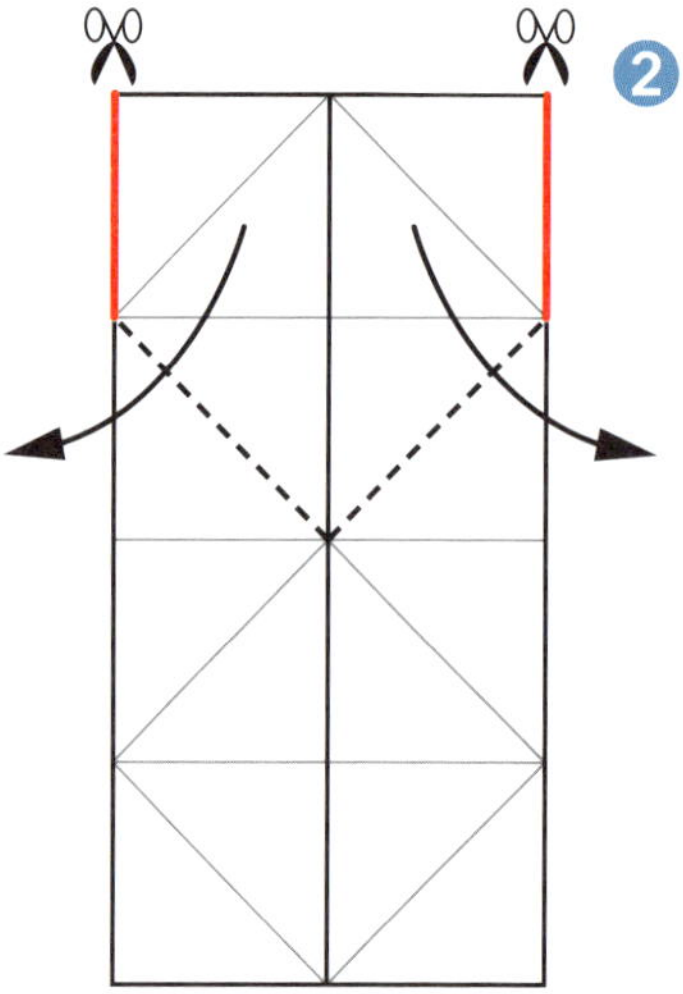

一番目の折り筋まで切り込みを
入れ左右に開く

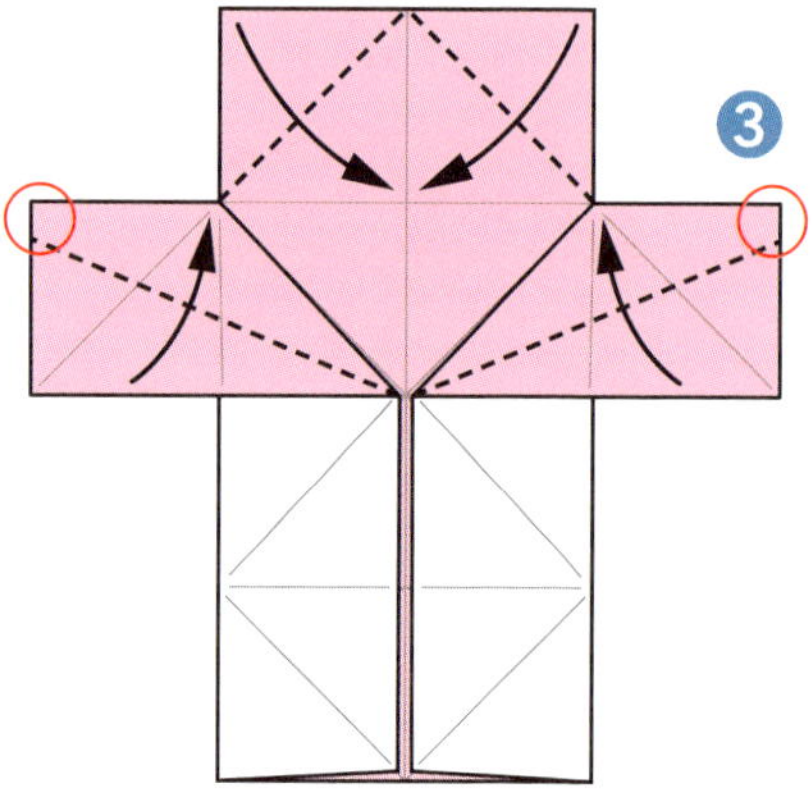

上)折り筋に沿って折る
下)先端をとがらせない
ように折る

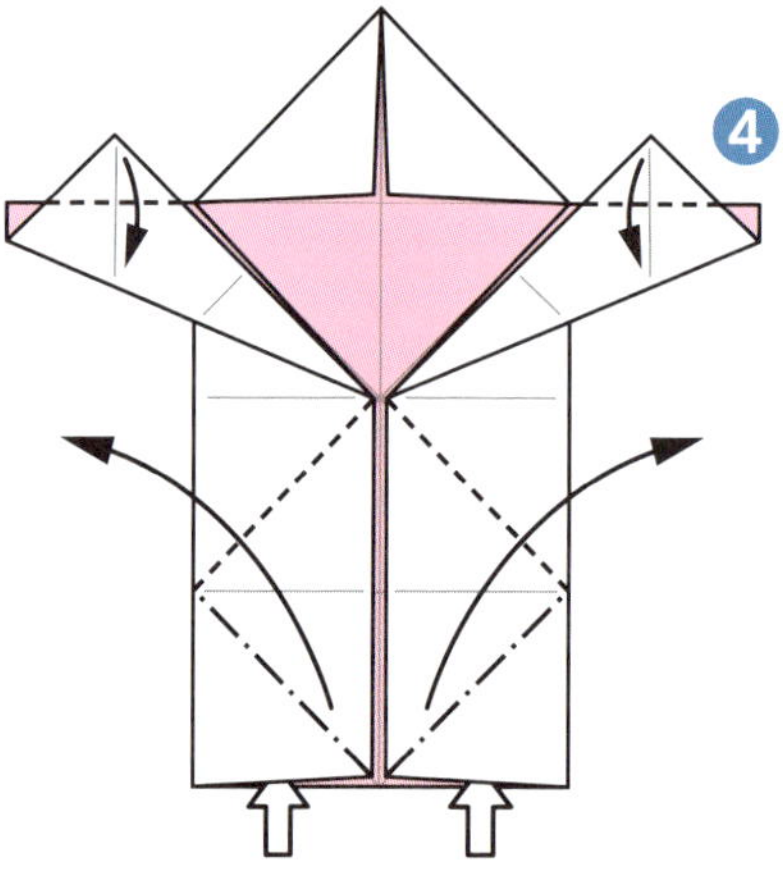

上)左右のはみ出した部分を折り返す
下)角をつまみ左右に広げる
ように折る

折り方参考
動画はコチラ

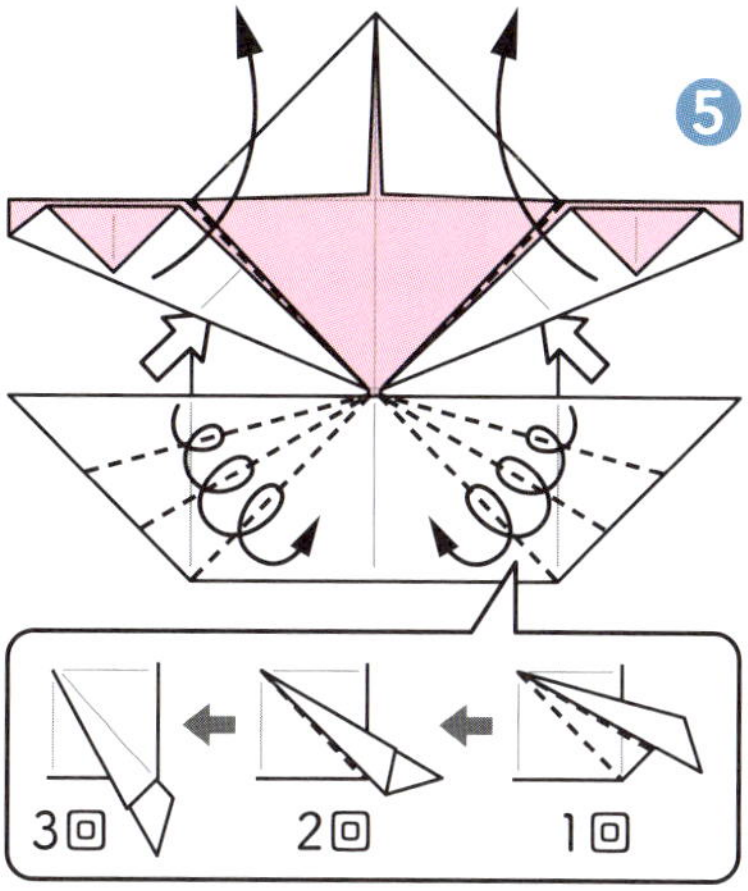

上）折り筋に沿って起こす
下）内側に3回折る
（巻き折りにする）

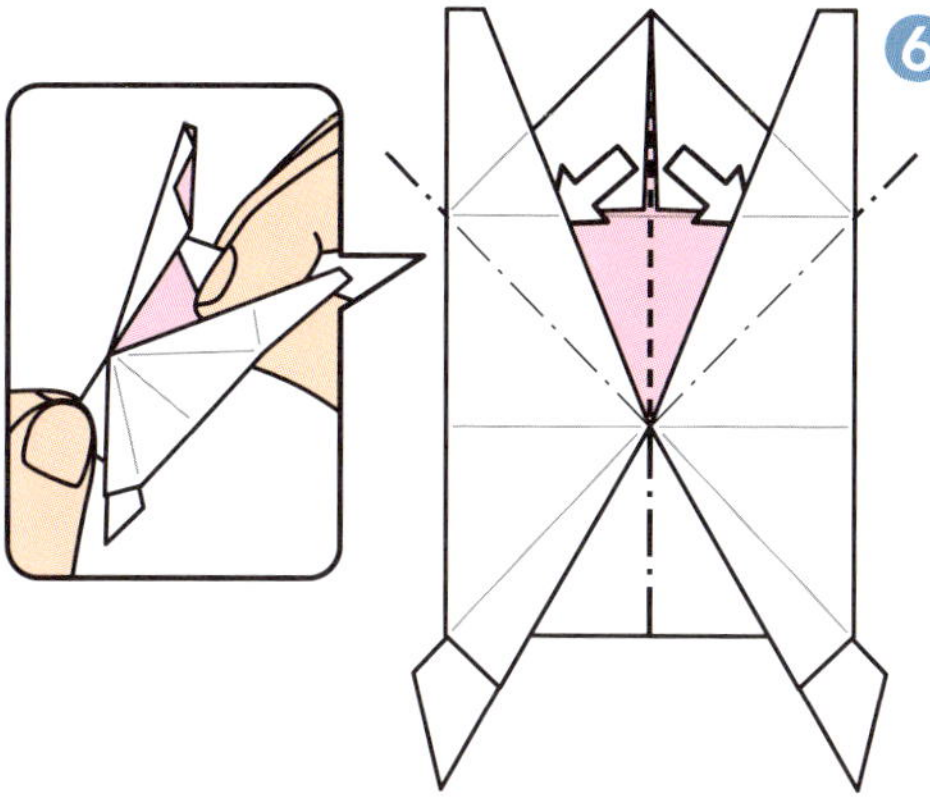

上部を指で挟むようにして
倒しながら外側に折る

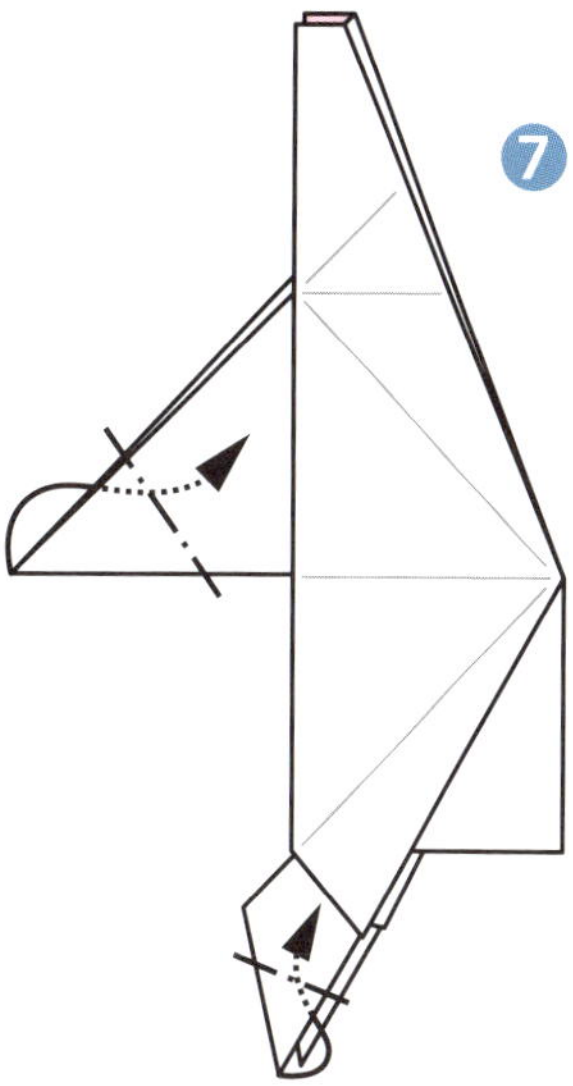

それぞれ折り筋をつけて
内側に折り込む
（足は反対側も同様）

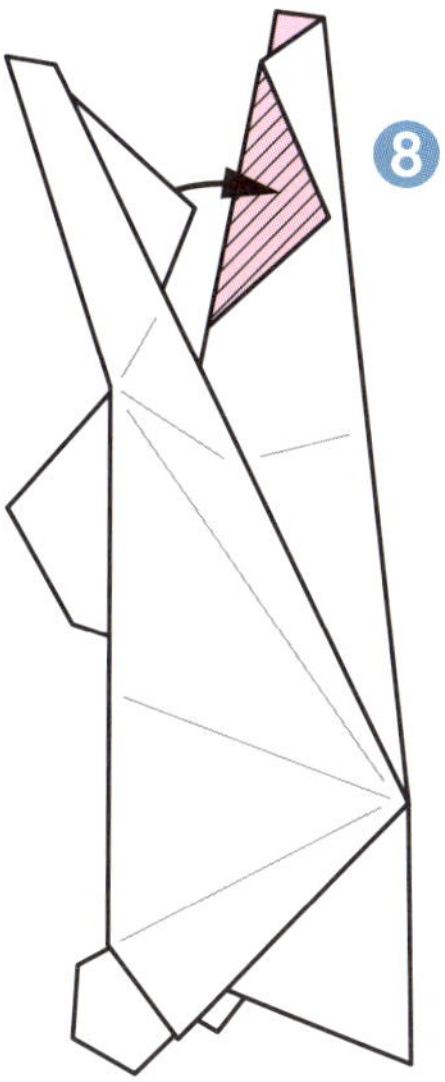

耳の内側の部分を
のり付けする

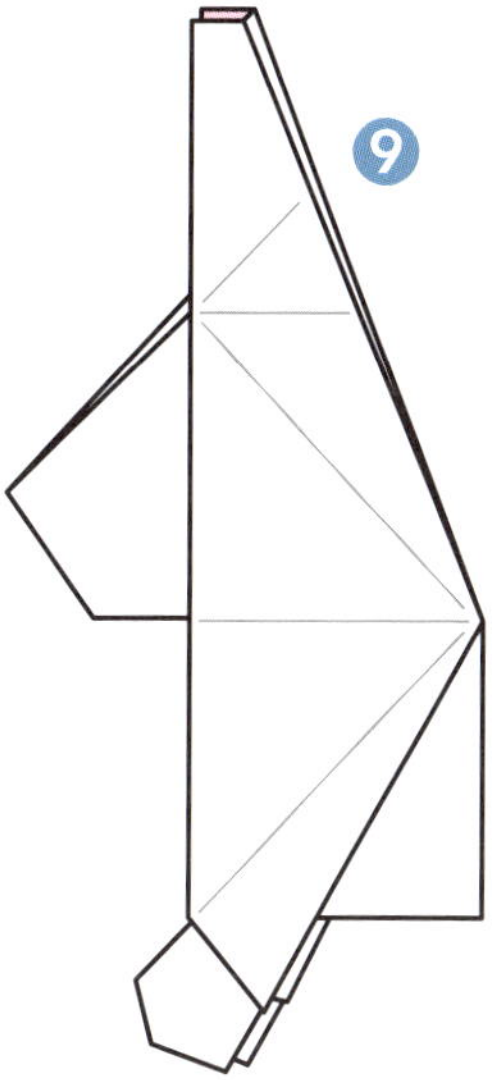

上半身の完成

基本折り筋A

⑩

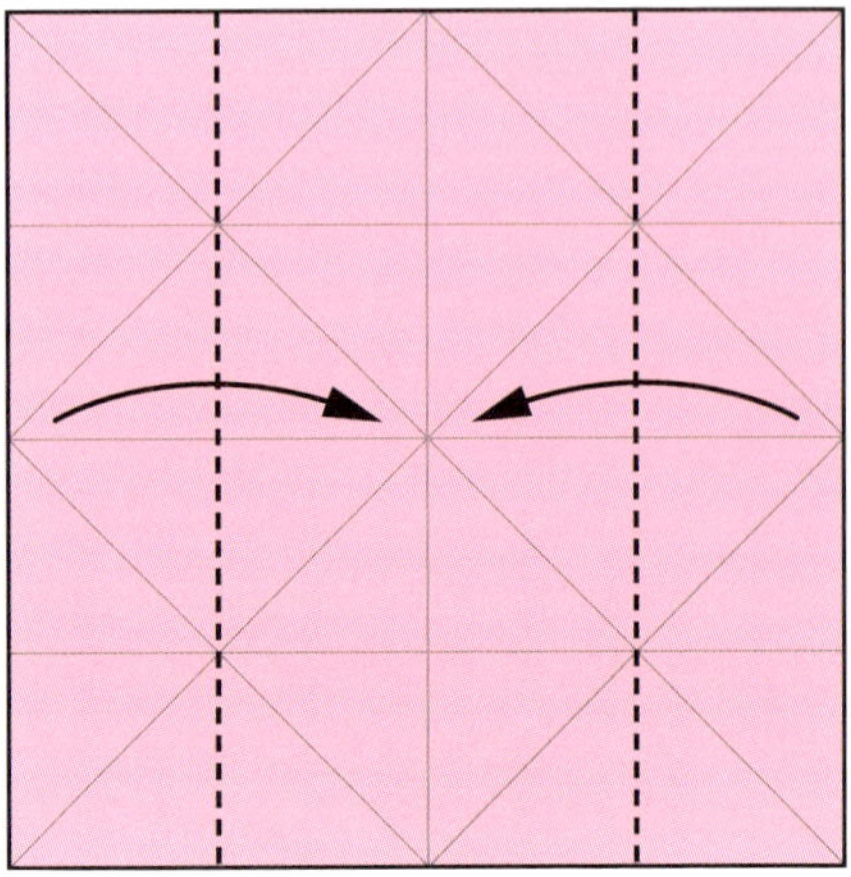

工程❶と同様に折る

⑪

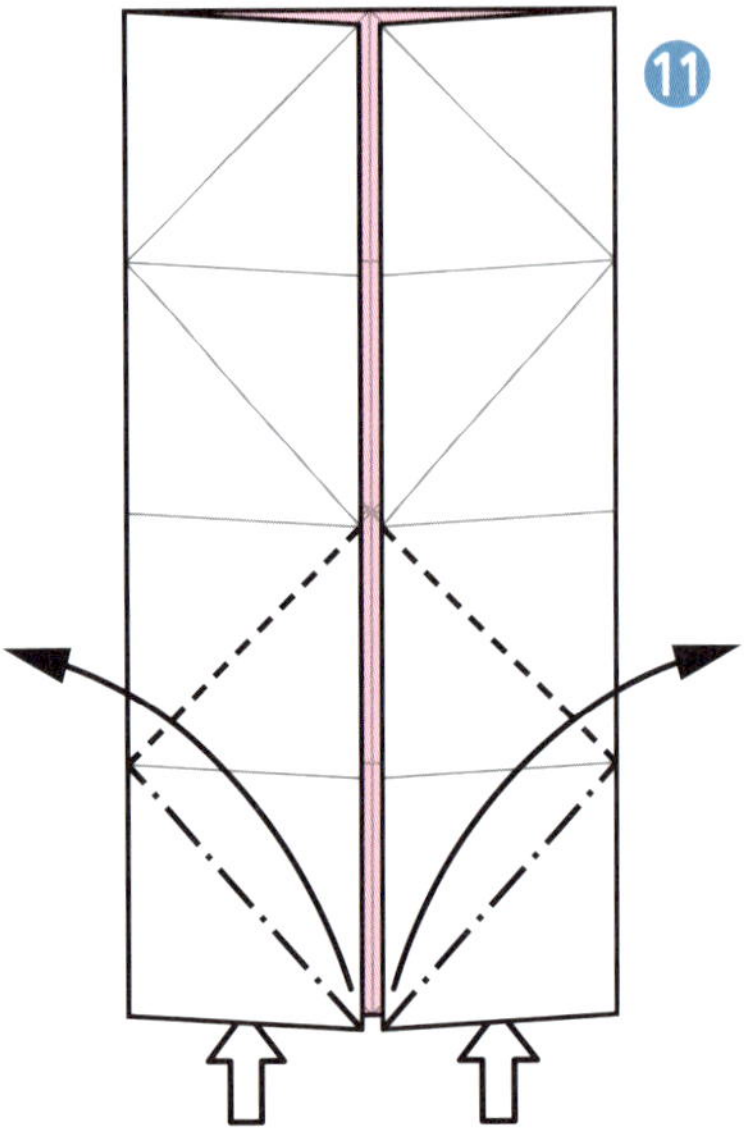

角をつまみ左右に
広げるように折る

⑫

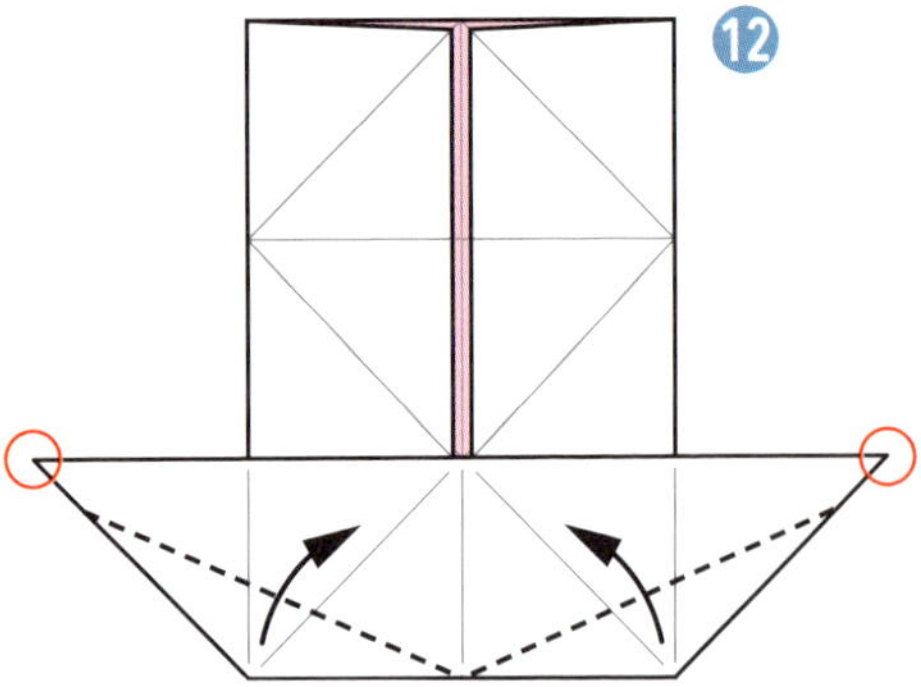

先端を少し残し中心線を起点に
折り上げる

⑬

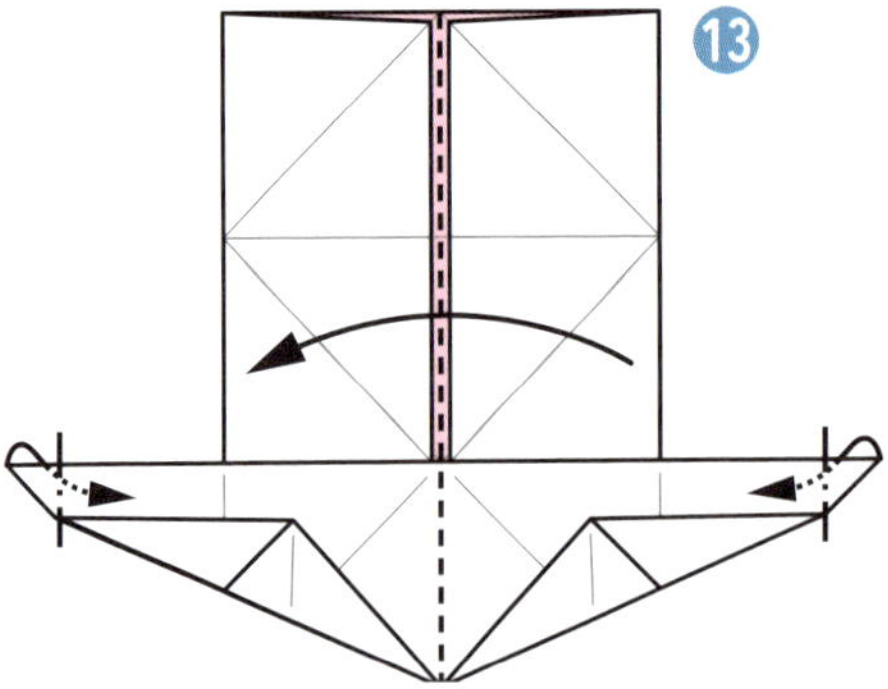

左右の先端に折り筋をつけて
内側に折り込んだら、
半分に折る

折り方参考
動画はコチラ

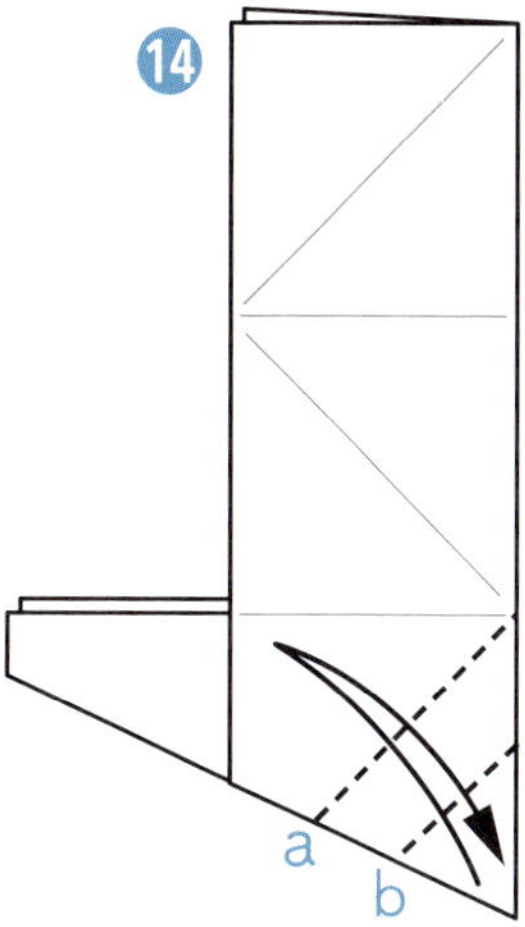

aとbで折り筋をつける
（bはaと先端の中間ぐらいの位置）

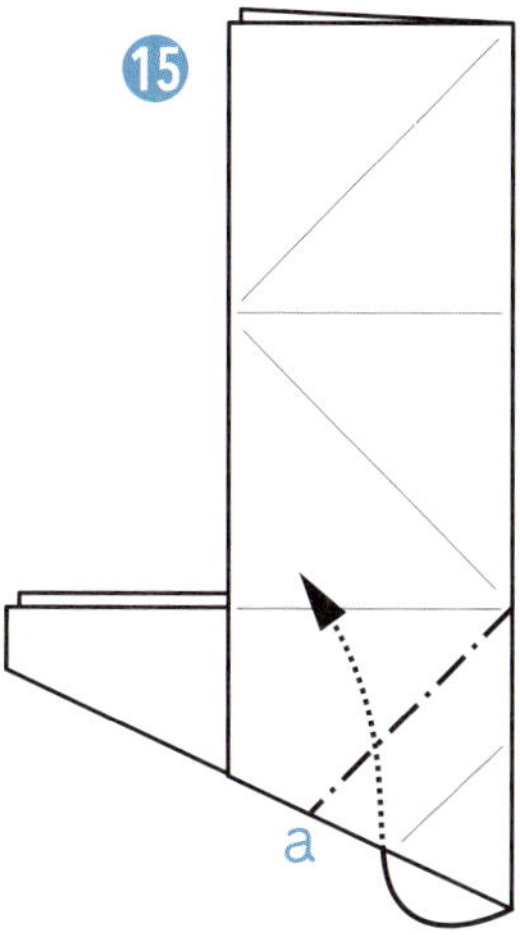

aの折り筋に
沿って中に
折り込む

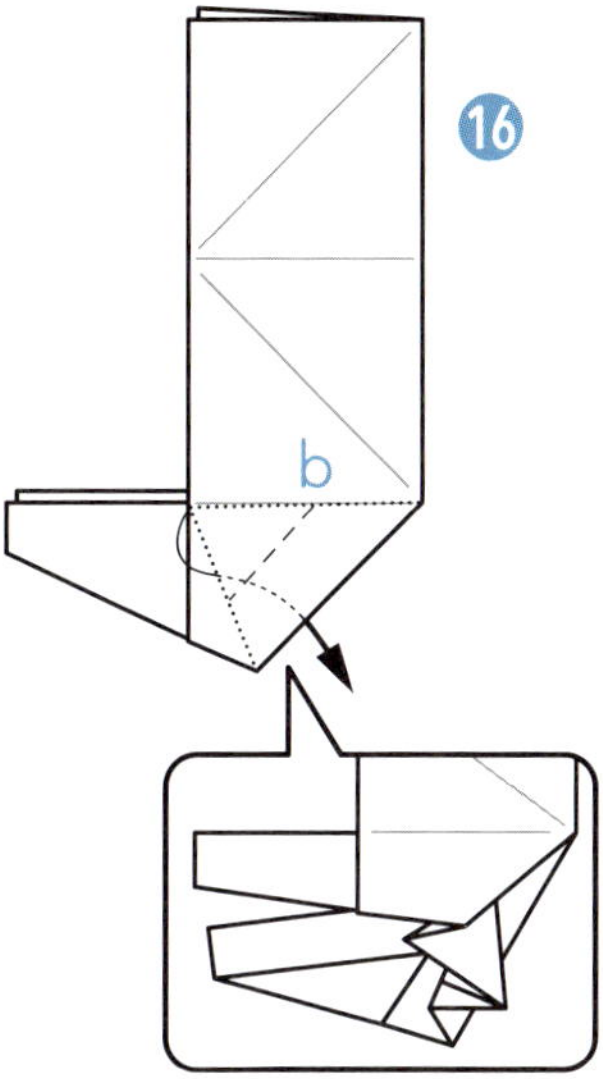

bの折り筋に沿って
折り返したあと、
先端を少しを引き出す

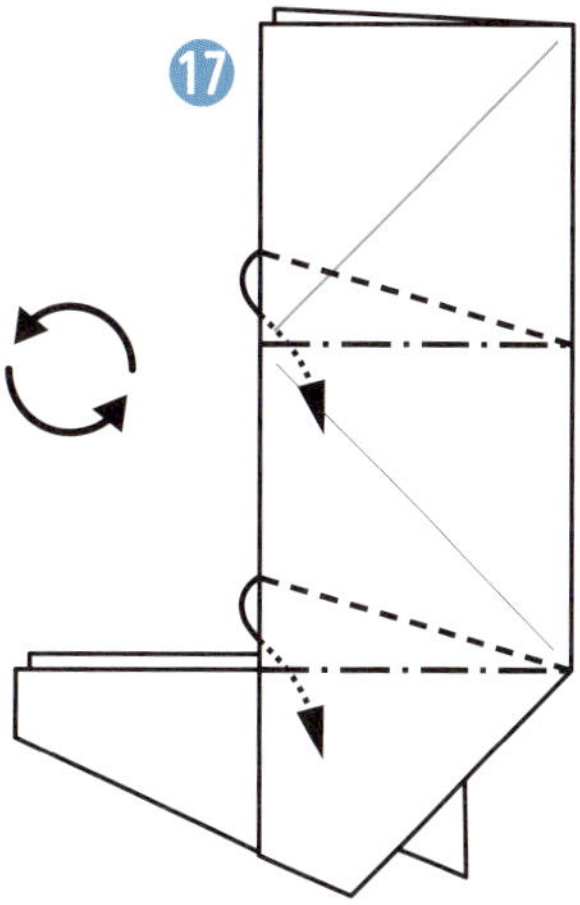

折り筋が入っている
2カ所を内側に
押し込むように折る

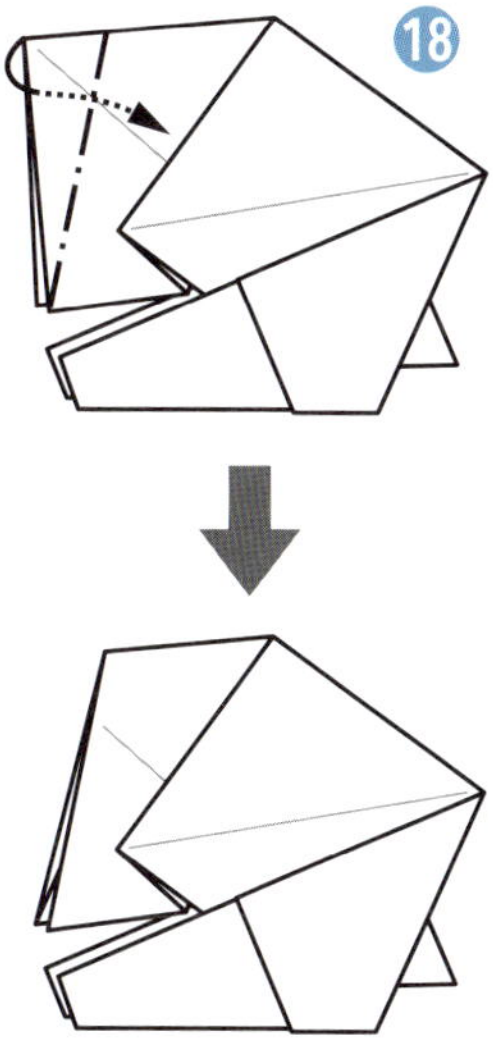

折り筋を斜めにつけて
内側に折り込んだら
下半身の完成

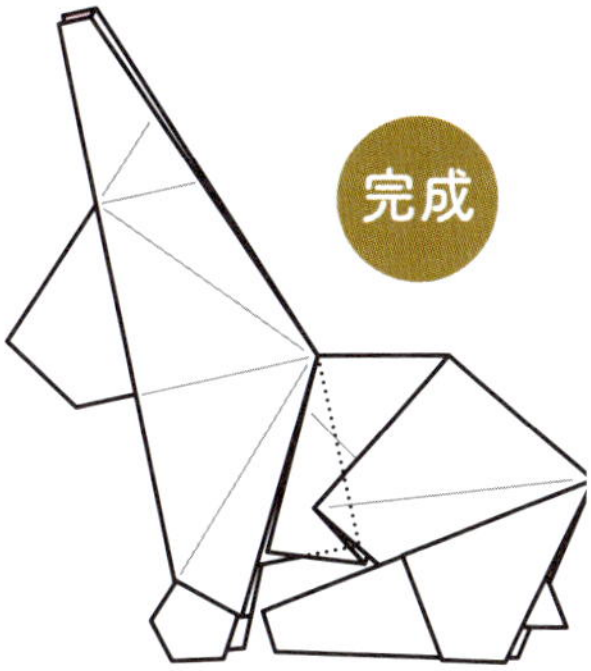

2つをのり付けしたら完成！
耳の部分を少し膨らませ、
ピンク色を見せるように
するとより雰囲気が出る

脳活おりがみ 11

立ち姿の「クマ」は背筋と首の角度がポイント

次は立っているクマです。実は最初はタヌキを折ろうと思っていました。日本そば屋さんなどで目にする信楽《しがらき》焼のタヌキです。信楽焼に見えるような紙を自作して、お腹を出して、立たせようとして作っていたときに、立っている黒いクマのイメージが強烈に浮かび、クマに変更しました。

「これを作らないといけない」という固定観念はなく、頭の中にふっと湧いたイメージを大事にしています。

クマの特徴は、体と比較してほかの動物よりも頭が大きいこと、立ち上がったときに迫力があることです。

おりがみで動物を立たせるとき、2枚のおりがみを使って、それぞれ胴体と頭およびお腹を作り、胴体に頭およびお腹を挟み込むように組み合わせています。

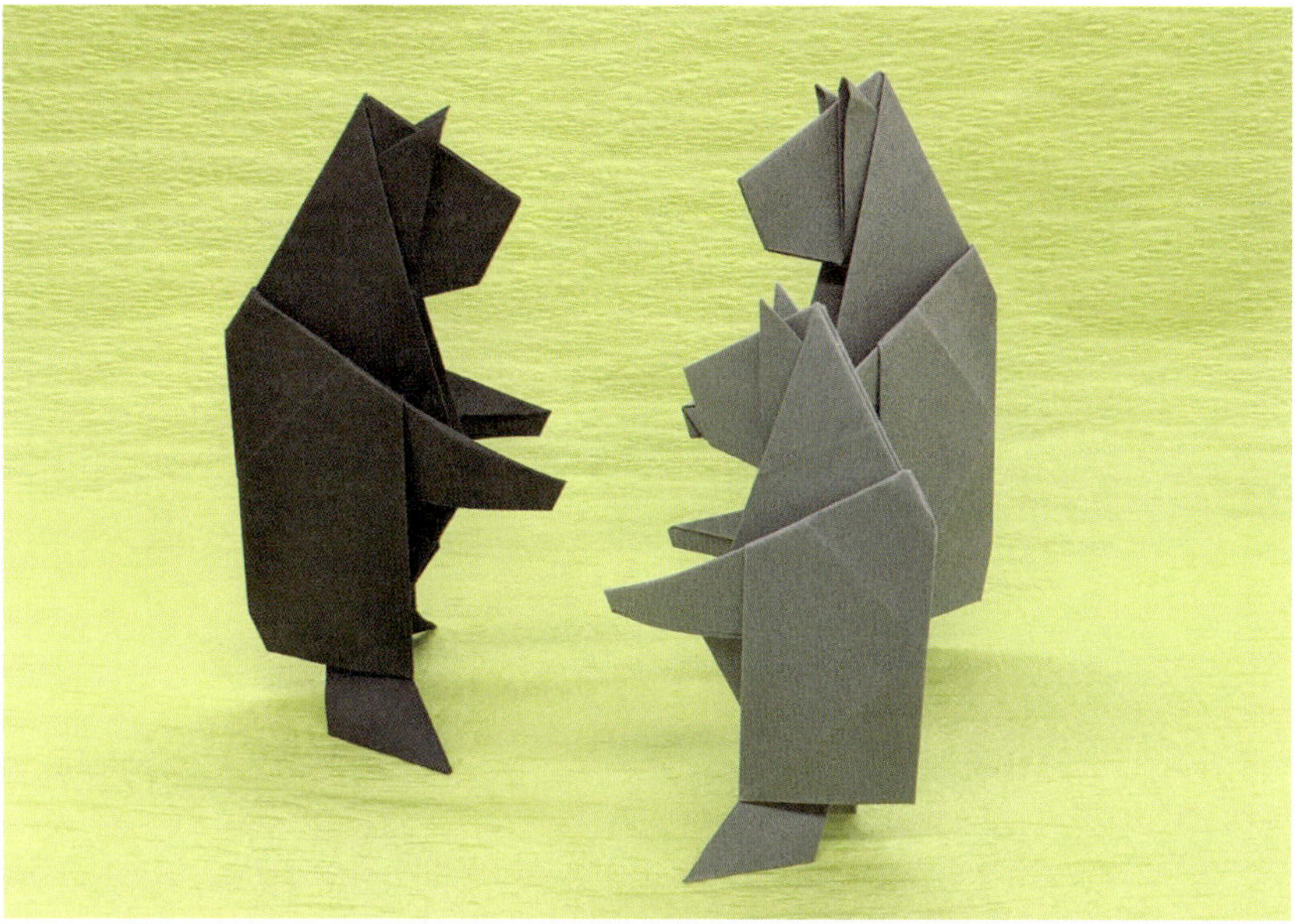

ポイントは背中の上の部分を少し内側に折り込むこと。これで頭部に自然な傾斜をもたせることができます。

この傾斜の角度によって、お腹の部分の出っ張りや、クマの姿勢を調整できるのでどの角度が迫力があるのか、自分なりに調整してみるのもいいですね（151ページ、工程11）。

立たせるのは難しいのではと、知人から質問をもらいましたが、折り図の通りにハの字型に折れば、意外と簡単に立つと思います。

立たない場合は、足の開き方を少し広くするなどして、調整しましょう。

黒いおりがみで折るとヒグマになりますし、白いおりがみで折るとシロクマになります。紙の色を変えて楽しんでください。

クマの折り方

基本折り筋A

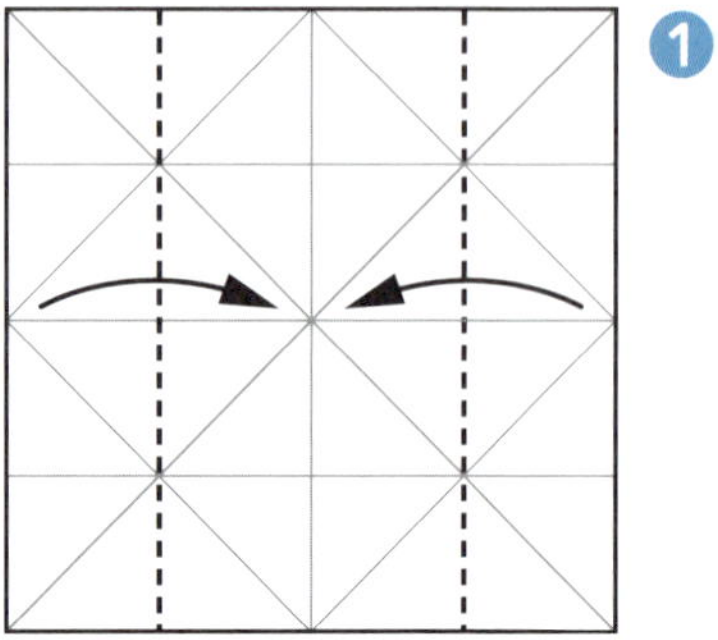

中心線に合わせて折る

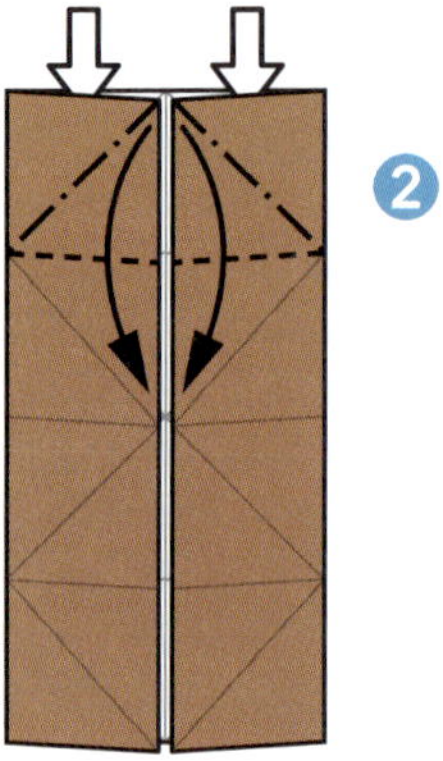

下につぶすように折る

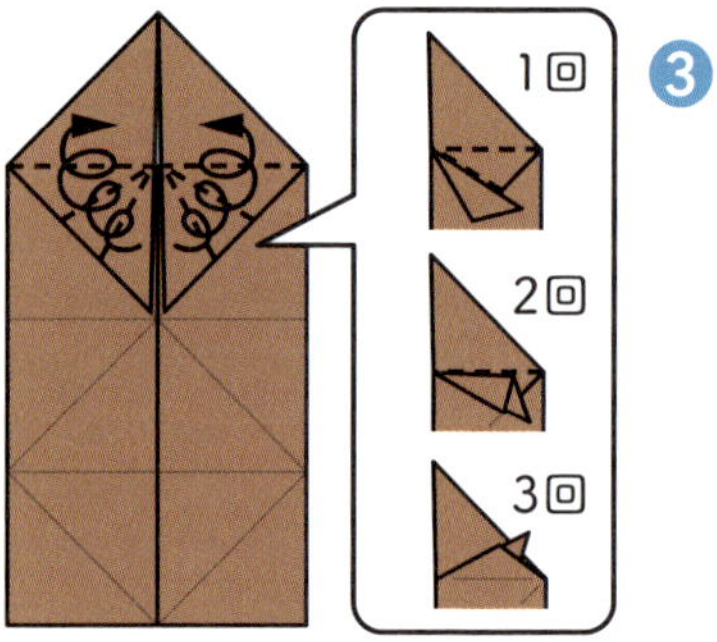

内側に3回巻き折りし、
耳を作る

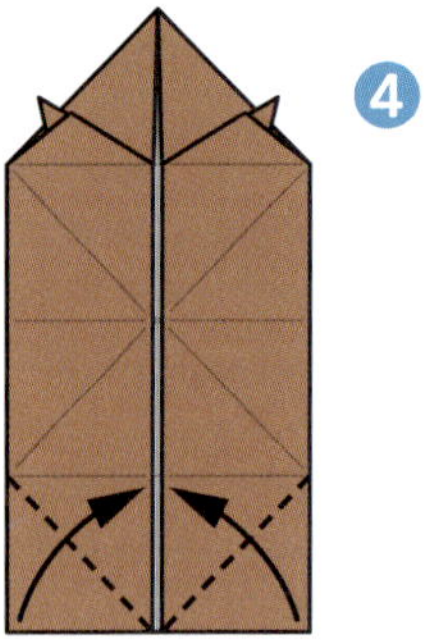

折り筋に沿って折る

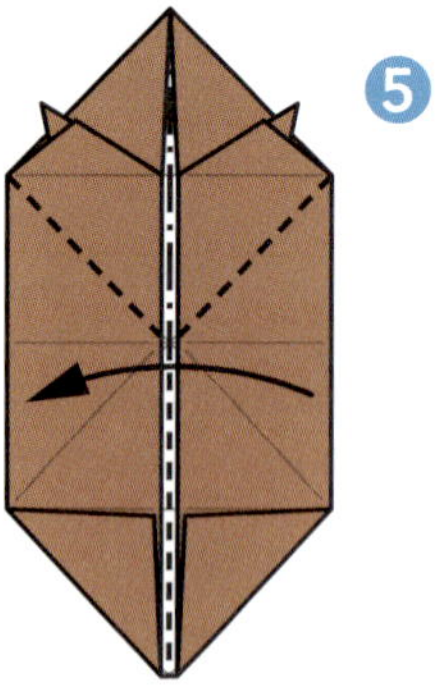

上部を折り筋に沿って
内側に倒しながら半分に折る

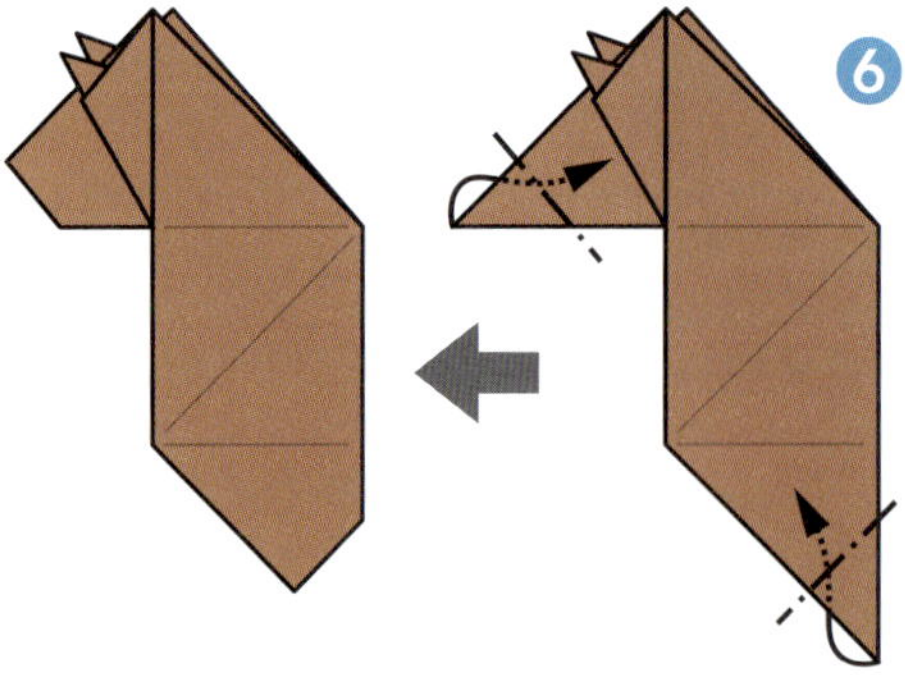

鼻先と背中の下の部分を
内側に折り込むと頭とお腹の完成

折り方参考
動画はコチラ

基本折り筋A

7

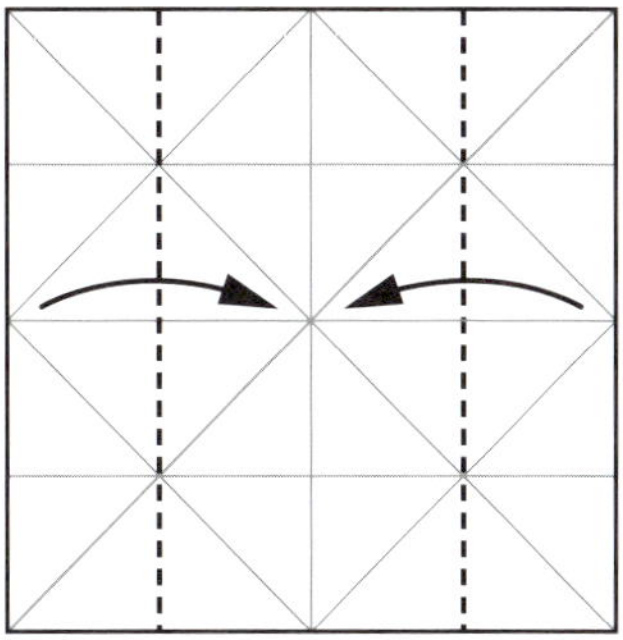

中心線に合わせて折る

8

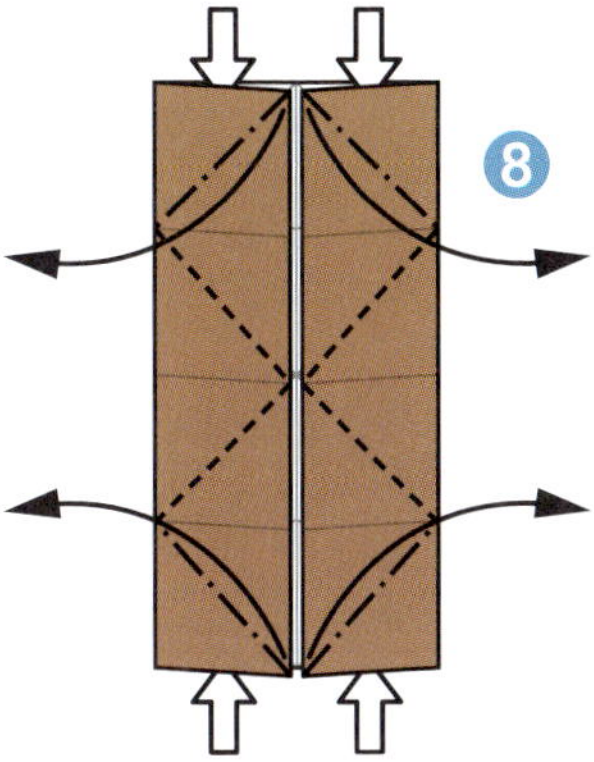

上下ともに左右に
開くように折る

9

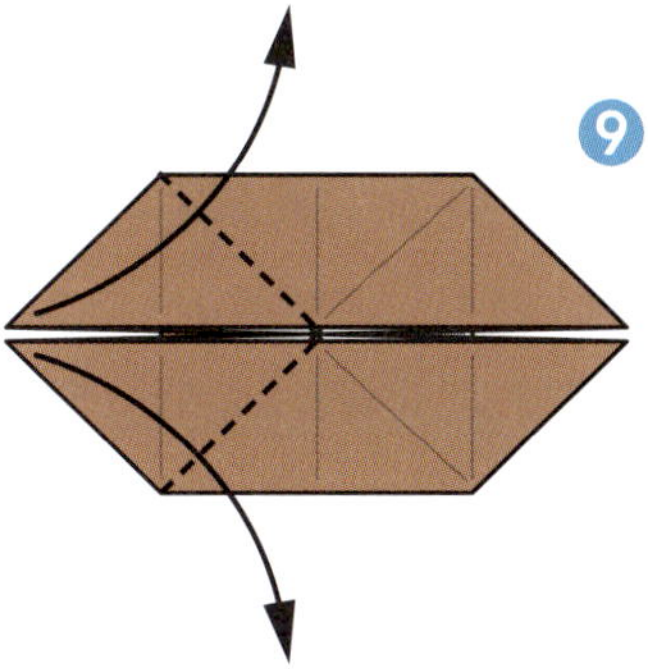

左側を折り筋に沿って
上下に開く

10

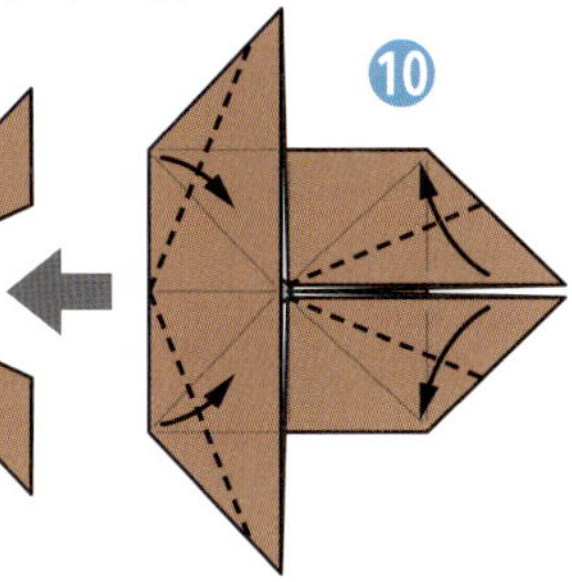

右)折り筋を目安に折る
左)先端を少し残して折る

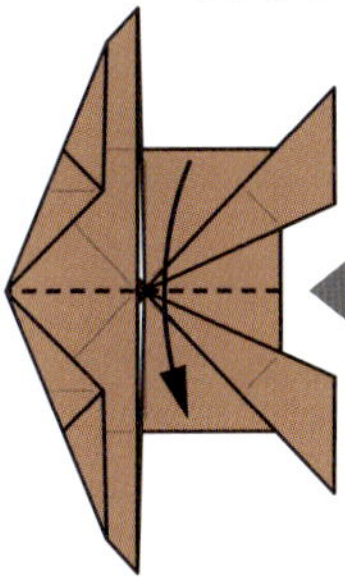

半分に折る

11

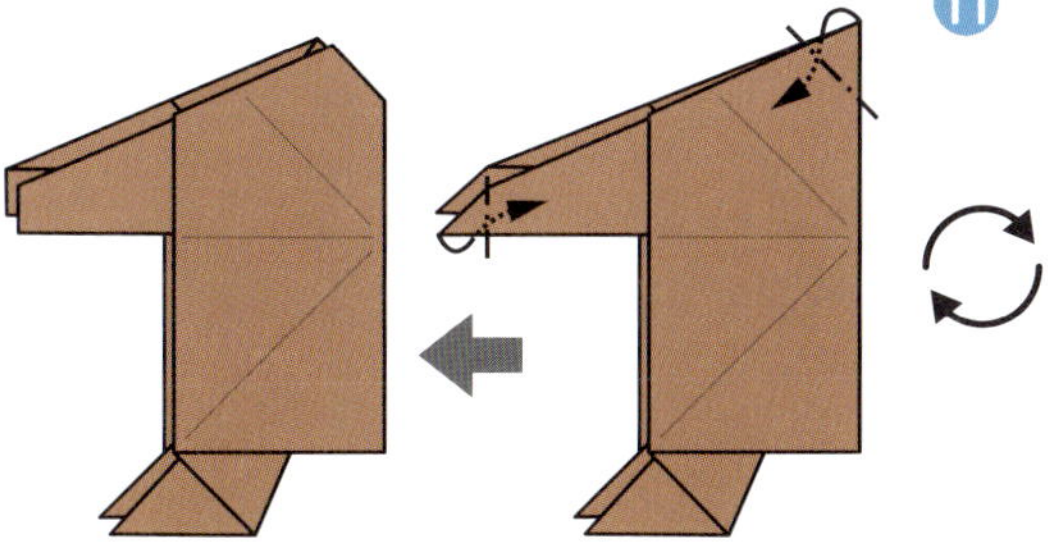

背中の部分と手の先を内側に
少し折り込む(手は反対側も同様)
※足は八の字型に開きぎみにするとよい

完成

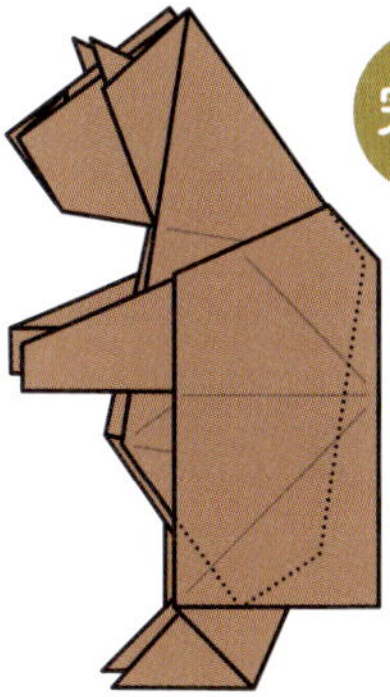

2つをのり付けして完成!
背中の折り込みが
雰囲気を出すポイント

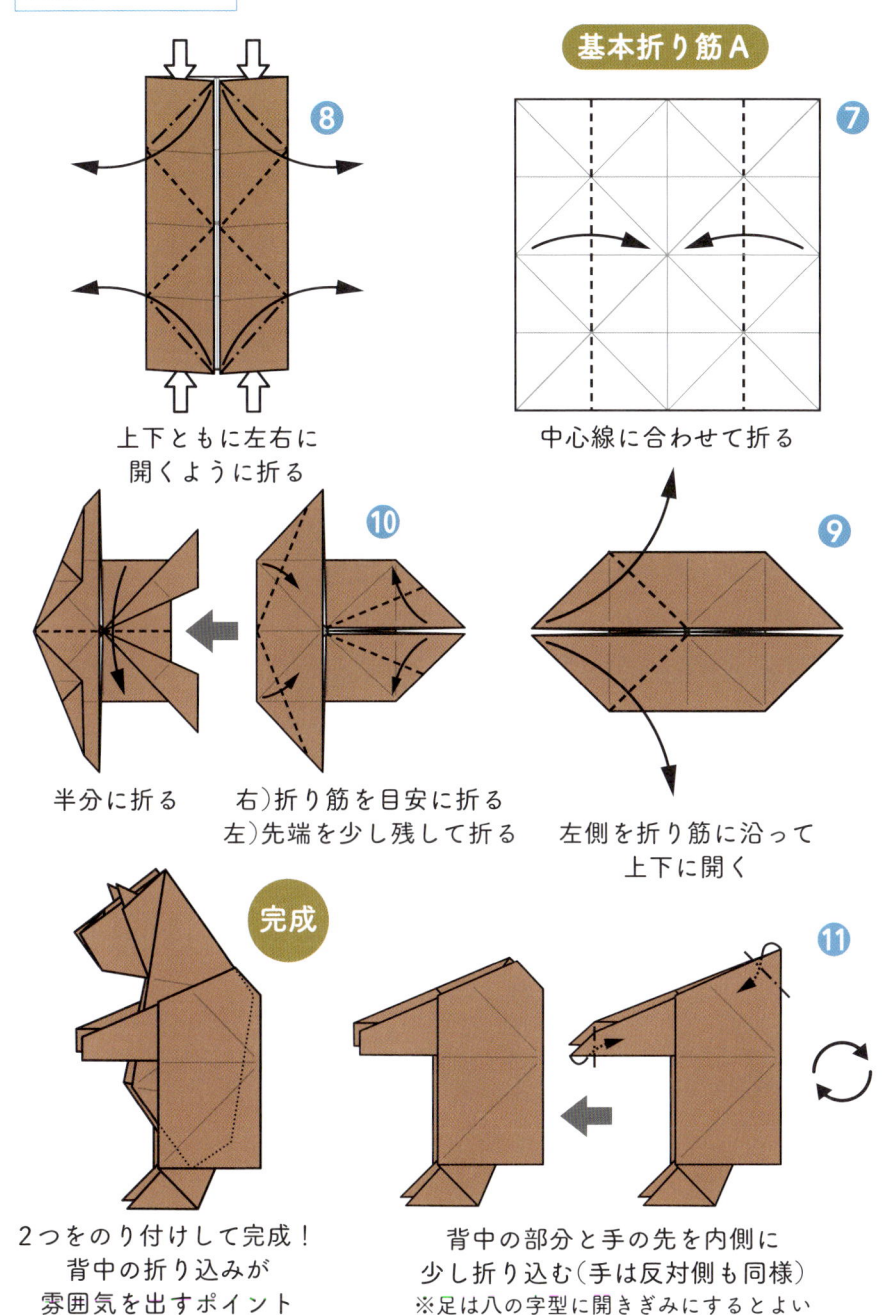

脳活おりがみ 12

硬めの紙で重量感を演出「歩くクマ」

クマや牛、闘牛など、重量感のある動物を折るときに、こだわりたいのは紙です。大きめで硬めの紙を使うと、力強さが出て、立たせやすく、形が崩れにくくなります。紙の大きさは、15㎝四方以上がいいでしょう。

紙の種類は、厚めの茶封筒や画用紙が硬めで使いやすいと思います。**本格的に折る場合、大きめな文具店で売っているタント紙がおすすめ**です。タント紙は、特種東海製紙という製紙メーカーが作っている紙で、コシがしっかりしていながら、凹凸があるやわらかい質感が特徴です。

歩くクマも、上半身（頭部分）と下半身（胴体部分）を別々に折って組み合わせて作ります。４本足の動物を折るとき、１枚の紙で折ろうとすると、できることが限られます

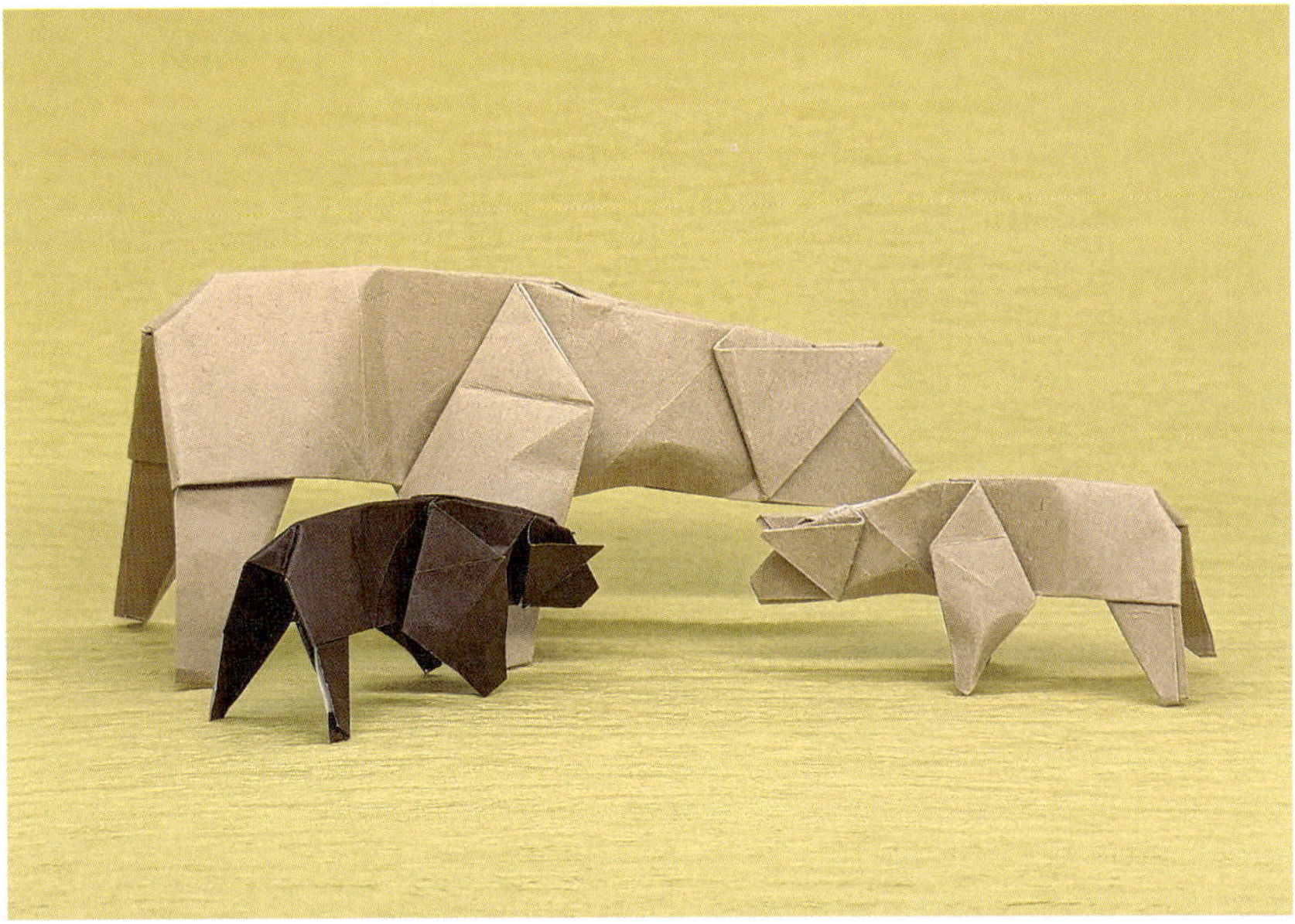

が、別々に折ると一気に自由度が高くなり折りやすくなります。

前著でも紹介した通り、伝承おりがみの1ジャンル「複合おりがみ」(袴をはいたやっこさんのように、複数のおりがみを組み合わせて作った作品)に着想を得た作り方です。

歩くクマは、頭部分を作るときに、膨らみをもたせます。

また、前足部分も足先をつまむように折ることで(157ページ工程15)、力感をもった感じになります。

硬い紙で作ることによって、全体を少しだけクシュッと丸めるように力を加えるだけで、作品に重量感を与えるような雰囲気を出すこともできます。

歩くクマの折り方

基本折り筋A

1

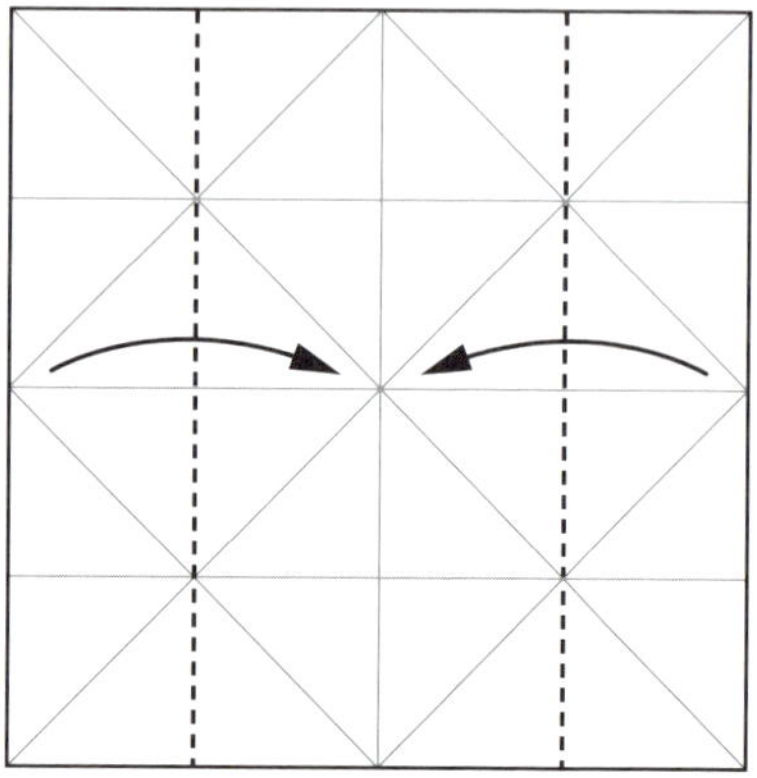

中心線に合わせて折る

2

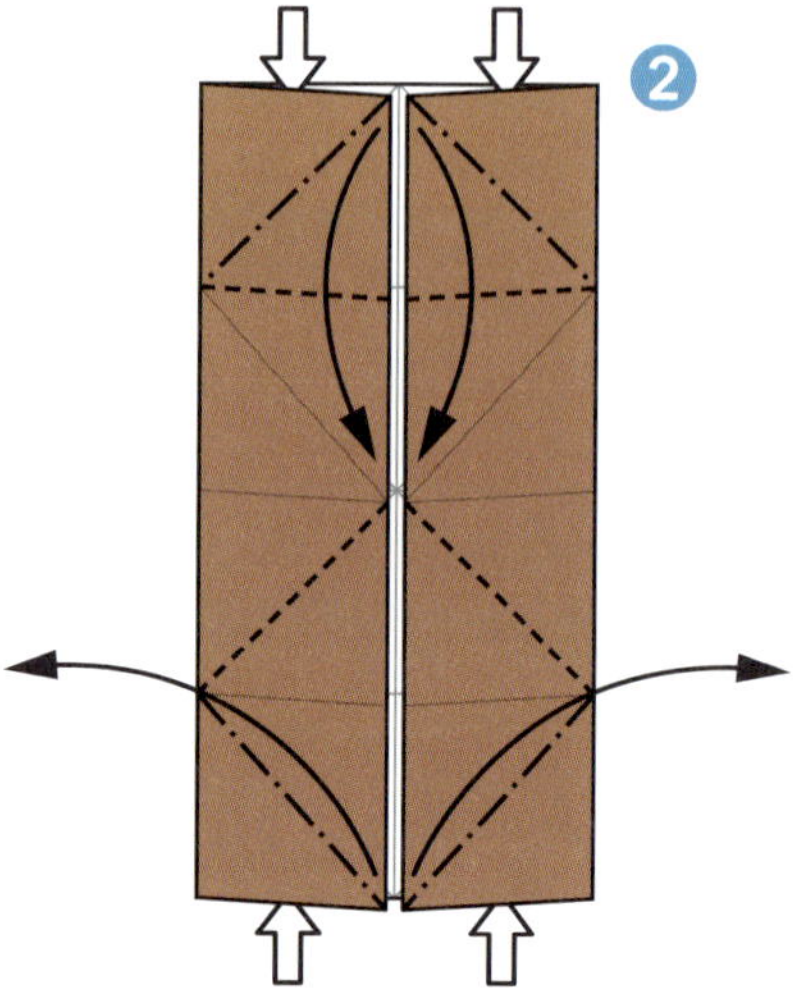

上)内側を広げ、下につぶす
ように折る
下)角をつまみ左右に広げる
ように折る

3

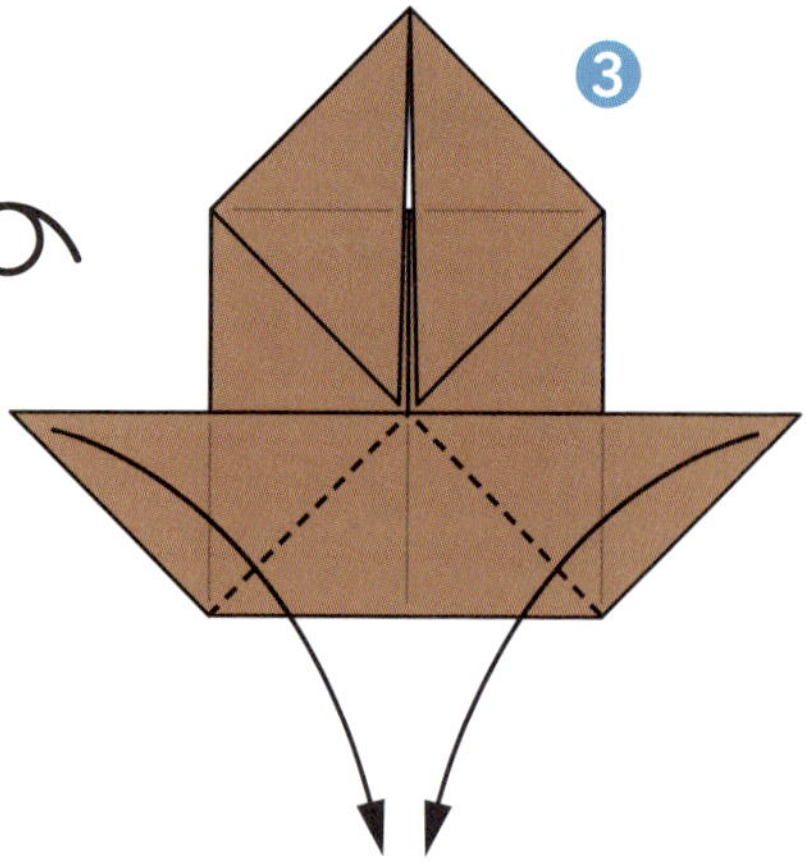

折り筋に沿って下に
折ったら裏返す

4

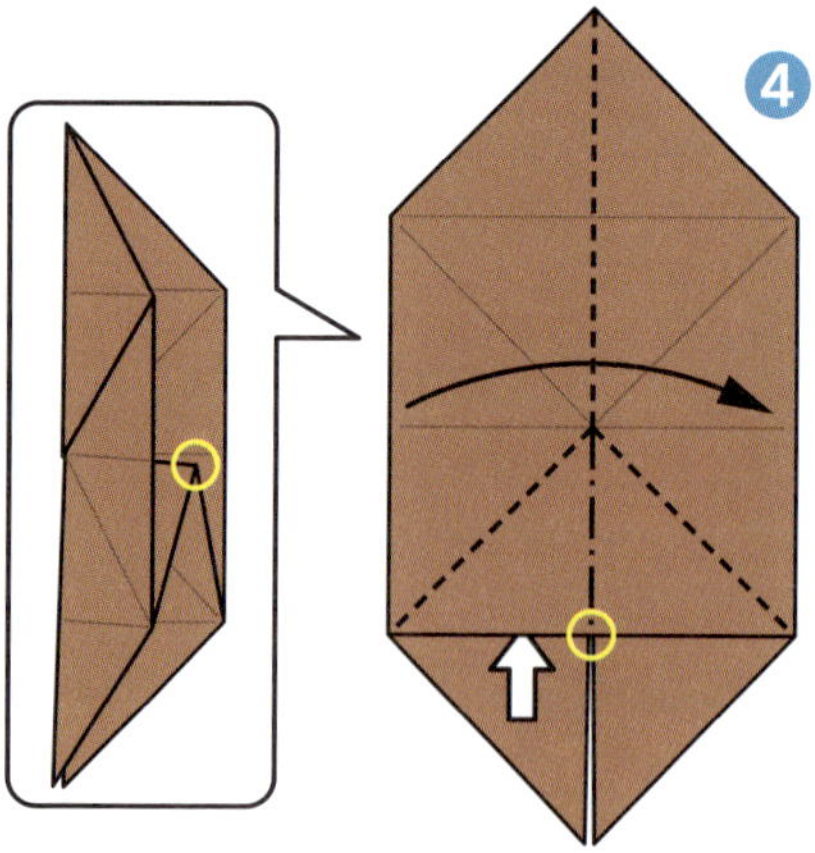

○の部分を折り筋に沿って
起こしながら内側に半分に折る

折り方参考
動画はコチラ

5

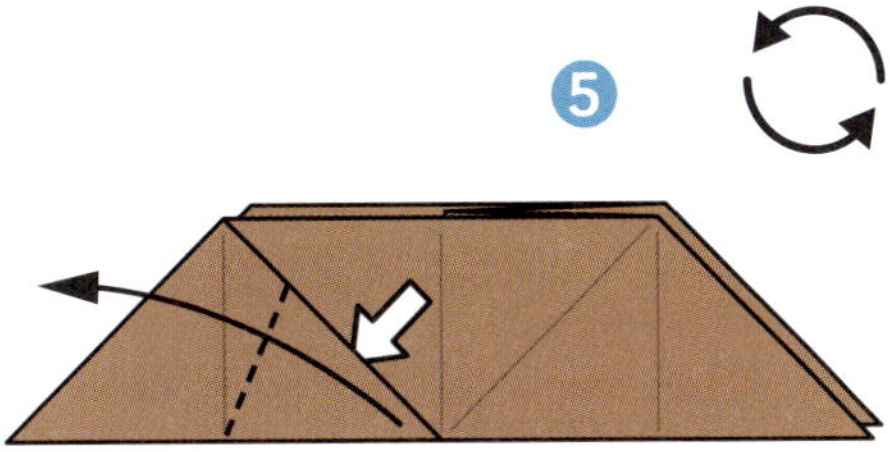

向きを変え、先端が少し
出るように耳の部分を折る
（反対側も同様）

6

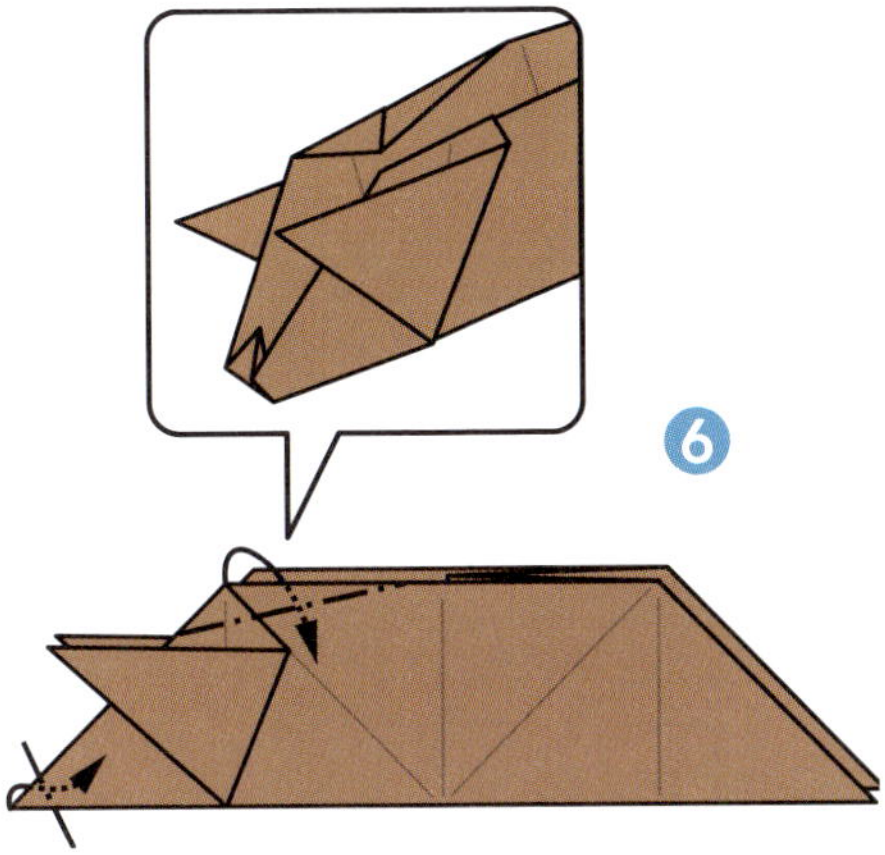

鼻先と頭の部分を
少し内側に折り込む

7

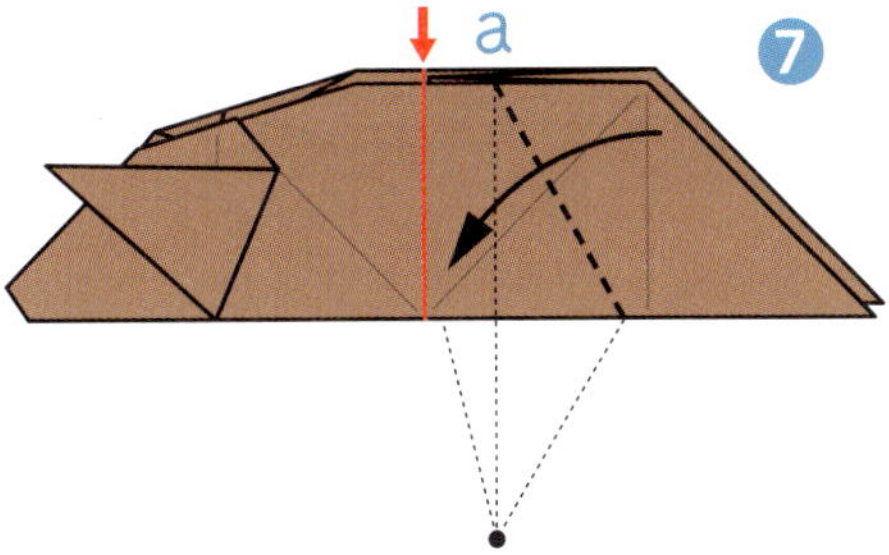

↓の折り筋から少しずらして
折り返す部分aを決め、
その真下に足の先が
来るように折る
（反対側も同様）

8

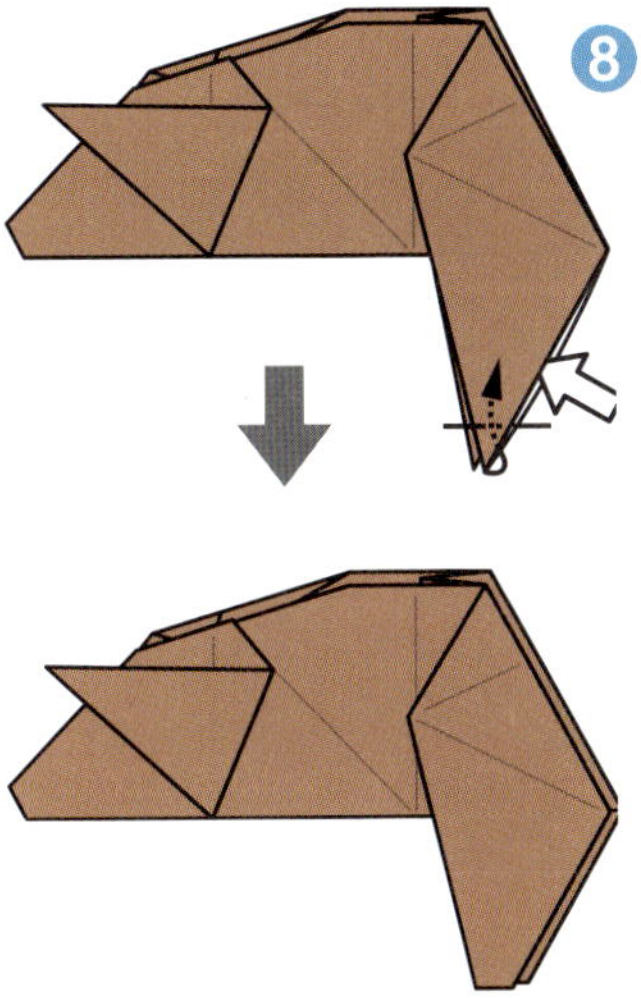

足先を内側に折り込んだら
上半身の完成

基本折り筋A

9

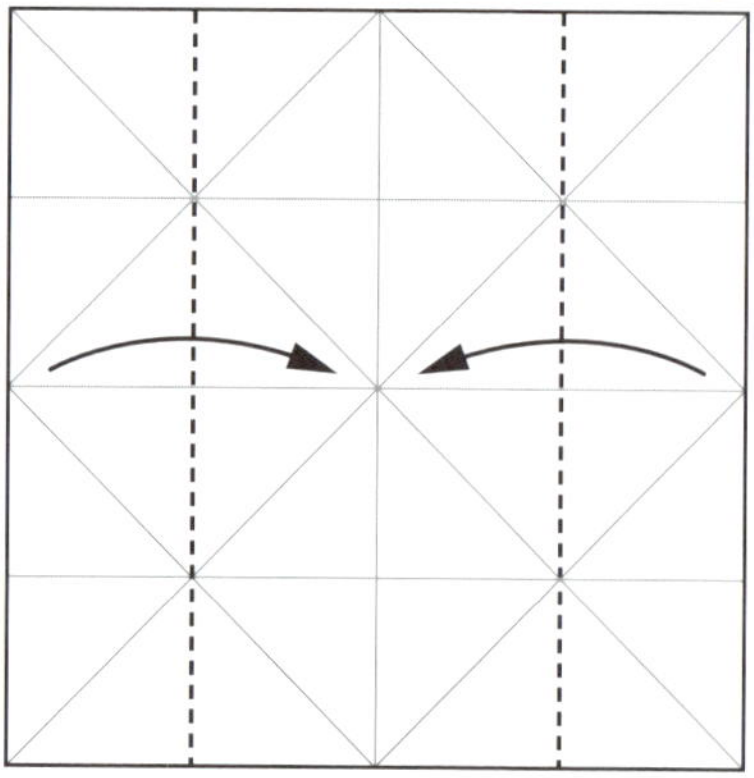

中心線に合わせて折る

10

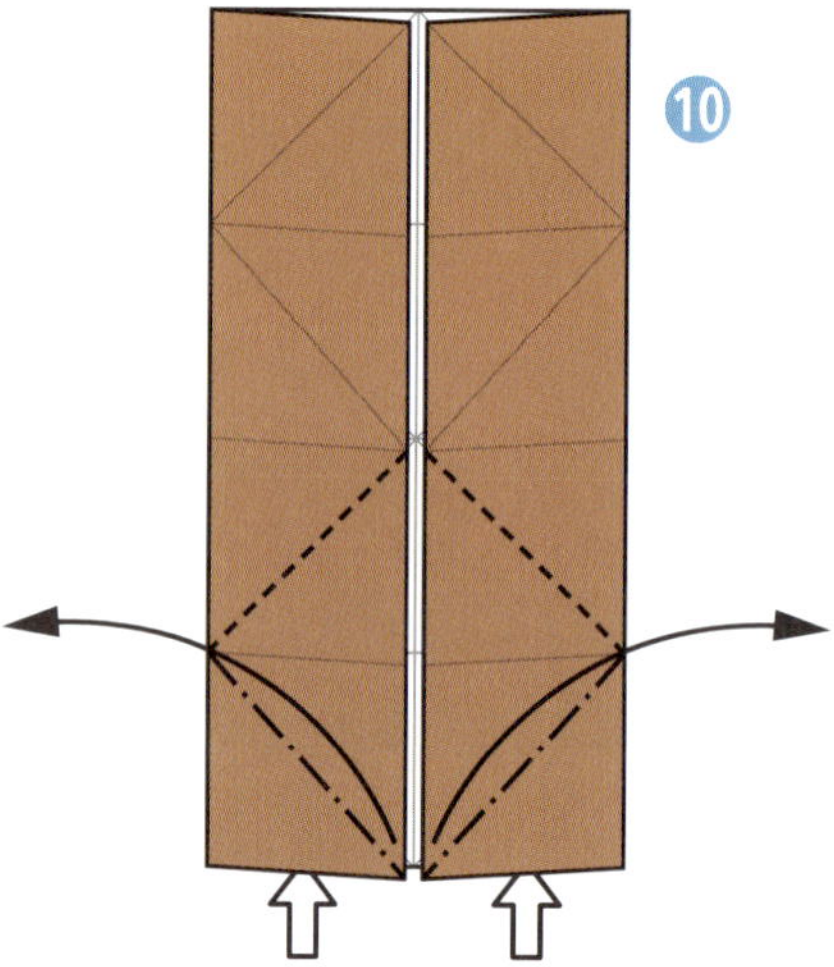

角をつまみ左右に
広げるように折る

11

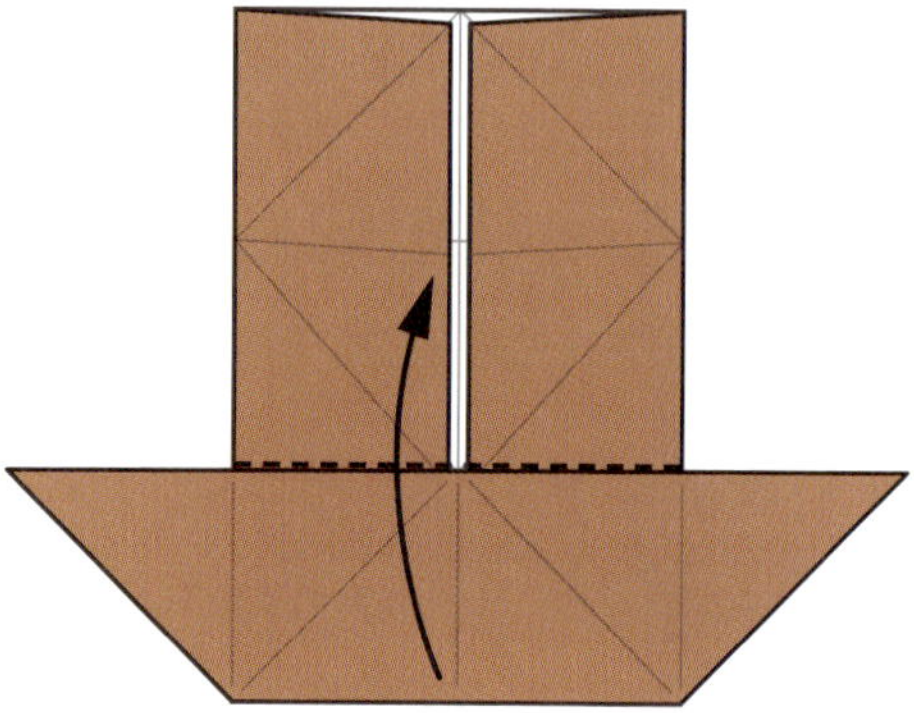

折り上げる

12

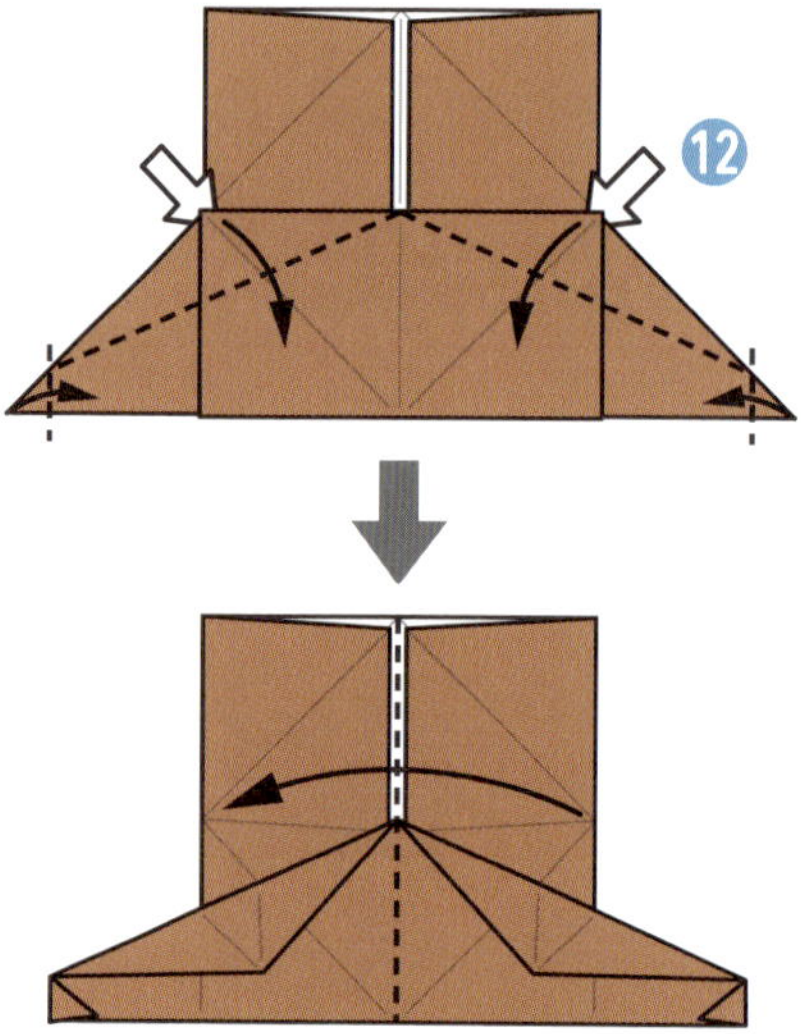

先端を少し残し、左右対称に
折ったあと、先端を内側に
折り込んだら半分に折る

折り方参考
動画はコチラ

13

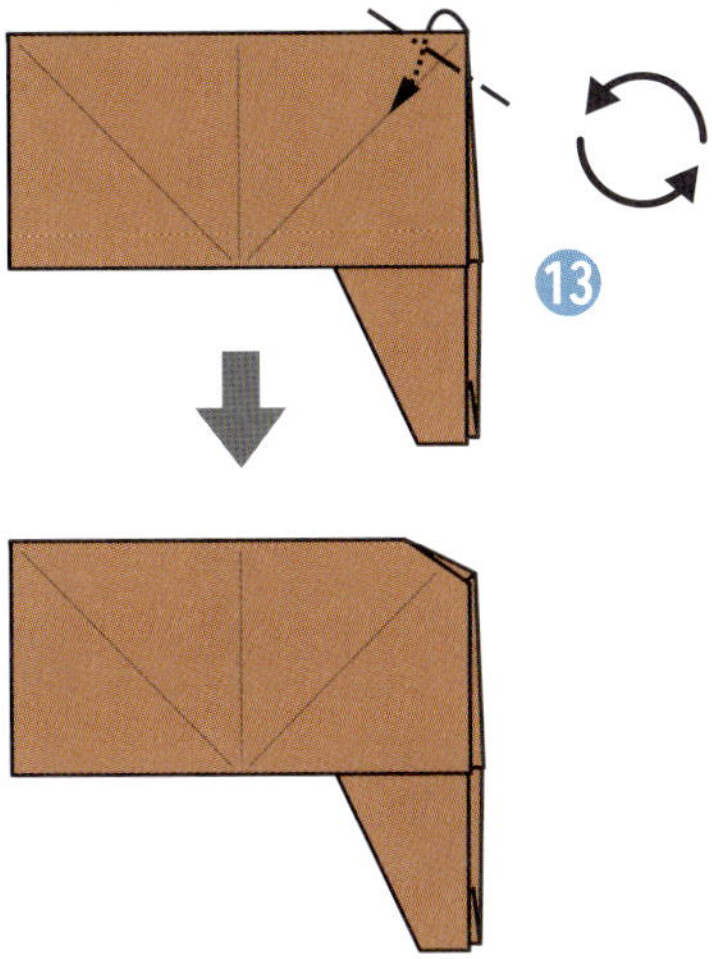

お尻の部分を内側に
折り込んだら下半身の完成

14

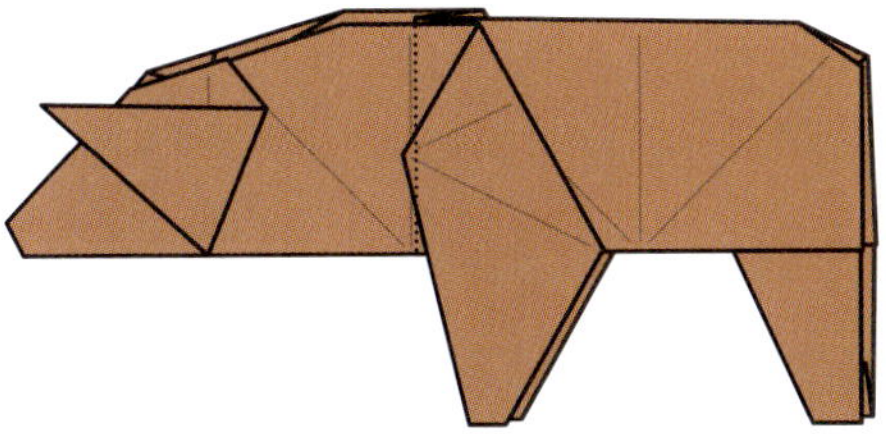

上半身と下半身を
のり付けする

15

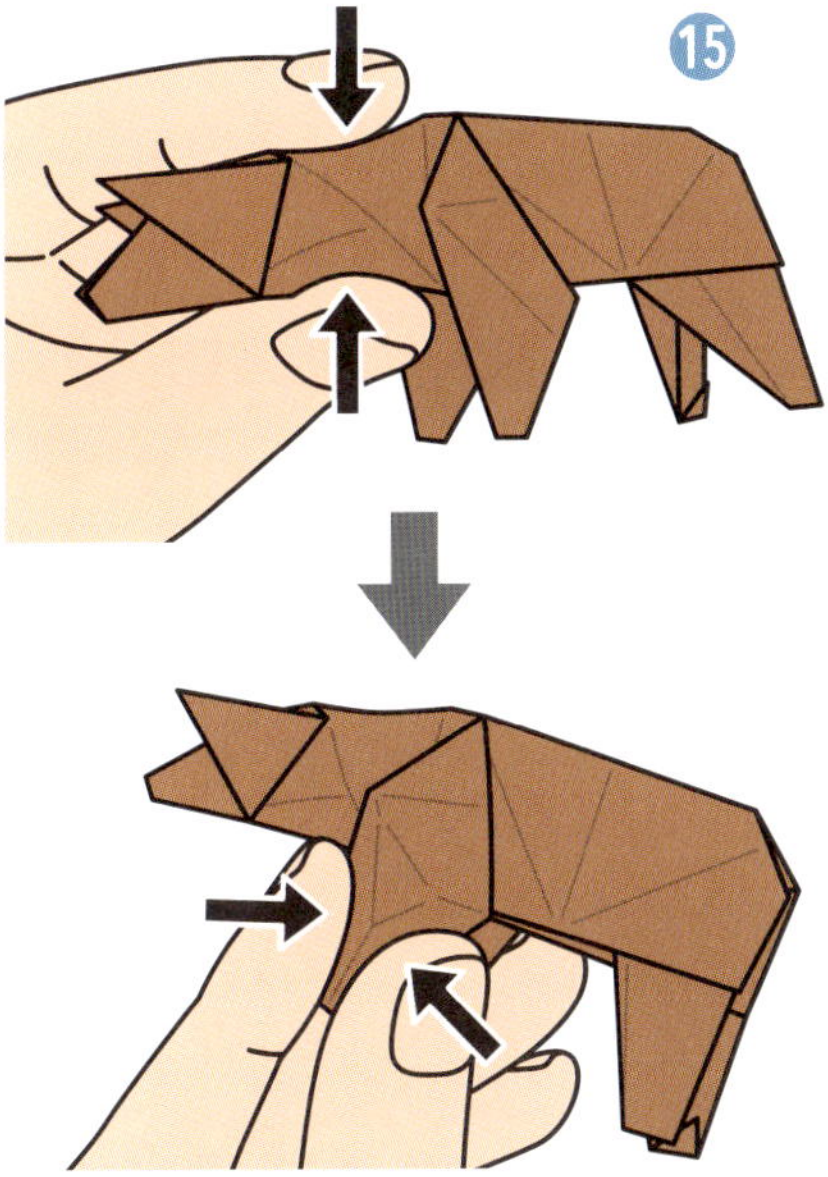

首の部分を少しつぶしたり、
前足の先を指でつまんだりして
力感を出す

完成

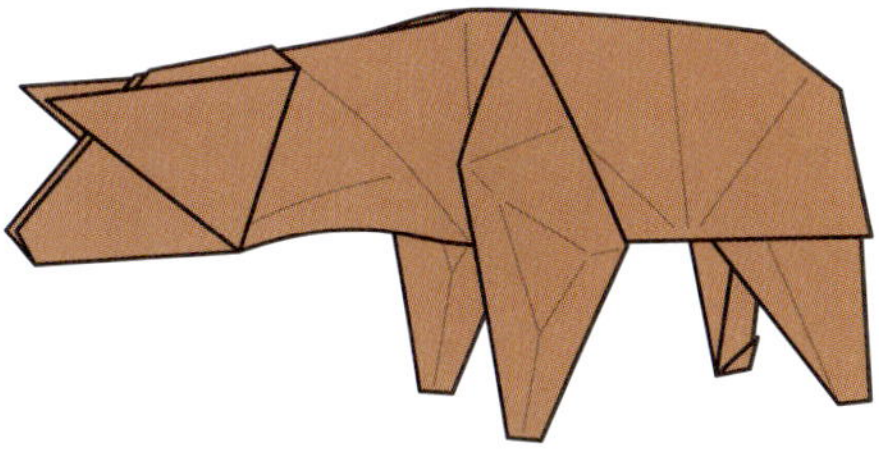

後ろ足は内股の折り返しの
部分を少し起こす感じに
するとより力感が出る！

おわりに

万人が楽しめるおりがみを世界へ

どんどんやりたいことが増えてくる

私は今年で満87歳になります。「米寿」だそうです。

最近は「長寿の秘訣はなんですか？」と質問されることが多くなりました。基本は、よく食べてよく寝ることでしょうが、それに加えて「よく歩くこと、おりがみを楽しむこと」と答えるようにしています。

私が、創作おりがみを本格的に折り始めたのが80歳。「はじめに」にも書きましたが、本当に脳がやわらかくなったと感じます。そのおかげなのか、おりがみはもちろん、いろいろなことに対して、新しいアイデアが、以前より次々と浮かんでくる気がしますし、新しいことへのチャレンジ精神も旺盛になったと感じています。

いま、私は2つの夢を抱いています。

ひとつは世界一周の船旅です。こちらは、現在も設計事務所を経営していますので、仕事面と体力面で可能かどうか、まだ決心はついていません。

そしてもうひとつは、日本のおりがみが、先ごろ登録申請された書道とともにユネスコの世界文化遺産となり、もっと世界に広まってゆくことです。

創作おりがみで大切なのは「雰囲気を折る」こと

おりがみは「雰囲気」を折り出して楽しむものと思っています。私が動物や鳥などの生き物を折っているのはそのためです。

犬が振り返る、ウサギが飛び跳ねる、鳥が空に舞い上がる。

そんな瞬間、瞬間の雰囲気をなるべく簡潔に折り上げて表現したい。そう思っているのです。

雰囲気とはいったい何なのでしょう？

辞書（大辞泉【第二版】／小学館）には

①天体、特に地球をとりまく空気。大気。

②その場やそこにいる人たちが自然に作り出している気分。また、ある人が周囲に感じさせる特別な気分。ムード。

とあります。

これを私流に解釈すれば、人がそれまでの人生で培ってきた、知性や感性、人生の経験や思い出によって感じ取るもの、また、そのときの心持ちによって感じるもの。それが「雰囲気」だと思います。

100人いれば、100人なりの雰囲気があります。

「ウサギを折りましょう」といっても、100人全員がまったく同じウサギをイメージするのではなく、100通りのウサギがイメージされます。ただひとつの正解はなく、永遠に無限に、違うウサギが作られます。自己表現できる永遠の可能性を秘めている。おりがみの芸術としての価値はそこにあると私は考えています。

時を超え、万人が作って楽しむおりがみを創れるように

とはいえ、そのおりがみが、難しくてはいけません。

リアルを追求するあまり、彫刻のようなその人だけの作品となってはいけないのです。やはりおりがみは、万人が楽しめ、多くの人に親しまれるものでなければならないと思います。

その観点で見ると、誰でも折れる上、凛とした鶴の雰囲気をまとっている伝承おりがみの「折り鶴」は、素晴らしい永遠の芸術作品だと私は思います。


残念ながら折り鶴がいつ頃から折られたのか定かではありません。しかし、豊臣秀吉（１５３７－１５９８）に仕えた装剣金工《そうけんきんこう》の後藤栄乗《ごとうえいじょう》（１５７７－１６１７）の作とされる「折鶴に松図小柄《こづか》」という小さな刀のデザインに折り鶴が用いられていたことからして、おそらく室町時代には世の中で広く折られていたのではないかと、私は考えています。

少なくとも４５０年以上も前に、われわれ日本人の先達が折り鶴を考え、多くの人が折って楽しんでいたかと思うと、大いなるロマンを感じるではありませんか。

そういう意味でも、折り鶴はおりがみの最高傑作だと思います。

２０２４年には、日本原水爆被害者団体協議会（日本被団協）がノーベル平和賞を受賞しました。その際に、平和の象徴である折り鶴が晩さん会で展示されたり、現地でプレゼントされたり、折られたりと、さまざまな形で、注目を集めました。

いまも世界のどこかで、誰かに、折り鶴は折られていることと思います。

世界中の多くの人が、祈りを込めて折り鶴を折る日が来れば、世界に平和が訪れるのでしょう。

私も、いつか時を超え、万人が作って楽しむおりがみを創作できたらと思って、これからも精進してまいります。

最後に、西先生は、「誰かと一緒におしゃべりをしながらおりがみを折ると脳活になる」と教えてくださいました。みなさんもご友人といろいろ語り合いながら、おりがみを楽しんでください。

本当にありがとうございました。

2025年1月吉日　伊達博充

参考文献

はじめに

・インターネットの利用は中年から高齢者の認知症リスクを40%下げる／d' Orsi, E. et al. "Is use of the internet in midlife associated with lower dementia incidence? Results from the English Longitudinal Study of Ageing." Aging & mental health, 2018, Vol. 22(11), p.1525-1533

第1章　何歳でも脳を成長させるおりがみのスゴい力

●脳のピークは能力ごとに異なる 016

・人の名前を覚えるピークは22歳、顔を覚えるピークは33歳（ハーバード大学）／Germine LT., et.al., "Where cognitive development and aging meet: face learning ability peaks after age 30", Cognition, 2011, Vol.118(2), p.201-10.
・情報処理のピークは18歳、相手の気持ちを読む力は48歳、語彙力は67歳（ハーバード大学&マサチューセッツ総合病院人類遺伝研究センター）／Hartshorne J.K. & Germine LT., "When does cognitive functioning peak? The asynchronous rise and fall of different cognitive abilities across the life span", Psychol. Sci., 2015, Vol.26(4), p.433-43
・脳の灰白質は30代から萎縮する／Watanabe K, et.al., "Grey-matter brain healthcare quotient and cognitive function: A large cohort study of an MRI brain screening system in Japan", Cortex, 2021, Vol.145, p.97-104
・早い人は45歳から老人脳が加速する／Elliott ML., "Disparities in the pace of biological aging among midlife adults of the same chronological age have implications for future frailty risk and policy", Nat. Aging, 2021, Vol.1(3), p.295-308.
・30〜40代でも老人脳になっている人がいる／Elliott ML. "Disparities in the pace of biological aging among midlife adults of the same chronological age have implications for future frailty risk and policy" Nat. Aging, 2021, Vol.1(3), p.295-308

●「学ぶ」習慣が認知症リスクを下げる!? 023

・世界的な研究でわかってきた認知症の12のリスク因子（認知症リスクの40%は環境要因）／Livingston G. et.al., "Dementia prevention, intervention, and care: 2020 report of the Lancet Commission", Lancet. 2020 Aug 8;396(10248):413-446.

●高齢者の脳にも、新しい細胞を生み出す素はたくさん残っている!? 026

・神経幹細胞は高齢のサル（ヒトで70歳）でも若いサルと比較しても半分は残っている／Aizawa K, Ageyama N, Terao K, Hisatsune T. Primate-specific alterations in neural stem/progenitor cells in the aged hippocampus. Neurobiol Aging. 2011 Jan;32(1):140-50
・大人になっても神経は再生される／Ming, G.L. & Song, H., "Adult neurogenesis in the mammalian brain: significant answers and significant questions", Neuron, 2011, Vol.70(4), p.687-702
・90歳まで神経新生が起きる／Moreno-Jiménez EP, et.al., "Adult hippocampal neurogenesis is abundant in neurologically healthy subjects and drops sharply in patients with Alzheimer's disease", Nat. Med., 2019, Vol.25(4), p.554-560
・100歳以上の人でも認知機能が30歳も若い人がいる／Beker N., et.al., "Association of Cognitive Function Trajectories in Centenarians With Postmortem Neuropathology, Physical Health, and Other Risk Factors for Cognitive Decline", JAMA Netw Open. 2021, Vol.4(1),e2031654.
・130歳まで寿命が延びる可能性／Michael Pearce & Adrian E. Raftery, "Probabilistic forecasting of maximum human lifespan by 2100 using Bayesian population projections", DEMOGRAPHIC RESEARCH, 2021, Vol.44(52), p.1271–1294

● 「おりがみを折る」というちょっとの負荷が脳に効く 032

・手先を使う趣味は認知症リスクを下げる／ LINGLING, 辻大士, 長嶺由衣子, 宮國康弘, 近藤克則. 高齢者の趣味の種類および数と認知症発症 :JAGES 6年縦断研究. 日本公衆衛生雑誌(in press)

● 「私は若い」と思うだけでアンチエイジング 036

・主観年齢が若い人は脳の灰白質の密度が高く、記憶力も高い／ Kwak S. et al. "Feeling How Old I Am: Subjective Age Is Associated With Estimated Brain Age" Front. Aging Neurosci. 2018, Vol.10:168
・若いと思い込むと脳も体も若返る／ Langer EJ. "Counter clockwise: mindful health and the power of possibility" New York, NY, USA: Ballantine Books, 2009
・髪をカラーリングすると若いときの血圧に戻る／ Laura M. Hsu, et al. "The Influence of Age-Related Cues on Health and Longevity" Association for Psychological Science, Vol 5(6), 2010
・見た目が若いと血管年齢も若い／ Kido M. et al. "Perceived age of facial features is a significant diagnosis criterion for age-related carotid atherosclerosis in Japanese subjects: J-SHIPP study" Geriatr. Gerontol. Int. 2012, Vol.12(4), p.733-40

●子どもと一緒にいるだけで脳から若返る驚きの事実 041

・ミラーニューロン／ Rizzolatti,　Giacomo & Craighero, Laila, "Language and mirror neurons" , The Oxford　Handbook of Psycholinguistics. 2012 ／ Le Bel RM. et.al. "Motor-auditory-visual　integration: The role of the human mirror neuron system in communication and　communication disorders" , J. Commun. Disord. 2009, Vol.42（4）, p.299-304 ／ Murata, A. "Function of mirror neurons　originated from motor control system" , Neurology and Clinical Neuroscience,　Vol.12（1）, 2005
・接する人で性格は変わる／ Fowler JH. & Christakis NA. "Dynamic spread of happiness in a large social　network: longitudinal analysis over 20 years in the Framingham Heart Study" , BMJ. 2008,　Vol.337:a2338 ／ Zimmermann J, Neyer FJ. Do we become a different person when hitting the road? Personality development of sojourners. J Pers Soc Psychol. 2013 Sep;105（3）:515-30/ Rentfrow PJ, Gosling SD, Jokela M, Stillwell DJ, Kosinski M, Potter J. Divided we stand: three psychological regions of the United States and their political, economic, social, and health correlates. J Pers Soc Psychol. 2013 Dec;105（6）:996-1012.

● 「誰か」とつながっているだけで「やる気」は出る 046

・オキシトシンはドーパミン神経を活性化させる／ Hung, L. W., "Gating of social reward by oxytocin in the ventral tegmental area", Science, 2017, Vol.357, p.1406-1411 ／ Dölen, G., et.al., "Social re- ward requires coordinated activity of nucleus accumbens oxytocin and serotonin", Nature, 2013, Vol.501, p.179-184
・社会的つながりがあるほど認知症のリスクが最大45%下がる／ Saito T., et.al., "Influence of social relationship domains and their combinations on incident dementia: a prospective cohort study", J. Epidemiol. Community Health, 2018, Vol.72(1), p.7-12
・孤独感情は認知症の発症リスクを2倍に高める／ Akhter-Khan SC., et.al., "Associations of loneliness with risk of Alzheimer's disease dementia in the Framingham Heart Study", Alzheimers Dement., 2021, Vol.17(10), p.1619-1627
・孤独感は10年後の認知症発症リスクを高める／ Salinas J., "Association of Loneliness With 10-Year Dementia Risk and Early Markers of Vulnerability for Neurocognitive Decline", Neurology, 2022, Vol.98(13), e1337-e1348
・孤独感は死亡リスクを26～32%高める／ Holt-Lunstad J. "Loneliness and social isolation as risk factors for mortality: a meta-analytic review" Perspect. Psychol. Sci. 2015, Vol.10(2), p.227-37.
・社会的なつながりが高い認知機能と関連／ Nie, Yifan et al. "Social networks and cognitive function in older adults: findings from the HAPIEE study." BMC geriatrics, 2021, Vol.21(1), 570
・85歳以上の人とのつながりの低下は認知機能の低下に関連／ Röhr, S. et al. "Changes in Social Network Size Are Associated With Cognitive Changes in the Oldest-Old", Frontiers in psychiatry, 2020, Vol.11, p.330.
・口を開ける力を鍛えることで、誤飲や窒息を防ぐことができる／ Yanagida R, Hara K, Iida T, Tohara T, Tamada Y, Minakuchi S, Namiki C, Okumura T, Tohara H. Jaw-Opening Force as a Useful Index for Dysphagia: A Cross Sectional and Multi-Institutional Study. Gerontology. 2022 Jan 24:1-8.

・パタカ診断：厚生労働省「口腔機能の向上についてのマニュアル研究班」（主任研究者：植田耕一郎）：口腔機能の向上マニュアル，厚生労働省，東京，2006，75–96 頁／ Robert A, Arnold E: Diadochokinetic syllable rate and regularity in normal and in spastic and ataxic dysarthric subjects. J Speech Hear Disord 47: 324–328, 1982 ／植田耕一郎：口腔機能向上マニュアル～高齢者が一生おいしく，楽しく，安全な食生活を営むために～（改訂版），「口腔機能向上マニュアル」分担研究班，2009，44–47 頁
・口の機能が衰えている人は、健康な人と比べて死亡率が2.2倍／ Tanaka T, Takahashi K, Hirano H, Kikutani T, Watanabe Y, Ohara Y, Furuya H, Tetsuo T, Akishita M, Iijima K. Oral Frailty as a Risk Factor for Physical Frailty and Mortality in Community-Dwelling Elderly. J Gerontol A Biol Sci Med Sci. 2018 Nov 10;73(12):1661-1667.
・開口力アップトレーニング／熊倉彩乃，"要支援，要介護高齢者に対する開口訓練の有効性について"，日大歯学，Nihon Univ Dent J, 90, 25-30, 2016
・デュアルタスクは認知症リスクを下げる／ Ali N, Tian H, Thabane L, Ma J, Wu H, Zhong Q, Gao Y, Sun C, Zhu Y, Wang T. The Effects of Dual-Task Training on Cognitive and Physical Functions in Older Adults with Cognitive Impairment; A Systematic Review and Meta-Analysis. J Prev Alzheimers Dis. 2022;9(2):359-370

●高齢者の社会参加は本人にも周りにもいいことだらけだった 052

・若いときの経験や技術は歳をとっても体に残っている／ Taylor JL. et al. "Pilot age and expertise predict flight simulator performance: a 3-year longitudinal study", Neurology, 2007, Vol.68(9), p.648-654
・高齢者が働くことは人生の満足感、健康状態、認知機能、認知症リスクの減少、寿命の延長など様々な側面にプラスに作用する／ Maestas N. et.al. "The American working conditions survey finds that nearly half of retirees would return to work", Santa Monica: RAND Corporation; 2019/ Choi E. et al. "Longitudinal relationships between productive activities and functional health in later years: A multivariate latent growth curve modeling approach", The Inter. J. Aging & Human Development, 2016, Vol.83(4), p.418–440/ Adam S. et al., "Occupational activity and cognitive reserve: Implications in terms of prevention of cognitive aging and Alzheimer' s disease", Clinical Interventions in Aging, 2013, Vol.8:377/ Bonsang E. et al. "Does retirement affect cognitive functioning?", Journal of Health Economics, 2012, Vol.31(3), p.490–501/ Grotz C. et al., "Why is later age at retirement beneficial for cognition? Results from a French population-based study", J. Nutr. Health & Aging, 2016, Vol.20(5), p.514–519/ Wu C. et al., "Association of retirement age with mortality: A population-based longitudinal study among older adults in the USA", J. Epidem. & Commu. Health, 2016, Vol.70(9), p.917–923
・社会参加で介護費用が減少週1回以上の趣味やスポーツの参加者は6年間で1人約11万円、就労している人では6万円程度介護費が低い傾向／ Saito Masashige, et.al.: Differences in cumulative long-term care costs by community activities and employment: A prospective follow-up study of older Japanese adults. Int J Environ Res Public Health, 18(10): 5414

第2章　簡単に折れる作品で子どもも楽しい脳活おりがみ

●子どもと一緒に折れば脳活＋脳育のダブル効果が得られる 056

・人に教えると記憶力が高まる／ Nestojko JF, Bui DC, Kornell N, Bjork EL. Expecting to teach enhances learning and organization of knowledge in free recall of text passages. Mem Cognit. 2014 Oct;42(7):1038-48.
・人の痛みを感じさせた子どもは共感力が高まる／ Krevans, J., & Gibbs, J. C. (1996). Parents' use of inductive discipline: Relations to children' s empathy and prosocial behavior. Child Development, 67(6), 3263–3277.
・コミュニケーション力が高い人は成功しやすい／西剛志著，「世界一やさしい自分を変える方法」アスコム，2023年

●笑いながら折ればストレスが減り、幸福も健康も手に入る 062

・笑顔はドーパミンを活性化／ Yim J. "Therapeutic benefits of laughter in mental health: a theoretical review" Tohoku J. Exp. Med. 2016, Vol.239, p.243–249
・幸せは伝染する／ Fowler JH. & Christakis NA. "Dynamic spread of happiness in a large social network: longitudinal

analysis over 20 years in the Framingham Heart Study", BMJ. 2008, Vol.337:a2338
・誰かと一緒に笑う人は1人で笑う人よりも要介護リスクが23％低い。特に友人と笑う人は1人で笑う人より要介護リスクが約30％低い／ Tamada Y, Yamaguchi C, Saito M, Ohira T, Shirai K, Kondo K, Takeuchi K. Does laughing with others lower the risk of functional disability among older Japanese adults? The JAGES prospective cohort study. Prev Med. 2022 Feb;155:106945. doi: 10.1016/j.ypmed.2021.106945. Epub 2021 Dec 30. PMID: 34973283.
・1日に数回少し笑うことは、1回だけ大笑いするよりもストレス軽減に有効／ Zander-Schellenberg T, Collins IM, Miché M, Guttmann C, Lieb R, Wahl K. Does laughing have a stress-buffering effect in daily life? An intensive longitudinal study. PLoS One. 2020 Jul 9;15(7):e0235851.
・山形県の40歳以上の1万7152人のリサーチ：週1回以上声を出して笑う人に比べて、ほとんど笑わない人（月1回未満）の人の死亡リスクは1.93倍／ Sakurada, K., Konta, T., Watanabe, M., Ishiza- wa, K., Ueno, Y., Yamashita, H., Kayama, T., 2020. Associations of frequency of laughter with risk of all-cause mortality and cardiovascular disease incidence in a general population: Findings from the Ya- magata Study. J Epidemiol 30:188-193.
・笑いはストレスを減らす（コルチゾールなどのストレスホルモンの分泌が減る）／ Toda, M., Ichikawa, H., 2012. Effect of laughter on salivary flow rates and levels of chro- mogranin A in young adults and elderly people. Environ Health Prev Med. 17:494- 499 /Law, M.M., Broadbent, E.A., Sollers, J.J., 2018. A comparison of the cardiovascular effects of simulated and spontaneous laugh- ter. Complement Ther Med. 37:103-109. /Fujisawa, A., Ota, A., Matsunaga, M., Li, Y., Kakizaki, M., Naito, H., Yatsuya, H., 2018. Effect of laughter yoga on salivary corti- sol and dehydroepiandrosterone among healthy university students: A random- ized controlled trial. Complement Ther Clin Pract. 32: 6-11.
・笑うことは睡眠を改善／ Ko HJ., et.al., "The effects of laughter therapy on depression,cognition, and sleep among the community-dwelling elderly", Geriatr. Gerontol. Int., 2012, Vol. 11, p.267-274
・笑うことは、加齢での血圧の上昇を抑える／ Ikeda S, Ikeda A, Yamagishi K, Hori M, Kubo S, Sata M, Okada C, Umesawa M, Sankai T, Kitamura A, Kiyama M, Ohira T, Tanigawa T, Iso H. Longitudinal Trends in Blood Pressure Associated With the Frequency of Laughter: The Circulatory Risk in Communities Study (CIRCS), a Longitudinal Study of the Japanese General Population. J Epidemiol. 2021 Feb 5;31(2):125-131.
・ほぼ毎日笑っている人に対して、週1回未満の人は、糖尿病の発症率が1.84倍／大平哲也, 磯博康, 下村伊一郎, 他, 2013. 笑い等 のポジティブな心理介入が生活習慣病発 症・重症化予防に及ぼす影響についての 疫学研究. 平成25年度厚生労働科学研究費 補助金総括研究報告書. https://www.fmu. ac.jp/home/epi/report/index.html
・ほとんど笑わない高齢者はほぼ毎日笑う人に比べて男性で2.1倍、女性で2.6倍認知症になるリスクが高い／大平哲也, 他「笑い・ユーモア療法による認知症の予防と改善」, 老年精神医学, 2011, Vol.22（1）, p.32-38
・笑わない人は、要介護状態になる確率が1.4倍高まる（日本の65歳以上の1万4233名）／ Tamada Y., et.al., "Does laughter predict onset of functional disability and mortality among older Japanese adults? the JAGES prospective cohort study", Journal of Epidemiology 2020
・4780人の日本のリサーチ：笑いを生み出すのは会話がほとんど（大平哲也，介護福祉・健康づくり，2017）

●「続きはまた明日ね」で子どもの想像力を養おう　068

・ツァイガルニク効果／ Zeigarnik,Bluma, "Das Behalten erledigter und unerledigter Handlungen" Psychologische Forschung（in German）, 1938, Vol.9, p.1–85
・メンタルローテーション力／ Enge A, Kapoor S, Kieslinger AS, Skeide MA. A meta-analysis of mental rotation in the first years of life. Dev Sci. 2023 Nov;26(6):e13381.
・小さな自制がセルフコントロール力を鍛える／ Muraven M. Building Self-Control Strength: Practicing Self-Control Leads to Improved Self-Control Performance. J Exp Soc Psychol. 2010 Mar 1;46(2):465-468.

●創造力を高めたいなら簡単な定番おりがみからマスター　074

・複数の遊び方を教えると新しい遊びをする数が増える／ Elizabeth M. Goetz & Donald M. Baer, " Social control of form diversity and the emergence of new forms in children's blockbuilding" J. Appl. Behav. Anal., Vol. 6(2), p.209–217, 1973
・小さな目標は前頭前野の前方を活性化／ Hosoda C., et.al., "Plastic frontal pole cortex structure related to individual persistence for goal achievement", Commun. Biol., 2020, Vol.3（1）:194

・やり始めるとやめれない作業興奮／ Mikicin M. et al., “Effect of the Neurofeedback-EEG Training During Physical Exercise on the Range of Mental Work Performance and Individual Physiological Parameters in Swimmers” Appl. Psychophysiol. Biofeedback, 2020, Vol.45（2）, p.49-55
・子どもの追視 ／ Fantz ,RL., “Pattern Vision in NewbornInfants” , Science,1963,Vol.140(3564), p.296-7/ Morton, J. & Johnson, MH., “CONSPEC and CONLERN: a two-process theory of infant face recognition” , Psychol. Rev. 1991, Vol.98 (2), p.164-81.
・期待はドーパミンを分泌させる／ Schultz W. Predictive reward signal of dopamine neurons. J Neurophysiol. 1998 Jul;80(1):1-27.
・目線が左右に動くと脳の血管が伸縮して、血管にたまった老廃物が流れていく／ Sasaki D, Imai K, Ikoma Y, Matsui K. Plastic vasomotion entrainment. Elife. 2024 Apr 17;13:RP93721.
・昔の楽しかったことを回想すると幸福度が高まる／ Bohlmeijer, E., Roemer, M., Cuijpers, P., & Smit, F. (2007). The effects of reminiscence on psychological well-being in older adults: A meta-analysis. Aging & Mental Health, 11, 291–300.

第３章　いろんな作品へのチャレンジで脳が喜ぶ脳活おりがみ

●現役時代と異なる目標設定で人生がもっと楽しくなる 108

・「目標の選択」、「資源の最適化」、「補償」によって幸福度を高める選択最適化補償理論（SOC 理論）／ Batles, P. B.（1997）On the incomplete architecture of human ontogeny. Selection, optimization, and compensation as foundation of developmental theory. The American Psychologist, 52 , 4, 366-380.
・現実的なゴールを目指しているほうが幸福度が高い Bühler, J.L et.al. “A closer look at life goals across adulthood: Applying a developmental perspective to content, dynamics, and outcomes of goal importance and goal attainability” , European Journal of Personality, 2019, Vol.33（3）, p.359–384

●新しいことにチャレンジすると脳は活性化する 112

・創造性には新しいことへのオープンな態度と柔軟な思考が関係する／ Furnham, A., Zhang, J., and Chamorro-Premuzic, T. (2005). _erelationship between psychometric and self-estimated intelligence, creativity, personality and academic achievement. Imag. Cogn. Pers. 25,119–145.
・オープンさは高齢者のより高い認知機能と関連／ Sutin, A. R., Stephan, Y., Luchetti, M., and Terracciano, A. (2019). Five-factor model personality traits and cognitive function in _ve domains in older adulthood. BMC Geriatr. 19:343. doi: 10.1186/s12877-019-1362-1
・知的好奇心が強い人は、側頭頭頂部の萎縮が抑えられ記憶の定着がよくなる／ Taki Y., et.al., Human Brain Mapping, 2012, Vol.34(12), p.3347-53/Gruber M.J., et. al., Neuron, 2014, Vol.84(2), p.486-96
・好奇心が強いほど、記憶を司る海馬の働きも活発になる／ Gruber MJ, Gelman BD, Ranganath C. States of curiosity modulate hippocampus-dependent learning via the dopaminergic circuit. Neuron. 2014 Oct 22;84（2）:486-96
・新しいものが好きな性格の人は創造性を司るデフォルトモードネットワークが活性化／ Abu Raya M, Ogunyemi AO, Broder J, KP. The neurobiology of openness as a personality trait. Front Neurol. 2023 Aug 14;14:1235345.
・自分で選択できるとき幸福度が高まる／ 西村和雄, 八木匡,「幸福感と自己決定—日本における実証研究雨／ RIETI- 独立行政法人経済産業研究所」2018
・趣味が多いほど、認知症になる人が少ない／ Ling L., et.al., “Types and number of hobbies and incidence of dementia among older adults: A six-year longitudinal study from the Japan Gerontological Evaluation Study (JAGES)” , 日本公衛誌, 2020, Vol.67(11), p.800-810
・趣味が多いほど、死亡リスクが下がる／ Kobayashi T., et.al., “Prospective Study of Engagement in Leisure Activities and All-Cause Mortality Among Older Japanese Adults” , J. Epidemiol., 2022, Vol.32(6), p.245-253
・言葉よりもイメージのほうが覚えやすい「画像優位性効果」／ Shepard, R. N.: “Recognition Memory for Words, Sentences and Pictures” , Journal of Verbal Learning & Verbal Behavior, Vol.6, No.1, pp.156-163, 1967

著者紹介

伊達博充（だて・ひろみつ）

創作おりがみ作家・一級建築士。核建築設計事務所代表取締役。

1938年、大阪市都島区生まれ、鹿児島市出身。鹿児島工業高等学校建築科、旭化成工業（現・旭化成）、大和ハウス工業などを経て、早稲田大学大隈講堂の設計者の佐藤武夫設計事務所（現・佐藤総合計画）に在籍。1966年に独立し、現在に至る。本業の傍ら東京青山「おりがみ倶楽部」を主宰し、創作おりがみでは、2021年「紙わざ大賞30」にて「牛」が、2023年「紙わざ大賞31」にて「闘牛」がそれぞれ入選している。

著書に『脳科学でわかった！ 80歳からでも若返る すごい脳活おりがみ』（あさ出版）がある。

● 東京青山「おりがみ倶楽部」
東京都渋谷区渋谷 1-1-10-803

監修者紹介

西剛志（にし・たけゆき）

脳科学者。

1975年生まれ。鹿児島市出身。東京工業大学大学院生命情報専攻卒。博士号を取得後、特許庁を経て、2008年にうまくいく人とそうでない人の違いを研究する会社を設立。世界的に成功している人たちの脳科学的なノウハウや、才能を引き出す方法を展開し、企業から教育者、高齢者、主婦など含めてこれまで３万人以上に講演会を提供。テレビなどの各種メディア出演も多数。著書に『80歳でも脳が老化しない人がやっていること』（アスコム）、『１万人の才能を引き出してきた脳科学者が教える「やりたいこと」の見つけ方』（PHP研究所）などがある。著書は海外も含めて40万部を突破。

※本書で紹介する方法は個人差があり、また効果を約束するものではありません。もし、効果が出ないとしても決して無理はせず、他の方法を試すなどしてください。

脳科学《のうかがく》でわかった！
80歳《さい》からでも成長《せいちょう》する もっと脳活《のうかつ》おりがみ　〈検印省略〉

2025年 2 月 20 日 第 1 刷発行

著　者――伊達 博充（だて・ひろみつ）
監 修 者――西 剛志（にし・たけゆき）
発 行 者――田賀井 弘毅

発行所――株式会社あさ出版
〒171-0022 東京都豊島区南池袋 2-9-9 第一池袋ホワイトビル 6F
電　話　03 (3983) 3225 (販売)
　　　　03 (3983) 3227 (編集)
F A X　03 (3983) 3226
U R L　http://www.asa21.com/
E-mail　info@asa21.com
印刷・製本　萩原印刷 (株)

note　http://note.com/asapublishing/
facebook　http://www.facebook.com/asapublishing
X　https://x.com/asapublishing

ISBN978-4-86667-742-2 C0077